◎ 实用中医临床护理丛书

实用中医
骨伤护理学

主审　胡世平　梁鼎天
主编　杨毅华　桂辉琼

全国百佳图书出版单位
中国中医药出版社
·北京·

图书在版编目（CIP）数据

实用中医骨伤护理学 / 杨毅华，桂辉琼主编.
北京：中国中医药出版社，2025. 10. --（实用中医临床护理丛书）.
ISBN 978-7-5132-9397-6

Ⅰ. R248.2
中国国家版本馆 CIP 数据核字第 20255MA595 号

中国中医药出版社出版

北京经济技术开发区科创十三街 31 号院二区 8 号楼
邮政编码　100176
传真　010-64405721
山东临沂新华印刷物流集团有限责任公司印刷
各地新华书店经销

开本 787×1092　1/16　印张 19.25　字数 401 千字
2025 年 10 月第 1 版　2025 年 10 月第 1 次印刷
书号　ISBN 978-7-5132-9397-6

定价　78.00 元
网址　www.cptcm.com

服 务 热 线　010-64405510
购 书 热 线　010-89535836
维 权 打 假　010-64405753

微信服务号　zgzyycbs
微商城网址　https://kdt.im/LIdUGr
官 方 微 博　http://e.weibo.com/cptcm
天猫旗舰店网址　https://zgzyycbs.tmall.com

如有印装质量问题请与本社出版部联系（010-64405510）

序 言

在浩瀚的中医宝库中，骨伤科学作为中医学的重要组成部分，历经千年的沉淀与积累，形成了独特的理论体系与丰富的实践经验。中医骨伤科不仅关注骨骼肌肉之形体的修复，更重视气血经络的调和与脏腑功能的恢复，其"筋骨并重""内外兼治"的理念为无数患者带来了康复的希望。今日，我有幸为《实用中医骨伤护理学》一书作序，心中充满了对中医智慧的敬仰与对护理事业未来的憧憬。

《实用中医骨伤护理学》分上下两篇，紧扣"实用"二字，从中医整体观念及骨伤科疾病的基础知识出发，结合现代护理学的理念与技术，深入浅出地阐述了骨伤科常见病症的护理要点、常用中医护理技术、辨证施护方法及康复护理策略，旨在为中医骨伤科护理人员提供一本既具权威性又具实用性的参考书。书中内容丰富多彩，既有对中医骨伤科经典理论的深刻阐释，如"跌打损伤，皆瘀血在内"的病机认识，又从针刺类、灸法类、拔罐类等多个方面对中医护理技术在骨伤科护理中的应用进行了详细介绍。此外，本书还特别强调了辨证施护、整体护理的重要性，采用案例分析，根据患者的具体病情、体质、年龄及环境等因素，制订个性化的中医护理方案，体现了中医"因人而异、因病而异"的个性化治疗原则。

《实用中医骨伤护理学》的出版，不仅是对中医骨伤科护理经验的总结与传承，更是对传统医学与现代护理学相结合的探索与创新。它将为骨伤科护理人员提供一套科学、系统、实用的护理指南，帮助他们更好地运用中医理论和技术，为患者提供全面、细致的护理服务。同时，本书也将促进中医骨伤科护理学科的发展，推动中医护理的交流与传播。

在此，我要向参与编撰本书的所有成员表示衷心的感谢和崇高的敬意。

是你们用辛勤的汗水和不懈的努力，奉献了这样一部集学术性、实用性和创新性于一体的佳作。我相信，《实用中医骨伤护理学》的出版必将为骨伤科护理事业的发展注入新的活力，为人类的健康事业贡献更大的力量。

最后，我衷心希望每一位骨伤科护理人员都能从本书中汲取智慧与力量，不断提升自己的专业素养和护理能力，为更多的患者带去健康与希望。愿我们携手并进，在骨伤科护理的道路上不断探索前行，为人类的健康事业贡献更大的力量！

2025 年 6 月

目 录

下篇

139

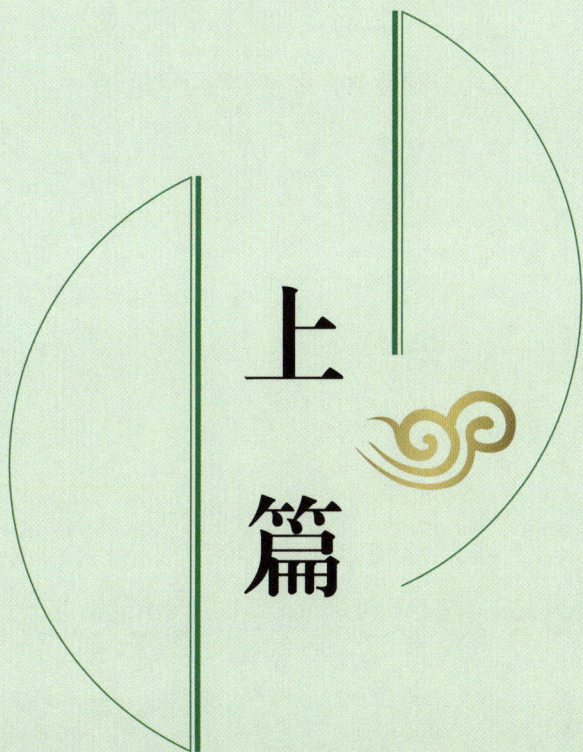

上

篇

第一章 概 论

骨伤科护理学是借鉴骨伤学理论，遵循人体力学原理，运用康复医学的理念和方法，为患者提供全面、系统的专科护理，帮助患者最大限度地恢复功能的一门学科，它是护理学的重要组成部分。

第一节 中医骨伤科发展简史

中医学历史悠久，骨伤科作为其中的一个重要分支，创建时期很早，如商代的甲骨文里就有"手病""臂病""关节病""足病"等骨伤疾病的记载。

中医骨伤科的基本理论约形成于前3世纪，《黄帝内经》是我国现存最早的医学著作之一。其中《素问·脉要精微论》提到"诸细而沉者皆在阴，则为骨痛"，指出了骨痛的脉象特征。《素问·平人气象论》则通过脉象来判断足胫痛和肩背痛的情况。东汉末年医学家华佗进行了多次复杂的骨科手术，这对后世骨伤科的发展有着重要影响。华佗创制了麻沸散，这是一种用于手术麻醉的药物，使用这种药物可以让患者在手术过程中不感到疼痛，这在当时是一项革命性的进展，极大地促进了复杂手术的开展。此外，华佗还创立了五禽戏，五禽戏不仅能够预防疾病，还能帮助骨伤患者恢复身体功能，对后世的中医骨伤康复方面产生了深远的影响。

两晋南北朝时期，我国已有泥疗法和蜡疗法的先例，这两种疗法至今仍在临床上广泛应用。晋代葛洪在其著作《肘后备急方》中首次记载了颞颌关节脱位的口腔内整复方法，还记载了使用竹片夹板固定法治疗骨折，由此发展而来的小夹板外固定法成为中医骨伤科独特的治疗方法之一。

唐代蔺道人所著的《仙授理伤续断秘方》是我国第一部创伤骨科专著。该书阐述了骨折的十四步治疗方法，主要是清创、复位、外固定和外敷药物。

宋代，骨伤科有了进一步发展，民间已出现专门接骨的骨伤科医生。王怀隐等编著的《太平圣惠方》专列"折伤门""金疮门"，倡导柳木夹板固定骨折。

元代，由于战争频发，伤科和护理的发展尤为迅速。危亦林所著之《世医得效方》详细论述了正骨理论及各种整复手法的应用原则，对四肢常见骨折、关节脱位及跌打损伤的症状、诊断、治疗方法、夹缚固定等进行了系统论述。

明代，太医院分为 13 个科室，其中包括金镞科和接骨科。到了 1571 年，这些科室更名为外科和正骨科，又被称为正体科。在理论上，明代医家继承了前人的经验，且有所发展。如薛己所著的《正体类要》序文中提出"肢体损于外，则气血伤于内，荣卫有所不贯，脏腑由之不和"的论点，阐明和强调了伤科疾病局部与整体的关系；护理上重视扶正祛邪；治疗上重视内治与外治相结合。《金疮秘传禁方》记载了借助骨擦音检查骨折的方法。

清代，在总结前人治疗骨伤疾病经验方面有突出贡献。清代吴谦等编撰的《医宗金鉴·正骨心法要旨》总结的"摸、接、端、提、推、拿、按、摩"八法至今仍是手法复位的精髓所在。书中更是论及使用竹帘、杉篱、腰柱、通木等各种外固定器材。这一时期的医家们不仅关注理论知识，还注重实践技能的提升和传承。

19 世纪之前，世界各国都没有护理专业，我国传统医学著作中虽无"护理"两字，但中医治病的一个重要原则是"三分治，七分养"。"七分养"的实质体现了丰富的护理内涵，包含了改善患者休养环境和心态、加强饮食营养管理、注意体质锻炼等。现代骨伤科学发展奠基于 19 世纪中叶，由于工业革命和生命科学的发展，先后解决了手术疼痛、伤口感染、止血、输血及 X 线的应用问题。我国的近代护理随着 19 世纪西方医学的传入而逐渐发展起来。

新中国成立后，我国的护理事业得到了飞速发展。如骨伤科运用中医和中西医结合的方法，贯彻"动静结合、筋骨并重、医患合作"的治疗原则，既缩短了骨折愈合时间，又恢复了肢体功能，这种方法及其理论在国际上也产生了一定影响。

其后，随着现代科学的发展和相互渗透，高新技术在骨伤科领域中推广应用，其在为骨伤科的深入研究和发展增添新动力的同时，也为骨伤科护理学的发展开辟了新的前景。

第二节　中医骨伤科护士的基本素质要求

中医骨伤科护士作为专业型的护理人才，必须具备新时代人才素质，具体如下。

1. 人文、科学和职业素养　中医骨伤科护士应具备良好的人文关怀精神，以及科学的工作方法和专业的职业态度。这意味着护士除了需要关心患者的身心健康，还应具备严谨的科学思维和专业的护理技能。

2. 中医骨伤医药理论与知识　中医骨伤科护士需要掌握中医骨伤科学的基本理论和基本知识，包括骨伤病的分类、病因病机、临床诊查及治疗方法。

3. 实践能力和临床思维　中医骨伤科护士应具备较强的实践能力，能够在实际操作中准确执行医嘱，进行有效的护理。同时，中医骨伤临床思维能力也是必不可少的，它能帮助护士在护理过程中做出合理的判断和决策。

4. 自然科学和现代医学知识　虽然主要工作在中医骨伤科，但护士也需要具备一定的自然科学和现代医学知识，以便能够更好地理解现代医疗技术和治疗方法，为患者提供全面的护理服务。

5. 中国传统文化底蕴　由于中医骨伤科深受中国传统文化的影响，中医骨伤科护士应具有一定的中国传统文化底蕴，这有助于更好地理解和传承中医骨伤科的精髓。

所以，中医骨伤科护士不仅需要具备专业的中医骨伤知识和技能，还需要有全面的素养和细致的护理意识，以确保能够为患者提供高质量的护理服务。

第二章 骨伤病的分类和病因病机

第一节 骨伤病的分类

一、损伤的分类

损伤是指人体受到各种创伤性因素引起的皮肉、筋骨、脏腑等组织结构的损害，以及损害带来的局部和全身性反应。根据损伤的性质和特点主要有下列分类方法。

（一）根据损伤部位分类

1. 外伤 是指皮、肉、筋、骨、脉损伤，根据受伤的具体部位可分为骨折、脱位与筋伤。

2. 内伤 是指脏腑损伤及暴力所引起的气血、脏腑、经络功能紊乱而出现的各种损伤内证。

（二）根据损伤性质分类

1. 急性损伤 是指急骤的暴力所引起的损伤。

2. 慢性劳损 是指劳逸失度或体位不正确，导致外力长期累积于人体所致的损伤。

（三）根据受伤时间分类

1. 新伤 是指 2～3 周以内的损伤。

2. 陈伤 又称宿伤，是指新伤失治，日久不愈，或愈后又因某些诱因，隔一段时间又在原受伤部位复发者。

（四）根据受伤部位破损情况分类

1. 闭合性损伤 是指受钝性暴力损伤而外部无创口者。

2. 开放性损伤 是指受到锐器、火器或钝性暴力作用，皮肤或黏膜破损，深部组织与外界环境沟通者。开放性损伤时，外邪可以从伤口侵入，易发生感染。

（五）根据受伤程度分类

根据受伤的严重程度，损伤可分为轻伤与重伤。损伤的严重程度取决于致伤因素的性质、强度，作用时间的长短，受伤的部位及其面积的大小、深度等。

（六）根据伤者的职业特点分类

根据伤者的职业特点，损伤可分为生活性损伤、工业性损伤、农业性损伤、交通性损伤和运动性损伤等。如运动员及舞蹈、杂技、武术表演者更容易发生各种运动损伤，经常颈部过度屈曲看书或看电视者、长期低头伏案工作者容易患颈椎病。这说明损伤的发生与工作职业及生活习惯有一定关系。

（七）根据致伤因素的理化性质分类

根据致伤因素的理化性质，损伤可分为物理性损伤、化学性损伤和生物性损伤等。如外力、高热、冷冻、电流等可以导致物理性损伤。

二、骨病的分类

中医骨病学是以中医理论为指导，结合现代科学和西医学知识来研究骨与关节系统疾病的发生、发展及其防治规律的一门临床学科，是中医骨伤学的重要组成部分。中医骨病常分为以下几大类（表2-1）。

表2-1　中医骨病的分类

分类	疾病范围
骨与关节先天性畸形	成骨不全、软骨发育不全、石骨症、脊椎裂、先天性脊柱侧弯、先天性髋关节脱位、并指畸形等
骨痈疽	急性化脓性骨髓炎、慢性骨髓炎、化脓性关节炎、骨梅毒等
骨痨	骨与关节结核
骨痹	湿性关节炎、类风湿关节炎、骨与关节退行性关节炎、强直性脊柱炎、血友病性关节炎、痛风性关节炎、神经性关节炎及部分骨代谢性疾病，如骨质疏松症等
骨痿	多发性神经炎、小儿麻痹后遗症、骨质软化症、佝偻病等
骨蚀	成人股骨头缺血性坏死、股骨头骨骺炎、胫骨结节骨骺炎、脊椎骨骺炎、手舟骨缺血性坏死、足距骨缺血性坏死等

分类	疾病范围
骨肿瘤	良性骨肿瘤、恶性骨肿瘤、转移性骨肿瘤和瘤样病损，如骨瘤、骨样骨瘤、骨巨细胞瘤、血管瘤、骨肉瘤、软骨肉瘤、纤维肉瘤、骨髓瘤、脊索瘤、尤因肉瘤、滑膜瘤、骨囊肿、骨纤维异常增殖症等
地方病与职业病	大骨节病、氟骨病、振动病、减压病、铅中毒、镉中毒、磷中毒等

第二节　骨伤病的病因

一、损伤的病因

损伤的病因是指引起人体损伤发病的原因，或称为损伤的致病因素。

（一）外因

损伤外因是指引起人体损伤的外界因素，主要是外力伤害，但与外感六淫及邪毒感染等也有一定的关系。

1. 外力伤害　外力作用可以损伤人体的皮肉筋骨而引起各种损伤。如跌仆、坠堕、撞击、闪挫、压轧、负重、刀刃、劳损等所引起的损伤都与外力作用有关。根据外力性质的不同，其可分为直接暴力、间接暴力、肌肉强烈收缩和持续劳损4种。

（1）直接暴力：损伤发生在外力直接作用的部位，如创伤、挫伤、骨折、脱位等。

（2）间接暴力：损伤发生在远离外力作用的部位，如传达暴力、扭转暴力可引起相应部位的骨折、脱位。

（3）肌肉强烈收缩：肌肉过度强烈收缩和牵拉可造成筋骨损伤。如跌仆时股四头肌强烈收缩可引起髌骨骨折，投掷手榴弹时肌肉强烈收缩可致肱骨干骨折。

（4）持续劳损：长时间劳作或姿势不正确的操作，肢体某部位之筋骨受到持续或反复多次的牵拉、摩擦等，可使外力积累而引起筋骨慢性损伤。

2. 外感六淫　外感六淫可引起筋骨、关节疾患，导致关节疼痛或活动不利。各种损伤之后，风寒湿邪可能乘虚侵袭，阻塞经络，导致气机不得宣通，引起肌肉挛缩或松弛无力，进一步加重脊柱和四肢关节功能障碍。

3. 邪毒感染　外伤后再感受毒邪，或邪毒从伤口乘虚而入，郁而化热，热盛肉腐，附骨成脓，脓毒不泄，蚀筋破骨，则可引起局部和全身感染，出现各种病证。如开放性骨折处理不当可引起化脓性骨髓炎等。

（二）内因

损伤内因是指引起人体损伤的内在因素。损伤主要是由于外力伤害等外在因素所致，但也有各种不同的内在因素和一定的发病规律，如与年龄、体质、局部解剖结构等内在因素关系十分密切。

1. 年龄　年龄不同，伤病的好发部位及发生率也不一样。老年人筋肉退变，骨质松脆，容易发生损伤。如跌倒时一侧臀部着地，外力作用相同，但老年人易引起股骨颈骨折或股骨转子间骨折，而青少年则较少发生。小儿因骨骼柔嫩，尚未坚实，容易发生骨折，但小儿的骨膜较厚而富有韧性，骨折时多发生不完全性骨折。

2. 体质　体质的强弱与损伤的发生有密切的关系。年轻体壮、气血旺盛、肾精充足、筋骨坚固者不易发生损伤。年老体弱、气血虚弱、肝肾亏虚、骨质疏松者容易发生损伤。如突然滑倒，臀部着地，外力虽很轻微，但也可发生股骨颈或股骨转子间骨折。

3. 解剖结构　损伤与局部解剖结构也有一定的关系。传达暴力作用于某一骨骼时，骨折常常发生在密质骨与松质骨交界处。如桡骨远端骨折好发于桡骨远端 2 ～ 3cm 松质骨与密质骨交界处。

4. 先天因素　损伤的发生与先天禀赋不足也有密切关系。如先天性脆骨病、先天性骨关节畸形都可造成骨组织脆弱，易发生骨折。

5. 病理因素　伤病的发生还与组织的病变关系密切。内分泌代谢障碍可影响骨的成分，骨组织的疾患如骨肿瘤、骨结核、骨髓炎等骨组织受到破坏，容易导致骨折脱位等损伤。

6. 职业工种　损伤的发生与职业工种有一定的关系。如手部损伤较多发生在缺乏必要的防护设备下工作的机械工人，慢性腰部劳损多发生于经常弯腰负重操作的工人等。

7. 七情内伤　损伤的发生发展与七情内伤有密切关系。过喜大笑，可造成颞下颌关节脱位。忧思过度，注意力不集中，易发生生活损伤和交通损伤。有些慢性骨关节痹痛，如果患者情志郁结，则内耗气血，可加重局部的病情。因此，中医骨伤科历来重视精神调养。

人是一个内外统一的整体。损伤的发生发展是内外因素综合作用的结果。不同的外因，可以引起不同的损伤疾患。而同一外因作用于不同内因的个体，损伤的种类、性质与程度又有所不同。损伤疾患的发生，外因虽然很重要，但亦不要忽视机体的内因。

二、骨病的病因

（一）外因

骨病的外因是指引起人体骨疾病的外界因素，包括外感六淫、邪毒感染、持续劳损、地域环境、毒物与放射线等。

1. 外感六淫 《素问·痹论》曰："风、寒、湿三气杂至，合而为痹也。"《诸病源候论·风湿腰痛候》曰："劳伤肾气，经络既虚，或因卧湿当风，而风湿乘虚搏于肾，肾经与血气相击而腰痛。"都说明外感六淫是痹证的发病原因。

2. 邪毒感染 《医宗金鉴·痈疽总论歌》曰"痈疽原是火毒生"。感受不同的邪毒可引起不同的疾病，如附骨痈、附骨疽、关节流注、骨痨、骨梅毒等。

3. 持续劳损 持续劳作伤害可引起气、血、筋、骨、肉损伤，而导致骨骺炎、骨坏死等。

4. 地域环境 不同的地理环境、气候条件和饮食习惯等，可引起如大骨节病、氟骨病、佝偻病等不同的骨病。

5. 毒物与放射线 经常接触有害物质，包括各种不利于人体健康的无机毒物、有机毒物和放射线，均能导致骨损害而发病。

（二）内因

骨病的内因是指引起人体骨疾病的内在因素，包括先天缺陷、年龄、体质、营养障碍等。

1. 先天缺陷 有些疾病与生俱来，属先天缺陷。许多先天畸形，如先天性马蹄内翻足、先天性髋关节脱位在出生时即已存在；有的是在发育生长过程中逐渐出现的，如先天性脊柱侧弯、脆骨病、多发性外生骨疣等。

2. 年龄 幼儿时期，稚阴未充，稚阳未长，易患感染性骨关节病；老年人肝肾亏损，多患退行性骨关节病。

3. 体质 肾精充实，筋骨劲强，不易发生筋骨疾病；反之，身体虚弱，肝肾亏损，则邪毒乘虚而入，易发骨痨或骨痈疽。

4. 营养障碍 营养障碍、后天失养可引起骨的代谢性疾病，如佝偻病、骨软化症、骨质疏松症等。

第三节　骨伤病的病机

一、损伤的病机

人体是由皮肉、筋骨、脏腑、经络、气血与津液等共同组成的一个有机整体，人体生命活动主要是脏腑功能的反映，脏腑功能的物质基础是气血、津液。脏腑各有不同的生理功能，通过经络联系全身的皮肉筋骨等组织，构成复杂的生命活动，它们之间保持着相对的平衡，互相联系，互相依存，互相制约，无论在生理活动还是在病理变化方面都有着不可分割的联系。因此，骨伤病的发生和发展与皮肉筋骨、脏腑经络、气血津液等都有密切的关系。

（一）皮肉筋骨病机

1. 皮肉筋骨的生理功能

（1）皮肉：为人之外壁，内充卫气，人之卫外者全赖卫气。肺主气，达于三焦，外循肌肉，充于皮毛，如室之有壁，屋之有墙，故《灵枢·经脉》曰"肉为墙"。

（2）筋：是筋络、筋膜、肌腱、韧带、肌肉、关节囊、关节软骨等组织的总称。筋的主要功用是连属关节，络缀形体，主司关节运动。

（3）骨：属于奇恒之腑。骨的作用，不仅为立身之主干，还内藏精髓，与肾气有密切关系，肾藏精、精生髓、髓养骨，合骨者肾也，故肾气的充盈与否影响骨的成长、壮健与再生。反之，骨受损伤，可累及肾，二者互为影响。

肢体的运动有赖于筋骨，而筋骨离不开气血的温煦濡养，气血化生，濡养充足，筋骨功能才可劲强；筋骨又是肝肾的外合，肝血充盈，肾精充足，则筋劲骨强。

2. 损伤与皮肉筋骨的关系 皮肉筋骨的损伤在骨伤科疾患中最为多见，一般分为"伤皮肉""伤筋""伤骨"，但它们之间又互有联系。

（1）伤皮肉：伤病的发生，或破其皮肉，犹壁之有穴，墙之有窦，无异门户洞开，易使外邪侵入；或气血瘀滞，逆于肉理，则因营气不从，郁而化热，以致瘀热为毒；若肺气不固，脾虚不运，则卫外阳气不能熏泽皮毛，脾不能为胃运行津液，而致皮肉濡养缺乏，引起肢体痿弱或功能障碍。

（2）伤筋：一般来说，筋急则拘挛，筋弛则痿弱不用。凡跌打损伤，筋每首当其冲，受伤机会最多。在临床上，凡扭伤、挫伤后，可致筋肉损伤，局部肿痛、青紫，关节屈伸不利。即使在"伤骨"的病证中，如骨折时，由于筋附着于骨的表面，筋亦往往首先受伤；关节脱位时，关节四周筋膜多有破损。所以，在治疗骨折、脱位时都应考虑筋伤的因素。慢性的劳损亦可导致筋的损伤，如"久行伤筋"，说明久行过度疲劳可致筋的损伤。

（3）伤骨：在骨伤科疾患中所见的"伤骨"病证，包括骨折、脱位，多因直接暴力或间接暴力所引起。凡伤后出现肿胀、疼痛、活动功能障碍，并可因骨折位置的改变而有畸形、骨擦音、异常活动等为伤骨，但伤骨不会是单纯的孤立性损伤。如上所述，损骨能伤筋，伤筋亦能损骨，筋骨的损伤必然累及气血伤于内，因脉络受损，气滞血瘀，为肿为痛。治疗伤骨时，必须行气消瘀以纠正气滞血瘀的病理变化。

《备急千金要方》曰："肾应骨，骨与肾合。""肝应筋，筋与肝合。"故伤筋损骨可危及肝肾精气，肝肾精气充足则可促使肢体骨骼强壮有力。因此，伤后如能注意调补肝肾，充分发挥精生骨髓的作用，就能促进筋骨修复。

（二）气血津液病机

1. 气血病机

（1）气血的生理功能：气血运行于全身，周流不息，外而充养皮肉筋骨，内则灌溉五脏六腑，维持着人体正常的生命活动。气和血的关系十分密切。气推动血沿着经脉而循行全身，以营养五脏六腑、四肢百骸。气与血相互依附，周流不息。血的循行靠气的推动，气行则血运行，气滞则血瘀。反之，血能载气，大量出血必然导致"气随血脱"；血溢于外，成为瘀血，气亦必随之而滞。这些阴阳、内外等概念，不仅说明了气血本身的特点，而且生动地阐明了二者之间相互依存的关系。

（2）损伤与气血的关系：当人体受到外力伤害后，常导致气血运行紊乱而产生一系列的病理改变。

1）伤气：因用力过度、跌仆闪挫或击撞胸部等因素，导致人体气机运行失常，乃至脏腑发生病变，出现"气"的功能失常及相应的病理现象。一般表现为气滞与气虚，损伤严重者可出现气闭、气脱，内伤肝胃可见气逆等。

2）伤血：由于跌打、挤压、挫撞及各种机械冲击等伤及血脉，以致出血，或瘀血停积。损伤后血的功能失常可出现各种病理现象，主要有血瘀、血虚、血脱和血热。

2. 津液病机

（1）津液的生理功能：津液是人体内一切正常水液的总称，主要是指体液而言。清而稀薄者称为津，浊而浓稠者称为液。"津"多布散于肌表，以渗透润泽皮肉、筋骨之间，有温养充润的作用。津血互生，血液得津液的不断补充才能在周身环流不息，故《灵枢·痈疽》曰："津液和调，变化而赤为血。""液"流注、浸润于关节、脑髓之间，以滑利关节，濡养脑髓和骨髓，同时也有润泽肌肤的功能。津和液都是体内的正常水液，两者之间可互相转化，故并称为津液，有充盈空窍，滑利关节，润泽皮肤、肌肉、筋膜、软骨，濡养脑髓和骨髓，即所谓填精补髓等生理功能。

（2）损伤与津液的关系：损伤而致血瘀时，由于积瘀生热，热邪灼伤津液，可使津液出现一时性消耗过多，出现口渴、咽燥、大便干结、小便短少、舌苔黄而干燥等症。由于重伤久病常能严重耗伤阴液，除了可见较重的伤津证候外，还可见全身情况差、舌色红绛而干燥、舌体瘦瘪、舌苔光剥、口干而不欲饮等症。

（3）津液与气的关系密切：损伤而致津液亏损时，气亦随之受损。津液大量丢失，甚至可导致"气随液脱"。而气虚不能固摄，又可致津液损伤。

损伤后如果有关脏腑的气机失调，必然会影响"三焦气化"，妨碍津液的正常运行而导致病变。人体水液代谢调节虽然是肺、脾、肾、三焦等脏器共同的职能，但起主要作用的是肾，这是由于三焦气化生于肾气，脾阳根源于肾阳，膀胱的排尿功能依赖于肾的气化作用。肾气虚衰时可见小便清长，或水液潴聚的表现，如局部或下肢水肿。关节滑液停积时，可积聚为肿胀。

精、气、神三者，前人称之为三宝：气的化生源于精，精的化生赖于气，精气生而津液成则表现为神。若精气伤，津液损，则神失所载，出现危候。如机体因创伤、失血引起休克时，便会出现反应迟钝、表情淡漠、精神恍惚、烦躁不安或不省人事等神态异常，并有肢体出汗、皮肤湿润、尿量减少等征象。

（三）脏腑经络病机

1.脏腑的生理功能　脏腑是化生气，通调经，营养皮肉筋骨，主持人体生命活动的主要器官。脏与腑的功能各有不同。脏的功能是化生和贮藏精气，腑的功能是腐熟水谷、传化糟粕、排泄水液。

2.经络的生理功能　经络是运行全身气血，联络脏腑肢节，沟通上下内外，调节体内各部分功能活动的通路，包括十二经脉、奇经八脉、十五别络，以及经别、经筋等。每一经脉都连接着内在的脏或腑，同时脏腑又存在相互表里的关系，所以疾病在发生和传变上可以由于经络的联系而相互影响。

3.脏腑与经络的关系　人体是一个统一的整体，体表与内脏、内部脏腑之间有着密切的联系，不同的体表组织由不同的内脏分别主宰。脏腑发生病变，必然会通过它的有关经络反映在体表；而位于体表组织的病变，同样可以影响其所属的脏腑出现功能紊乱。如"肝主筋""肾主骨""脾主肌肉"：肝藏血主筋，肝血充盈，筋得所养，活动自如，若肝血不足，则筋的功能就会发生障碍；肾主骨，藏精气，精生骨髓，骨髓充实，则骨骼坚强；脾主肌肉，人体的肌肉依赖脾胃化生气血以资濡养。这都说明了人体内脏与筋骨气血的相互联系。

4.损伤与脏腑、经络的关系　脏腑病机是探讨疾病在发生发展过程中，脏腑功能活动失调的病理变化机制。外伤势必造成脏腑生理功能紊乱，并出现一系列病理变化。

（1）肝主筋：主关节运动。《素问·上古天真》记载："丈夫……七八，肝气衰，筋不能动，天癸竭，精少，肾脏衰，形体皆极……"其提出人到了五十多岁则进入衰老状态，表现为筋的运动不灵活，这是肝气衰、筋不能动的缘故。"肝主筋"也就是认为全身筋肉的运动与肝有密切关系。肝血充盈才能养筋，筋得其所养，才能运动有力而灵活。肝血不足，血不养筋，则出现手足拘挛、肢体麻木、屈伸不利等症。

（2）肝藏血：肝脏具有贮藏血液和调节血量的功能。凡跌打损伤之证，而有恶血留内时，则不分何经，皆以肝为主，因肝主藏血，故败血凝滞体内，从其所属，必归于肝。如跌仆闪挫屏伤的疼痛多发生在胁肋少腹处，正是因为肝在胁下，肝经起于大趾，循少腹，布两胁。

（3）肾主骨，主生髓：《素问·六节藏象论》记载"肾者……其充在骨"，《素问·阴阳应象大论》记载"肾生骨髓……在体为骨"，都说明肾主骨生髓，骨是支持人体的支架。

（4）肾藏精：精生髓，髓养骨，所以骨的生长、发育、修复均须依赖肾脏精气所提供的营养和推动。肾的精气不足导致小儿的骨软无力、囟门迟闭，以及某些骨骼的发育畸形；肾精不足、骨髓空虚可致腿足痿弱而行动不便，或骨质脆弱，易于骨折。

（5）脾、胃：脾为仓廪，主消化吸收。胃主受纳，脾主运化。运化是指把水谷化为精微，并将精微物质转输至全身的生理功能。它对于气血的生成和维持正常活动所必需的营养起着重要的作用，故称脾胃为气血生化之源。此外，脾还具有统摄血液防止逸出脉外的功能。它对损伤后的修复起着重要的作用。

（6）脾主肌肉、四肢：全身的肌肉都要依靠脾胃所运化的水谷精微营养，如果营养好则肌肉壮实，四肢活动有力，即使受伤也容易痊愈；反之，若肌肉瘦削，四肢疲惫，软弱无力，则伤后不易恢复。所以损伤以后要注意调理脾胃的功能。

（7）心、肺：心主血，肺主气，气血的周流不息与输布全身还有赖于心肺功能的健全。心肺调和，则气血得以正常循环输布，才能发挥温煦濡养的作用，而筋骨损伤才能得到痊愈。肺主一身之气，如果肺的功能受损，不仅会影响呼吸功能，也会影响气的生成，从而导致全身性的气虚，出现体倦无力、气短、自汗等症状。心气有推动血液循环的功能。血液的正常运行，不仅需要心气的推动，而且赖于血液的充盈，气为血之帅，而又依附于血。因此损伤后出血过多，血液不足而心血虚损时，心气也会随之不足，出现心悸、胸闷、眩晕等症。

（8）经络：经络内联脏腑，外络肢节，布满全身，是营卫气血循行的通路。经络有运行气血、营运阴阳、濡养筋骨、滑利关节的作用。经络一旦受伤就会使营卫气血的通路受到阻滞。经络的病候主要有两方面：一是脏腑的损伤病变可以累及经络，经络的损伤病变又可内传脏腑而出现症状；二是经络运行阻滞会影响它循行所过组织器官的功能，出现相应部位的证候。因此在医治骨伤科疾患时，应根据经络、脏腑学说灵活辨证，调整其内脏的活动和相应体表组织、器官的功能。

二、骨病的病机

（一）气血病机

1.气滞血瘀 《素问·阴阳应象大论》曰："气伤痛，形伤肿。故先痛而后肿者，气伤形也；先肿而后痛者，形伤气也。"肿与痛是气血运行受阻后筋骨关节病变的临床表现。

2.气虚　气由先天之"肾中精气"、后天肺吸入的"清气"及脾胃化生的"水谷精气"组成。因生成不足或过度消耗而致病，见于严重的或慢性的骨关节疾病，表现为神疲乏力、面色㿠白、少气懒言、胃纳不馨、自汗等。

3.血虚　多由于体内化生不足或失血过多引起，表现为面色苍白、爪甲失华、头晕目眩、心悸气短、舌淡白、脉细弱无力等。因血不养筋，常见关节僵硬痉挛、肢体麻木等症。

（二）脏腑病机

1.肾精不足　骨的生长、发育、修复均依赖于肾精的濡养。

2.肝失调畅　筋的功能依赖肝血的濡养和气机调畅，如病则可出现肢体麻木、关节挛缩或痿废失用。

3.脾不健运　脾为后天之本，水谷精微化生之源。脾病则运化失常，化生无源，肌肉筋骨失养。其临床表现为肌肉瘦削，四肢疲惫，或萎缩不用，伤病亦难以恢复。

第三章 骨伤病的中医四诊

第一节 望诊

对骨伤科患者进行诊治时，应该首先通过望诊来进行全面观察。骨伤科的望诊，除了对全身的神色、形态、舌象及分泌物等做全面的观察检查外，对损伤局部及其邻近部位必须认真察看。要求暴露足够的范围，一般采用与健肢对比，进行功能活动的动态观察。通过望全身、望损伤局部、望舌质舌苔等方面，以初步确定损伤的部位、性质和轻重。

一、望全身

（一）望神色

首先通过察看神态色泽的变化来判断损伤轻重、病情缓急。如精神爽朗、面色清润者，正气未伤；若面容憔悴、神气委顿、色泽晦暗者，正气已伤，病情较重。对重伤患者要观察其神志是否清醒。若神志昏迷、神昏谵语、目暗睛迷、瞳孔缩小或散大、面色苍白、呼吸微弱或喘急异常，多属危候。

（二）望形态

可了解损伤部位和病情轻重。形态发生改变多见于骨折、关节脱位及严重筋伤。如下肢骨折时，患者多不能直立行走；腰部急性扭伤，身体多向患侧倾斜，且用手支撑腰部慢行。

二、望局部

（一）望畸形

畸形往往标志有骨折或脱位存在，因此可通过观察肢体标志线或标志点的异常改变而进行判断。关节脱位后，原关节处出现凹陷，而在其附近出现隆起，同时患肢可有长短粗细等变化。如股骨颈和股骨转子间骨折，多有典型的患肢缩短与外旋畸形。桡骨远端骨折可出现"餐叉"样畸形等。

（二）望肿胀、瘀斑

损伤后因气滞血凝，多伴有肿胀、瘀斑，故需要观察其肿胀、瘀斑的程度及色泽的变化。

（三）望创口

对开放性损伤，须注意创口的大小、深浅，创口边缘是否整齐，是否被污染及有异物，色泽鲜红还是紫暗，以及出血情况等。如已感染，应注意流脓是否畅通，脓液的颜色及稀稠等情况。

（四）望肢体功能

肢体功能活动，对了解骨关节损伤有重要意义。除观察上肢能否上举、下肢能否行走外，还应进一步检查关节能否进行屈伸旋转等活动。例如，肩关节的正常活动有外展、内收、前屈、后伸、内旋和外旋 6 种。上肢外展不足 90°，而外展时肩胛骨一并移动者，提示外展动作受限制。当肘关节屈曲、肩关节内收时，肘尖不能接近中线，说明内收动作受限制。为了明确障碍出现的情况，除嘱其主动活动外，往往与摸法、量法、运动检查结合进行，并通过与健肢对比观察以测定其主动与被动活动情况。

三、望舌

望舌亦称舌诊。观察舌质及苔色，虽然不能直接判断损伤部位及性质，但心开窍于舌，又为脾胃之外候，它与各脏腑均有密切联系。

（一）察舌质

1. 正常舌质　为淡红色。舌色淡白为气血虚弱，或阳气不足而伴有寒象。

2. 舌色红绛　为热证，或为阴虚。鲜红，深于正常，称为舌红，进一步发展而成为深红者称为绛。两者均表现热证，但绛者热势更甚，多见于里热实证、感染发热和较大创伤后。

3. 舌色青紫　为伤后气血运行不畅，瘀血凝聚。局部紫斑表示血瘀程度较轻，或局部有瘀血。全舌青紫表示全身血行不畅或血瘀程度较重。青紫而滑润，表示阴寒血凝，为阳气不能温运血液所致。舌绛紫而干表示热邪深重，津伤血滞。

（二）望舌苔

1. 白苔　舌苔薄白而润滑为正常舌苔，或为一般外伤复感风寒，初起在表，病邪未盛，正气未伤。舌苔过少或无苔表示脾胃虚弱。舌苔厚白而滑为损伤伴有寒湿或寒痰等兼证，厚白而腻为湿浊。舌苔薄白而干燥为寒邪化热，津液不足；厚白而干燥表示湿邪化燥；白如积粉见于创伤感染、热毒内蕴之证。

2. 黄苔　一般主热证，在创伤感染、瘀血化热时多见。脏腑为邪热侵扰，皆能使白苔转黄，尤其是脾胃有热。舌苔薄黄而干为热邪伤津，黄腻为湿热，老黄为实热积聚，淡黄薄润表示湿重热轻，黄白相兼表示由寒化热、由表入里。白、黄、灰黑色泽变化标志着人体内部寒热及病邪发生变化。舌苔若由黄色而转为灰黑时表示病邪较盛，多见于严重创伤感染伴有高热或失水津涸。

3. 舌苔的厚薄　与邪气的盛衰成正比。舌苔厚腻为湿浊内盛，舌苔愈厚则邪愈重。舌苔的消长和转化可提示病情的发展趋势，其由薄增厚为病进，由厚减薄为病退。但舌红光剥无苔则属胃气虚或阴液伤，老年人股骨颈骨折后多见此舌象。

第二节　闻诊

闻诊是从听患者的语言、呻吟、呼吸、咳嗽的声音，以及嗅呕吐物、伤口、二便或其他排泄物的气味等方面获得临床资料。骨伤科的闻诊需要注意以下几点。

一、听骨擦音

骨擦音是骨折的主要体征之一。注意听骨擦音，不仅可以帮助辨明是否存在骨折，还可进一步分析骨折属于何种性质。骨骺分离的骨擦音与骨折的性质相同，但较柔和。骨擦音出现处即为骨折处。经治疗后骨擦音消失，表示骨折已接续。但应注意，骨擦音多数是触诊检查时偶然感觉到的，不宜主动去寻找骨擦音，以免增加患者的痛苦和损伤。

二、听骨传导音

其主要用于检查某些不易发现的长骨骨折，如股骨颈骨折、股骨转子间骨折等。检查时将听诊器置于伤肢近端的适当部位，或置于耻骨联合，或放在伤肢近端的骨突起处，用手指或叩诊锤轻轻叩击远端骨突起部，可听到骨传导音。骨传导音减弱或消失说明骨的连续性遭到破坏，但应注意与健侧对比，检查时伤肢不附有外固定物，并与健侧位置对称，叩诊时用力大小相同等。

三、听入臼声

关节脱位在整复成功时，常能听到"咯噔"关节的入臼声。如《伤科补要》曰："凡上髁时，髁内必有响声活动，其髁已上；若无响声活动者，其髁未上也。"当复位听到此响声时，应立刻停止增加拔伸牵引力，避免肌肉、韧带、关节囊等软组织被过度拔伸而增加损伤。

四、听筋的响声

部分筋伤或关节病在检查时可有特殊的摩擦音或弹响声，最常见的有以下几种。

（一）关节摩擦音

术者一手放在关节上，另一手移动关节远端的肢体，可检查出关节摩擦音，或有摩擦感。关节活动时，一些慢性或亚急性关节疾患可出现柔和的关节摩擦音，骨关节炎可出现粗糙的关节摩擦音。

（二）肌腱弹响声与捻发音

屈拇与屈指肌腱狭窄性腱鞘炎患者在做伸屈手指的检查时可听到弹响声，多由于肌腱通过肥厚之腱鞘产生，所以又把这种狭窄性腱鞘炎称为弹响指或扳机指。

（三）关节弹响声

膝关节半月板损伤或关节内有游离体时，在进行膝关节屈伸旋转活动时，可发生较清脆的弹响声。

五、听啼哭声

其用于辨别少儿患者的受伤部位。患儿不能够准确地表达病情，家属有时也不能提供可靠的病史资料。检查患儿时，当检查到某一部位时，患儿啼哭或哭声加剧，则往往提示该处可能是损伤的部位。

六、听皮下气肿音

创伤后发现皮下组织有大片不相称的弥漫性肿起时，应检查有无皮下气肿。检查时手指分开，轻轻揉按患部，当皮下组织中有气体存在时，可感到一种特殊的捻发音或捻发感。

七、闻气味

除闻二便气味外，其主要是闻局部分泌物的气味。如局部伤处分泌物有恶臭，多为湿热或热毒；带有腥味，多属虚寒。

第三节　问诊

问诊是骨伤科辨证非常重要的一个环节，在四诊中占有重要地位，正如《四诊抉微》所云，"问为审察病机之关键"。通过问诊，医生可以更全面地掌握患者的发病情况，更准确地辨证论治，从而提高疗效，缩短疗程，减少损伤后遗症。

一、一般情况

了解患者的一般情况，如详细询问患者姓名、性别、年龄、职业、婚姻、民族、籍贯、住址、身份证号、联系电话、就诊日期、病历陈述者（患者本人、家属或亲朋等），并建立完整的病案记录，以利于查阅、联系和随访。

二、发病情况

（一）主诉

主诉即患者的主要症状、发病部位及发生时间。主诉是促使患者前来就医的主要原因，可以提示病变的性质。骨伤科患者的主诉有疼痛、肿胀、功能障碍、畸形及挛缩等。记录主诉应简明扼要。

（二）发病过程

应详细询问患者的发病情况和变化的急缓，受伤的过程，有无昏厥，昏厥持续的时间，醒后有无再昏迷，经过何种方法治疗，效果如何，目前症状情况怎样，是否减轻或加重等。

（三）伤情

问损伤的部位和各种症状，包括创口情况。

1. 疼痛　详细询问疼痛的起始日期、部位、性质、程度。应问清患者是剧痛、酸痛还是麻木；疼痛是持续性还是间歇性；麻木的范围是在扩大还是缩小；痛点固定不移或游走，有无放射痛，放射到何处；服止痛药后能否减轻；各种不同的动作（负重、咳嗽、打喷嚏等）对疼痛有无影响；与气候变化有无关系；劳累、休息及昼夜对疼痛程度有无影响等。

2. 肿胀 应询问肿胀出现的时间、部位、范围、程度。如系增生性肿物，应了解是先有肿物还是先有疼痛，以及肿物出现的时间和增长速度等。

3. 功能障碍 如有功能障碍，应问明是受伤后立即发生的，还是受伤后一段时间才发生的。一般骨折或脱位后，功能大都立即发生障碍或丧失，骨病则往往是得病后经过一段时间才影响到肢体的功能。

4. 畸形 应询问畸形发生的时间及演变过程。外伤引起的肢体畸形，可在伤后立即出现，亦可经过若干年后才出现。与生俱来或无外伤史者应考虑为先天性畸形或发育畸形。

5. 创口 应询问创口形成的时间、污染情况、处理经过、出血情况，以及是否使用过破伤风抗毒素等。

三、全身情况

（一）问寒热

恶寒与发热是骨伤科临床上的常见症状。其除指体温的高低外，还有患者的主观感觉。要询问寒热的程度与时间的关系，恶寒与发热是单独出现抑或并见。感染性疾病，恶寒与发热常并见；损伤初期发热多为血化热，中后期发热可能为邪毒感染，或虚损发热；骨关节结核有午后潮热；恶性骨肿瘤晚期可有持续性发热等。

（二）问汗

问汗液的排泄情况，可了解脏腑气血津液的状况。严重损伤或严重感染，可出现四肢厥冷、汗出如油的险象；邪毒感染，可出现大热大汗；自汗常见于损伤初期或手术后；盗汗常见于慢性骨关节疾病、阴疽等。

（三）问饮食

应询问饮食时间、食欲、食量、味觉、饮水情况等。食欲不振或食后饱胀，是胃纳呆滞的表现，多因伤后血瘀化热导致脾虚胃热，或长期卧床体质虚弱所致。口苦者为肝胆湿热，口淡者多为脾虚不运，口腻者属湿阻中焦，口中有酸腐味者为食滞不化。

（四）问二便

老年患者伤后可因阴液不足，失于濡润而致便秘，大便溏薄为阳气不足，或伤后机体失调。对脊柱、骨盆、腹部损伤者，尤应注意询问二便的次数、量和颜色。

（五）问睡眠

伤后久不能睡，或彻夜不寐，多见于严重创伤，心烦内热。昏沉而嗜睡，呼之即醒，闭眼又睡，多属气衰神疲；昏睡不醒或醒后再度昏睡，不省人事，为颅内损伤。

四、其他情况

（一）过去史

应详细追询患者自出生起的疾病，按发病的年月顺序记录。对过去的疾病可能与目前损伤相关的内容，应记录主要病情经过，当时的诊断、治疗情况，以及有无并发症或后遗症。

（二）个人史

应询问患者从事的职业或工种的年限，劳动的性质、条件和常处体位，以及个人嗜好、所处地域环境等。对妇女要询问月经、妊娠、哺乳史等。

（三）家族史

询问家族内成员的健康状况。如已死亡，则应追询其死亡原因、年龄，以及有无可能影响后代的疾病。这对骨肿瘤、先天性畸形的诊断尤有参考价值。

第四节　切诊

切诊是医生用手指或手掌对患者的某些部位进行触、摸、按、压，从而了解病情，诊察疾病的方法。切诊作为中医四诊之一，在获取健康与疾病相关信息方面，有着十分重要的作用。

一、脉诊

通过切脉，医生可掌握患者气血、虚实、寒热等变化。损伤常见的脉象有如下几种。

（一）浮脉

轻按应指即得，重按之后反觉脉搏的搏动力量稍减而不空，举之泛泛而有余。浮脉在新伤瘀肿、疼痛剧烈或兼有表证时多见之。大出血及长期慢性劳损患者出现浮脉，说明正气不足，虚象严重。

（二）沉脉

轻按不应，重按始得。一般沉脉主病在里，内伤气血、腰脊损伤疼痛时多见。

（三）迟脉

脉搏至数缓慢，每息脉来不足四至。一般迟脉主寒、主阳虚，在筋伤挛缩、瘀血凝滞等证常见。迟而无力者，多见于损伤后期气血不足，复感寒邪。

（四）数脉

每息脉来超过五至。数而有力，多为实热；虚数无力者，多属虚热。数脉在损伤发热时多见之。浮数热在表，沉数热在里。

（五）滑脉

往来流利，如盘走珠，应指圆滑，充实而有力。滑脉主痰饮、食滞，在胸部挫伤血实气壅时及妊娠期多见。

（六）涩脉

指脉形不流利，细而迟，往来艰涩，如轻刀刮竹。涩脉主气滞、血瘀、精血不足，损伤血亏津少不能濡润经络的虚证、气滞血瘀的实证多见此脉。

（七）弦脉

脉来端直以长，如按琴弦。弦脉主诸痛，肝胆疾病，阴虚阳亢。胸胁部损伤及各种损伤剧烈疼痛时多见弦脉，还常见于伴有肝胆疾患、动脉硬化、高血压等证的损伤患者。弦而有力者称为紧脉，多见于外感寒盛之腰痛。

（八）濡脉

浮而细软，脉气无力以动，气血两虚时多见。

（九）洪脉

脉形如波涛汹涌，来盛去衰，浮大有力，应指脉形宽，大起大落。主热证、伤后邪毒内蕴，热邪炽盛，或伤后血瘀化热时多见。

（十）细脉

脉细如线，多见于虚损患者，以阴血虚为主，亦见于气虚或久病体弱患者。

（十一）芤脉

浮大中空，为失血之脉，多见于损伤出血过多时。

（十二）结、代脉

间歇脉的统称。脉来缓慢而时一止，止无定数为结脉；脉来动而中止，不能自还，良久复动，止有定数为代脉。在损伤疼痛剧烈，脉气不衔接时多见。

二、按诊

中医骨伤科的按诊手法细腻，总结起来主要有以下 8 种基本方法，俗称"摸法八纲"。

（一）摸压痛

1. 方法　用手指尖由周围向中心、由轻到重地逐渐按压。

2. 目的　寻找最痛的点（中心痛点）。尖锐、局限的剧痛常提示骨折，深在的钝痛可能为筋伤，范围广泛的酸痛多与慢性劳损有关。

（二）摸畸形

1. 方法　与健侧对比，触摸骨骼的轮廓、线条是否正常。

2. 目的　判断是否存在骨折移位（如成角、缩短、旋转）、关节脱位（如肩关节方肩畸形）或先天、后天性畸形。

（三）摸肤温

1. 方法　用手背触摸患处皮肤，并与健侧对比。

2. 目的　局部灼热多为急性损伤、血瘀化热或感染，局部发凉多提示气血运行不畅、寒湿痹阻或慢性劳损。

（四）摸肿胀

1. 方法　触摸肿胀部位的软硬、张力、有无波动感。

2. 目的　肿胀硬实、张力高，多为新伤、血肿；肿胀松软、按之有凹陷（凹陷性水肿），多为气虚或湿阻；按之有波动感，提示内部有积液或积血。

（五）摸异常活动

1. 方法　在骨干的非关节部位轻轻尝试活动。

2. 目的　若出现像关节一样的活动，即可诊断为骨折。此检查需极其谨慎，非专业人员严禁操作，以免加重损伤。

（六）摸摩擦感 / 骨擦音

1. 方法　触摸骨折局部并轻微移动患肢。

2. 目的　感觉到或听到骨断端摩擦的"嘎吱"感，是骨折的确定性体征。

（七）摸弹性固定

1. 方法　见于关节脱位，被动活动脱位的关节时，感到有一种回弹的、不易活动的抗力。

2. 目的　这是关节脱位的特征性表现，因关节头脱出窝外，被肌肉痉挛和韧带牵拉卡住所致。

（八）摸肿块

1. 方法　触摸任何包块的大小、形态、质地（软 / 硬 / 囊性）、边界、活动度、与周围组织的关系。

2. 目的　初步判断肿块性质，如腱鞘囊肿、脂肪瘤、骨肿瘤等。

第四章 骨伤病与中医辨证

辨证，是在望、闻、问、切四诊所得的基础上进行诊断的辨证思维。这个思维的过程是在人体整体观、人与天地相应观、变动观等理论的指导下，把四诊所得的资料，在八纲初步分析的基础上，再做进一步的分析与综合，务期抓住疾病的本质，然后确定其证候名称以及疾病名称，为论治提供可靠的依据。

第一节 八纲辨证

八纲，即阴、阳、表、里、寒、热、虚、实，是辨证论治的理论基础之一。八纲辨证，是指运用八纲对四诊所收集的各种病情资料，进行分析、归纳，从而辨别疾病现阶段病变部位浅深、疾病性质寒热、邪正斗争盛衰和病证类别阴阳的方法。

疾病的表现基本上都可用八纲加以归纳。如疾病的类别，可分阴证与阳证；病位的深浅，可分表证与里证；疾病的性质，可分寒证与热证；邪正的盛衰，邪盛为实证，正虚为虚证。运用八纲辨证可能将错综复杂的临床表现归纳为表里、寒热、虚实、阴阳四对纲领性证候，从而找出疾病的关键，掌握其要领，确定其类型，预决其趋势，为治疗指出方向。其中，阴阳两纲又可以概括其他六纲，即表、热、实证为阳，里、寒、虚证属阴，故阴阳又是八纲中的总纲。

一、表里

表里是辨别疾病病位内外和病势深浅的两个纲领。它是一个相对的概念，如躯壳和脏腑相对而言，躯壳为表，脏腑为里；脏与腑相对而言，腑属表，脏属里；经络与脏腑相对而言，经络属表，脏腑属里；经络中三阳经与三阴经相对而言，三阳经属表，三阴经属里等。从病势深浅论，外感病，病邪入里一层，病深一层；出表一层，病轻一层。这种相对概念的认识，对伤寒六经辨证和温病卫气营血辨证尤为重要。狭义的表里，是指身体的皮毛、肤腠、经络为外；脏腑、骨髓为内。外有病属表，内有病属里。

（一）表证

表证，指六淫邪气经皮毛、口鼻侵入时所产生的证候。多见于外感病的初期阶段，具有起病急，病程短的特点。

1.临床表现　恶寒（或恶风），头身痛，舌苔薄白，脉浮。兼见鼻塞流涕，咽喉痒痛，咳嗽等。

2.证候分析　六淫邪气客于皮毛肌表，阻遏卫气的正常宣发，郁而发热。卫气受遏，失其"温分肉，肥腠理"的功能，肌表不能得到正常的温煦，故出现恶风寒的症状。邪气郁滞经络，气血流行不畅，以致头身疼痛。邪未入里，舌象尚无明显变化，出现薄白苔。外邪袭表，正气奋起抗邪，脉气鼓动于外，故脉浮。肺主皮毛，鼻为肺窍，邪气从皮毛、口鼻而入，内应于肺，肺失宣肃，出现鼻塞流涕、咽喉痒痛、咳嗽甚至喘促等症状。

3.骨伤病的表证　外力（如跌打、碰撞）导致的皮肉、筋脉的浅层损伤，其病邪在经络、体表。症状以局部肿痛、活动受限为主，一般无全身症状。

（二）里证

里证是疾病深入于里（脏腑、气血、骨髓）的一类证候。它与表证相对而言，多见于外感病的中、后期或内伤病。里证的成因，大致有三种情况：一是由外邪不解，内传入里，侵犯脏腑所致；二是外邪直接侵犯脏腑而成；三是情志内伤、饮食劳倦等因素直接损伤脏腑，使脏腑功能失调，气血逆乱而出现种种病证。

1.临床表现　里证病因复杂，病位广泛，症状繁多，例如壮热、烦躁、神昏、口渴、腹痛、便秘、腹泻、呕吐、小便短赤、舌苔黄或白厚腻、脉沉等。

2.证候分析　热邪内传入里，或寒邪化热入里，里热炽盛，则见壮热；热邪灼伤津液，则口渴、小便短赤；热扰心神，则烦躁昏谵。若寒邪直中脏腑或寒湿之邪直犯脾胃，寒邪凝滞中焦，则腹痛；寒湿困阻脾胃，脾胃运化失司，则腹泻；胃失和降则呕吐。苔黄或白厚腻、脉沉，均为疾病在内之征。

3.骨伤病的里证　损伤较重，深入筋骨，或累及脏腑，或由表证日久不愈传入里。其病位在骨、关节、深部筋络及肝、肾等脏腑。骨折、脱位、严重的韧带撕裂、半月板损伤、骨髓炎、骨质疏松症、腰椎间盘突出症（深部）等均属于骨伤病的里证，且常伴有全身症状。

二、寒热

寒热是辨别疾病性质的两个纲领。寒证与热证反映机体阴阳的偏盛与偏衰，阴盛或阳虚表现为寒证，阳盛或阴虚表现为热证。

寒热辨证，不能孤立地根据个别症状判断，而是需要通过四诊对与其相适应的疾病本身所反映的各种症状、体征进行判断。具体地说，热证是指一组有热象的症状和体征，寒证是指一组有寒象的症状和体征。

（一）寒证

寒证，是感受寒邪，或阴盛阳虚，人体的功能活动衰退所表现的证候。其多因外感阴寒邪气，或因内伤久病，阳气耗伤，或过服生冷寒凉，阴寒内盛所致。寒证包括表寒、里寒、虚寒、实寒等。

1.临床表现 各类寒证的证候表现不尽一致，但常见的症状为恶寒喜暖，面色㿠白，肢冷蜷卧，口淡不渴，痰、涎、涕清稀，小便清长，大便稀溏，舌淡，苔白而润滑，脉迟或紧等。

2.证候分析 阳气不足或为外邪所伤，不能发挥其温煦形体的作用，故见形寒肢冷、蜷卧、面色㿠白；阴寒内盛，津液不伤，故口淡不渴；阳虚不能温化水液，以致痰、涎、涕、尿等分泌物、排泄物皆为澄澈清冷。

3.骨伤病的寒证 损伤后调护不当，感受风寒湿邪，或素体阳虚，阳气不足以温煦筋脉，均可导致骨伤病寒证的产生，如慢性颈、肩、腰、腿痛（如老寒腿、寒湿腰痛），以及遇冷加重的关节炎、肌肉痉挛拘急等，以冷痛、酸痛、得温则减、遇寒加重、肢体发凉等特征。

（二）热证

热证，是感受热邪，或阳盛阴虚，人体功能活动亢进所表现的证候。其多因外感火热之邪，或寒邪化热入里；或因七情过激，郁而化热；或饮食不节，积蓄为热；或房事劳伤，劫夺阴精，阴虚阳亢所致。热证包括表热、里热、虚热、实热等。

1.临床表现 各类热证的证候表现也不尽一致，但常见的症状为恶热喜冷，口渴喜冷饮，面红目赤，烦躁不宁，痰、涕黄稠，吐血衄血，小便短赤，大便干结，舌红，苔黄而干燥，脉数等。

2.证候分析 阳热偏盛，则恶热喜冷。大热伤阴，津液被耗，故小便短赤；津伤则需引水自救，所以口渴冷饮。火性上炎，则见面红目赤。热扰心神，则烦躁不宁。津液被阳热煎熬，则痰、涕等分泌物黄稠。火热之邪灼伤血络，迫血妄行，则吐血衄血。肠热津亏，传导失司，势必大便燥结。舌红苔黄为热征，舌干少津为伤阴。阳热亢盛，加速血行，故见数脉。

3.骨伤病的热证 急性损伤初期，瘀血壅滞，郁而化热（实热），或损伤后感染邪毒（热毒），或阴虚内热（虚热），均可导致骨伤病热证的产生，如急性扭挫伤的红肿热痛阶段、创伤后感染、化脓性关节炎等。

三、虚实

虚实是辨别邪正盛衰的两个纲领。虚指正气不足，实指邪气盛实。

病证既有虚实之分，而虚实又与表里寒热相联系，故其证候的出现亦较复杂。疾病在发展过程中，虚实既可互相转化，又可出现虚实错杂的证候。

通过虚实辨证，我们可以掌握患者邪正盛衰的情况，为治疗提供依据。实证宜攻，虚证宜补。只有辨证准确才能攻补适宜，免犯实实虚虚之误。

（一）虚证

虚证是对人体正气虚弱的各种临床表现的病理概括。虚证的形成，有先天不足和后天失调两个方面，但以后天失调为主。

1. 临床表现　各种虚证的表现极不一致，很难全面概括。常见的临床表现为面色淡白或萎黄，精神萎靡，神疲乏力，心悸气短，形寒肢冷，自汗，大便滑脱，小便失禁，舌淡胖嫩，脉虚沉迟；或五心烦热，消瘦颧红，口咽干燥，盗汗潮热，舌红少苔，脉虚细数。

2. 证候分析　虚证的病机主要表现在伤阴及伤阳两个方面。伤阳者，以阳气虚的表现为主。由于阳失温运与固摄的功能，所以见面色淡白、形寒肢冷、神疲乏力、心悸气短、大便滑脱、小便失禁等表现。伤阴者，以阴血虚的表现为主。由于阴不制阳，以及失去其濡养滋润的作用，故见手足心热、心烦心悸、面色萎黄或颧红、潮热盗汗等症状。阳虚则阴寒盛，故舌胖嫩、脉虚沉迟；阴虚则阳偏亢，故舌红干少苔、脉细数。

3. 骨伤病的虚证　年老体弱，肝肾不足，筋骨失养，或慢性劳损，耗伤气血，或损伤后期，正气耗伤，均可导致骨伤病虚证的产生。其本质是"正气不足"，以隐痛、酸痛、喜按喜揉、乏力、劳累加重、肌肉萎缩为特征。

（二）实证

实证是对人体感受外邪，或体内病理产物蓄积而产生的各种临床表现的病理概括。

1. 临床表现　由于致病邪气的性质及所在部位的不同，实证的表现亦极不一致，而常见的临床表现为发热，腹胀痛拒按，胸闷烦躁甚至神昏谵语，呼吸气粗，痰涎壅盛，大便秘结，或下痢、里急后重，小便不利，或淋沥涩痛，舌质苍老，舌苔厚腻，脉实有力。

2. 证候分析　邪气过盛，正气与之抗争，阳热亢盛，故发热；实邪扰心，或蒙蔽心神，故烦躁甚至神昏谵语；邪阻于肺，则宣降失常而胸闷，喘息气粗，痰盛者见痰声辘辘。实邪积于肠胃，腑气不通，大便秘结，腹胀满痛拒按；湿热下攻，可见下痢、里急后重。水湿内停，气化不行，所以小便不利。湿热下注膀胱，致小便淋沥涩痛。湿浊蒸腾，故舌苔多见厚腻。邪正相争，搏击于血脉，故脉实有力。

3. 骨伤病的实证 外力损伤，气血瘀滞，经络闭塞（实邪壅盛），或痰湿、瘀血等病理产物积聚，均可导致骨伤病实证的产生，如急性骨折、脱位、严重的软组织挫伤、关节腔积液等。其本质是"邪气盛"，以剧烈疼痛、肿胀明显、压痛固定、拒按、功能障碍为特征。

四、阴阳

阴阳是八纲辨证的总纲。根据临床证候所表现的病理性质，一切疾病都可分为阴阳两个主要方面。

（一）阴证

凡符合"阴"的一般属性的证候，称为阴证。如里证、寒证、虚证可归属于阴证的范围。

1. 临床表现 不同的疾病，其所表现的阴性证候不尽相同，各有侧重。一般常见的临床表现为面色暗淡，精神萎靡，身重蜷卧，形寒肢冷，倦怠无力，语声低怯，纳差，口淡不渴，大便溏薄腥臭，小便清长，舌淡胖嫩，脉沉迟或弱或细涩。

2. 证候分析 精神萎靡，倦怠乏力，面色暗淡，声低气怯是里虚证的表现。形寒肢冷，口淡不渴，大便溏薄腥臭，小便清长是里寒证的表现。舌淡胖嫩，脉沉迟、微弱、细涩均为虚寒之舌脉。

3. 骨伤病的阴证 多由气血不足，肝肾亏虚，阳气无力温煦，寒湿痰瘀内生而致，相关疾病如慢性劳损性疾病、退行性骨关节病、骨质疏松症、骨折延迟愈合或不愈合、结核性骨关节炎等。

（二）阳证

凡符合"阳"的一般属性的证候，称为阳证。如表证、热证、实证可归属于阳证的范围。

1. 临床表现 不同的疾病，其所表现的阳性证候也不尽相同。一般常见的临床表现为面色偏红，发热，肌肤灼热，烦躁不安，语声粗浊或骂詈无常，呼吸气粗，喘促痰鸣，口干渴饮，大便秘结，或有奇臭，小便短赤，舌质红绛，苔黄黑生芒刺，脉浮数、洪大、滑实。

2. 证候分析 面色偏红，发热，肌肤灼热，烦躁不安，口干渴饮为里热证的表现。语声粗浊，呼吸气粗，喘促痰鸣，大便秘结等是里实证的表现。舌质红绛，苔黄黑起刺，脉洪大、数、滑实均为里实热之征。

3. 骨伤病的阳证 多由气滞血瘀，郁而化热，或感受热毒而致，相关疾病如急性软组织损伤、骨折和脱位初期、创伤后感染、痛风性关节炎急性发作等。

第二节 辨证施护

辨证施护是中医学理论在临床护理工作中的应用。所谓辨证施护，即从整体观出发，运用中医学理论，将四诊所收集的有关资料进行综合分析，判断疾病的病因、病变部位、性质、邪正盛衰等情况，以及各种病变间的关系，从而制订相应的施护原则与方法。辨证是施护的前提和依据。

一、运用四诊方法收集辨证资料

运用四诊方法收集辨证资料是中医学对疾病观察的独特之处。"四诊"，即望、闻、问、切四诊，为诊察疾病的方法。收集资料的内容主要包括患者的病史、症状、体征、辅助检查等，另外还应包括患者的生活习惯、饮食起居、情志状态、家庭情况以及社会环境、季节气候等对患者的影响和患者对疾病的认识等。运用四诊可以收集到有关患者健康和疾病的资料，观察和了解病情，从而为提出合理问题、制订护理措施和进行辨证施护提供依据。

二、运用辨证方法分析判断病情

护理人员应根据四诊所得到的健康资料，运用八纲辨证等方法，分析辨清患者的病因、病位、病性，判断患者现存和潜在的健康问题。

三、运用整体观与辨证观提出护理问题

整体观是中医整体护理的核心，辨证分析则是桥梁。在现代护理观和整体观的指导下，利用辨证分析的结果，按照先后、主次顺序归纳出需要通过护理手段来解决或部分解决患者身心存在的和潜在的健康问题。

四、根据三因制宜原则与方法指导施护措施

做出护理诊断后，要根据患者现存的或潜在的健康问题，制订出要达到的预期目标和解决健康问题的护理措施。护理措施的制订应遵循辨证施护的原则，患者病情多因时、因地、因人而异，故在护理时要根据患者的具体情况决定，并以辨证的结果分别对待。中医护理有同病异护、异病同护等，用这些特点指导我们选择护理措施，体现出

"急则护标、缓则护本、标本同护"以及"因人、因地、因时制宜"的护理原则。

五、运用中西医护理理论及时评价记录

护理人员按照护理计划制订的预期目标和护理措施对患者进行系统化整体护理的同时，应不断观察患者病情与情志的发展、变化，通过各种反馈信息对施护效果进行评价。护理记录是患者在住院期间，护理人员对患者实施护理措施、进行整体护理全过程的记录，具有真实性、动态性的特点，亦是评价患者的健康教育是否解决和落实的依据，因此记录要及时、准确。

六、运用中医养生康复知识进行健康教育

健康教育是整体护理中的一项重要内容。通过健康教育，患者可以掌握自我调养、自我保健的方法。健康教育必须遵循中医三因制宜的原则，针对每个患者的具体情况，从生活起居、情志调节、饮食指导、用药指导、特殊指导5个方面提出，将中医独特的康复护理方法与患者的自我康复训练相结合，能促进患者机体恢复健康。

第五章 中医骨伤治疗术

第一节 中药内治法

中医骨伤科的中药内治法和中医其他临床各科一样，以四诊为依据，采用八纲、脏腑、经络、卫气营血等辨证方法，并根据患者病情轻重、缓急等情况，确定治则治法后，选用不同的方药和剂型进行口服药物治疗。

一、骨伤的中药内治法

（一）损伤三期辨证治法

1. 初期治法 初期一般指伤后 1～2 周，此时由于气滞血瘀，需消肿止痛，以活血化瘀为主，即采用"下清"或"消法"。若瘀血积久不消，郁而化热，或邪毒入侵，或迫血妄行，可用"清法"；气闭昏厥或瘀血攻心，则用"开法"。

2. 中期治法 中期指损伤后 3～6 周，此时损伤症状虽有改善，肿胀瘀阻渐趋消退，疼痛逐步减轻，但瘀阻去而未尽，疼痛减而未止，仍应以活血化瘀、和营生新、接骨续筋为主，故以"和""续"两法为基础。

3. 后期治法 后期为损伤 7 周以后，此时瘀肿已消，但筋骨尚未坚实，功能尚未恢复，应以坚骨壮筋，补养气血、肝肾、脾胃为主；而筋肌拘挛，风寒湿痹，关节屈伸不利者则治予温经散寒、舒筋活络。故后期多施"补""舒"两法。

内治药物的剂型分为汤剂、丸剂、散剂、药酒 4 种。近代剂型改良，片剂、颗粒剂、口服液应用也较普遍。

（二）损伤部位辨证治法

损伤虽同属瘀血，但由于损伤的部位不同，治疗的方药也有所不同。

1. 按部位辨证用药 临床应用可根据损伤部位选方用药：头面部损伤用通窍活血汤、清上瘀血汤，四肢部损伤用桃红四物汤，胸胁部损伤可用复元活血汤，腹部损伤可用膈下逐瘀汤，腰及小腹部损伤可用少腹逐瘀汤、大成汤、桃核承气汤，全身多处损伤可用血府逐瘀汤或身痛逐瘀汤加减。

2. 主方加部位引经药 损伤早期症见肿胀、皮下瘀斑、局部压痛明显、患处活动功能受限，治拟活血化瘀、消肿止痛，主方选桃红四物汤；筋伤中期治拟活血舒筋、祛风通络，主方选橘术四物汤；骨折者治拟接骨续筋，主方选新伤续断汤。另外，可根据损伤部位的不同而加入几味引经药，使药力作用于损伤部位，加强治疗效果。如上肢损伤可加桑枝、桂枝、羌活、防风等，臂膀损伤可加姜黄，下肢损伤可加牛膝、海桐皮、独活，骨节损伤可加松节、天南星。

二、骨病的中药内治法

（一）清热解毒法

该法适用于骨痈疽，热毒蕴结于筋骨或内攻营血诸证。骨痈疽早期可用五味消毒饮、黄连解毒汤或仙方活命饮合五神汤加减。热毒重者加黄连、黄柏、生栀子，有损伤史者加桃仁、红花。本法是用寒凉的药物使内蕴之热毒清泄，因血喜温而恶寒，寒则气血凝滞不行，故不宜寒凉太过。

（二）温阳祛寒法

该法使用温阳通络的药物，使阴寒凝滞之邪得以驱散，适用于阴寒内盛之骨痨或附骨疽。

（三）祛痰散结法

该法适用于骨病见无名肿块，痰浊留滞于肌肉或经隧之内者。骨病的癥瘕积聚均为痰滞交阻、气血凝留所致。此外，外感六淫或内伤情志，以及体质虚弱等，亦能使气机阻滞，液聚成痰。本法在临床运用时要针对不同病因，与下法、消法、和法等配合使用，才能达到化痰、消肿、软坚之目的。

（四）祛邪通络法

该法适用于风寒湿邪侵袭而引起的各种痹证。祛风、散寒、除湿及宣通经络为治疗痹证的基本原则，但由于各种痹证感邪偏盛及病理特点不同，辨证时还应灵活变通。常用方剂有独活寄生汤、三痹汤等。

三、中药内治法的用药护理

1. 服药时间 中药汤剂宜凉服，最好在饭后半小时到1小时之内服。

2. 服药期间 保证睡眠，保持心情舒畅，勿生气和劳累，多喝白开水，避免浓茶和咖啡，忌食辛辣刺激、肥甘厚腻、生冷寒凉之品。

3. 服药后 观察局部红肿消退情况及体温变化，注意观察药物的不良反应，若有胃肠道反应或其他不适，及时报告医生。

第二节 中药外治法

中药外治法在骨伤科的治疗中占有重要的地位。临床外用药物大致可分为敷贴药、搽擦药、熏洗湿敷药与热熨药，相应的治法有敷贴法、搽擦法、热敷熏洗法、湿敷洗涤法、热熨法。

一、敷贴药与敷贴法

敷贴药应用最多的剂型是药膏、膏药和药散 3 种。

（一）药膏（又称敷药或软膏）

1. 药膏的配制 将中药碾成细末，然后选加饴糖、蜜、油、水、鲜草药汁、酒、醋或医用凡士林等，调匀如厚糊状，涂敷于伤处。

2. 药膏的种类

（1）消瘀退肿止痛类：适用于骨折、筋伤初期肿胀疼痛剧烈者，可选用消瘀止痛药膏、定痛膏、双柏膏、消肿散、散瘀膏等药膏外敷。

（2）舒筋活血类：适用于扭挫伤筋，肿痛逐步减退之中期患者，可选用三色敷药、舒筋活络药膏、活血散等药膏外敷。

（3）接骨续筋类：适用于骨折整复后，位置良好，肿痛消退之中期患者，可选用接骨续筋药膏等。

（4）温经通络类：适用于损伤日久，复感风寒湿外邪者。发作时肿痛加剧，可用温经通络药膏外敷；或在舒筋活络类药膏内酌加温散风寒、利湿的药物外敷。

（5）清热解毒类：适用于伤后感染邪毒，局部红、肿、热、痛者，可选用金黄膏、四黄膏等。

（6）生肌拔毒长肉类：适用于局部红肿已消，但创口尚未愈合者，可选用生肌玉红膏、红油膏等。

3. 临床应用注意事项

（1）药膏的使用方法：将药膏摊在棉垫或纱布上，大小根据敷贴范围而定，摊妥后还可以在敷药上加叠一张极薄的棉纸，然后敷于患处。

（2）药膏的换药时间：根据伤情的变化、肿胀的消退程度及天气的冷热来决定，一般 2 ～ 4 天换一次。

（3）药膏的调制：一般随调随用。

（4）过敏：少数患者对敷药及药膏过敏而产生接触性皮炎，皮肤奇痒及有丘疹、水疱出现时，应注意及时停药。

（二）膏药

膏药，古称为薄贴，是中药传统外治法的重要外用剂型。

1. 膏药的配制　将药物碾成细末配以香油、黄丹或蜂蜡等基质炼制而成。

（1）熬膏药肉：将药物浸于植物油（主要用香油）中加热熬炼，再加入铅丹（又称黄丹或东丹，其主要成分为四氧化三铅，也有的用主要成分为氧化铅的密陀僧制膏），经过"下丹收膏"，制成一种富有黏性、烊化后能固定于伤处的成药，即为膏或膏药肉。

（2）摊膏药：将已熬好经"去火毒"的膏药肉置于小锅中用文火加热烊化，然后将膏药摊在皮纸或布上备用，摊时应注意四周留边。

（3）掺药法：膏药内药料掺合方法有3种。第一种是熬膏药时将药料浸在油中，使有效成分溶于油中。第二种是将小部分具有挥发性又不耐高温的药物如乳香、没药、樟脑等先研成细末，在摊膏药时将膏药肉在小锅中烊化后加入，搅拌均匀，使之融合于膏药中。第三种是将贵重的芳香开窍药物，或特殊需要增加的药物，临贴时加在膏药上。

2. 膏药的种类　膏药按功用可分为3类。

（1）治损伤类：适用于损伤者，如坚骨壮筋膏；适用于陈伤气血凝滞、筋膜粘连者，如化坚膏。

（2）治寒湿类：适用于风湿者，如狗皮膏、伤湿宝珍膏等；适用于损伤与风湿兼证者，如万灵膏、损伤风湿膏等。

（3）提腐拔毒生肌类：适用于创伤而有创面溃疡者，如太乙膏、陀僧膏等。一般常在创面另加药散，如九一丹、生肌散等。

3. 膏药临床使用注意事项

（1）膏药适用于多种疾患：一般较多应用于筋伤、骨折的后期，若新伤初期有明显肿胀者，不宜使用。

（2）对含有丹类药物的膏药：由于含四氧化三铅或一氧化铅，X线不能穿透，所以作线检查时应取下。

（三）药散

药散又称药粉、掺药。

1. 药散的配制　将药物碾成极细的粉末，收贮于瓶内备用。使用时可将药散直接掺于伤口处，或置于膏药上，将膏药烘热后贴患处。

2. 药散的种类

（1）止血收口类：适用于一般创伤出血撒敷用，常用的有桃花散、花蕊石散、金枪铁扇散、如圣金刀散、云南白药等。

（2）祛腐拔毒类：适用于创面腐脓未尽，腐肉未去，窦道形成或肉芽过长者，常用红升丹、白降丹。红升丹药性峻猛，系朱砂、雄黄、水银、火硝、白矾炼制而成，临床常加入熟石膏使用。

（3）生肌长肉类：适用于脓水稀少、新肉难长的疮面，常用的有生肌八宝丹等，也可与祛腐拔毒类散剂掺合在一起应用，具有促进新肉生长、疮面收敛、创口迅速愈合的作用。

（4）温经散寒类：适用于损伤后期，气血凝滞疼痛或局部寒湿侵袭者，常用的有丁桂散、桂麝散等，具有温经活血、散寒逐风的作用，故可作为一切阴证的消散掺药。

（5）散血止痛类：适用于损伤后局部瘀血结聚肿痛者，常用的有四生散、消毒定痛散等，具有活血止痛的作用。四生散对皮肤刺激性较大，使用时要注意皮肤药疹的发生。

（6）取嚏通经类：适用于坠堕、不省人事、气塞不通者，常用的有通关散等，吹鼻中取嚏，使患者苏醒。

二、搽擦药与搽擦法

搽擦法始见于《素问·血气形志》："经络不通，病生于不仁，治之以按摩醪药。"醪药是配合按摩而涂搽的药酒。搽擦药可直接涂搽于伤处，或在施行理筋手法时配合推擦等手法使用，或在热敷熏洗后进行自我按摩时涂搽。

1. 酒剂 又称为外用药酒或外用伤药水，是用药与白酒、醋浸制而成，也有单用酒浸者。酒剂具有活血止痛、舒筋活络、除风祛寒的作用。

2. 油膏与油剂 即用香油把药物熬煎去渣后制成油剂，或加黄蜡或白蜡收膏炼制而成油膏，具有温经通络、消散瘀血的作用。其适用于关节筋络寒湿冷痛等，也可配合手法及练功前后进行局部搽擦。常用的有跌打万花油、活络油膏、伤油膏等。

三、熏洗湿敷药与热敷熏洗法、湿敷洗涤法

（一）热敷熏洗法

该法是将药物置于锅或盆中加水煮沸后熏洗患处的一种方法，具有舒松关节筋络、疏导腠理、流通气血、活血止痛的作用，适用于关节强直拘挛、酸痛麻木或损伤兼夹风湿者，多用于四肢关节的损伤，腰背部也可熏洗。

（二）湿敷洗涤法

该法古称"渍渍""洗伤"等，是把药制成水溶液，以湿敷、洗涤伤口的方法。常用的有金银花煎水、野菊花煎水、2%～20%黄柏溶液，以及蒲公英等鲜药煎汁剂。

四、热熨药与热熨法

热熨法选用温经祛寒、行气活血止痛的药物，加热后用布包裹，热熨患处的方法。该法借助热力使药物作用于局部，适用于不宜外洗的腰脊躯体之新伤、陈伤。主要的剂型有下列几种。

（一）坎离砂

坎离砂又称风寒砂，用铁砂加热后与醋水煎成药汁搅拌后制成，临用时加醋稍拌匀置布袋中，数分钟内会自然发热，热熨患处，适用于陈伤兼有风湿证者。

（二）熨药

熨药俗称"腾药"，使用时将药置于布袋中，扎好袋口放在蒸锅中加热后熨患处，适用于各种风寒湿肿痛证，可舒筋活络、消瘀退肿。常用的有正骨熨药等。

（三）其他

其他还可选用粗盐、米糠、麸皮、吴茱萸等炒热后装入布袋中热熨患处。这些方法简便有效，适用于各种风寒湿型筋骨痹痛、腹胀痛及尿潴留等。

五、中药外治法的用药护理

1.敷药范围稍大于病变面积，厚薄均匀。

2.病变波及眼眶周围者，外涂药时应妥当包扎、固定，并做好眼部护理。

3.更换剂型或改用其他外用药时，应用液状石蜡或植物油擦去原药迹，切忌用水洗及酒精擦拭，以免加重皮损。

4.患侧肢体严禁进行静脉输液给药。

5.注意皮肤变化，特别是过敏体质者，如果出现了瘙痒、红肿、破溃等症状，需要及时停止治疗。

6.注意贴膏药的时间避免过长，遵医嘱使用，否则可能会导致皮肤不适，也有可能会影响效果。

第三节　夹板固定术

一、夹板固定的作用机制

（一）扎带、夹板、压垫的外部作用力

其可防止骨折发生侧方、成角移位，合并持续骨牵引能防止骨折端发生重叠移位。

（二）肌肉收缩的内在动力

肌肉收缩时可对压垫、夹板产生一定的挤压作用力，与此同时，骨折端亦承受了由夹板、压垫产生的同样大小的反作用力，从而也加强了骨折断端的稳定性，并起到了矫正骨折端残余移位的作用。肌肉舒展放松时，夹板也恢复到原来的松紧度。

二、夹板固定的适应证和禁忌证

（一）适应证

1.四肢闭合性骨折　包括关节内及近关节内经手法整复成功者。股骨干骨折因肌肉发达，收缩力大，需配合持续牵引。

2.四肢开放性骨折　创面小或经处理伤口闭合者。

3.四肢陈旧性骨折　运用手法整复者。

（二）禁忌证

1.较严重的开放性骨折。

2.难以整复的关节内骨折。

3.难以固定的骨折，如髌骨、股骨颈、骨盆骨折等。

4.肿胀严重伴有水疱者。

5.伤肢远端脉搏微弱，末梢血液循环差，或伴有动脉、静脉损伤者。

三、夹板的材料与制作要求

（一）可塑性

制作夹板的材料能根据肢体各部的形态塑形，以适应肢体生理弧度的要求。

（二）韧性

制作夹板的材料具有足够的支持力而不变形，不折断。

（三）弹性

制作夹板的材料能适应肌肉收缩和舒张时所产生的肢体内部的压力变化，发挥其持续固定复位的作用。

（四）吸附性与通透性

制作夹板的材料必须具有一定程度的吸附性和通透性，以利于肢体表面散热，不致发生皮炎和毛囊炎。

（五）质地宜轻

过重则增加肢体的重量，增加骨折端的剪力和影响肢体的功能锻炼。

（六）能被 X 线穿透

制作夹板的材料需能被 X 线穿透，以利于及时检查。常用的夹板材料有杉树皮、柳木板、竹板、厚纸板、胶合板、金属铝板、塑料板等。

四、固定垫及扎带

（一）固定垫

固定垫又称压垫，一般安放在夹板与皮肤之间。利用固定垫所产生的压力或杠杆力作用于骨折部，可以维持骨折断端在复位后的良好位置。固定垫必须质地柔软，并具一定的韧性和弹性，能维持一定的形态，有一定的支持力，能吸水，可散热，对皮肤无刺激，可选用毛头纸、棉花、棉毡等材料制作。

（二）扎带

扎带的约束力是夹板外固定力的来源，扎带的松紧度要适宜。

五、夹板固定的操作步骤

（一）外敷药

骨折复位后，维持患肢于适当体位，在骨折部敷贴好消肿接骨类药膏，敷药要平整，厚薄要适中，范围要大些。将摊好药物的棉纸四周反折后敷于患处，以免药物受热溢出污染衣被，加盖敷料，用绷带缠绕 1 ～ 2 圈。

（二）放置固定垫

将选好的固定垫准确地放置在肢体的适当部位，可用胶布予以固定。

（三）安放夹板

按照各部位骨折的具体要求，依次安放预制的夹板。夹板安放妥当后，由助手用两手扶托固定。

（四）布带捆扎

术者用四条布带捆扎夹板，先捆中间两道，捆扎时两手需将布带对齐，均匀用力，缠绕两周。松紧度一般以布带捆扎后能在夹板上左右移动 1cm 为宜，太紧则易压伤肢体，影响患肢血液循环，太松则不能起到固定作用。捆扎时应数次调节，才能达到各条布带都能松紧合适的程度。

（五）注意事项

1. 告知　操作前向患者说明小夹板固定的注意事项，以取得患者的主动配合。

2. 体位摆放　固定期间，抬高患肢并保持患肢的功能位或所需特殊体位。搬动患者时，注意保护患肢，保持正确的位置，严防骨折断端重新移位。

3. 观察小夹板包扎的松紧度　以布带能在夹板上左右移动 1cm 为宜，随着患肢肿胀逐渐消退，及时报告医生，进行调整。

4. 密切观察患肢的血液循环情况　如发现肢端皮肤青紫或苍白，肤温较对侧下降甚至冰凉，主诉剧痛、麻木等现象时，报告医生，及时处理。

5. 功能锻炼　整复固定后麻醉药效消失，患者感觉正常后，即可指导并协助患者进行功能锻炼。

6. 检查压垫放置的位置是否合适　避免夹板压迫，形成压疮。保持小夹板的清洁。

7. 解除固定后指导　如需中药熏洗、热敷，应给予具体指导。

第四节　石膏固定术

一、石膏的特性

（一）传统石膏

医用石膏系熟石膏，是由天然结晶石膏加热脱水而成。熟石膏遇到水分时可重新结晶而硬化，利用此特性制作骨伤科患者所需要的石膏模型，可以达到固定骨折、制动肢体的目的。石膏在硬化过程中不应挪动，以免变形或折断。石膏的 X 线通透性较低。

（二）高分子石膏

高分子石膏统称"高分子绷带"或"高分子夹板"，其主要由进口聚氨酯、聚酯和高分子纤维组成，具有如下优点。

1. 透气性好　固定后不会引起皮肤瘙痒、溃烂和异味等。

2. 操作简单　卫生，常温水下使用，很短时间即可完成固定，易拆除。

3. 防水性好　可阻挡 85% 的水分浸入，患者可沐浴或进行药浴，且耐湿耐潮。

4. 可塑性强　其硬化前，良好的伸缩性便于塑形及整合。

5. 强度高　其强度是石膏的 20 倍，可确保固定牢固。

6. 硬化快　一般 3 ～ 5 分钟开始硬化，20 分钟后可承重。

7. X 线透过性好　摄片检查时不必拆除绷带。

二、石膏在骨伤科领域的应用

由于石膏有吸水后硬固及可塑形的特性，常常用来作为骨伤科患者肢体固定制动的辅助治疗工具。其主要作用如下。

1. 维持固定，保持肢体的特殊位置，如：骨折整复后的固定，尤其是某些小夹板难以固定部位的骨折；关节脱位复位后的固定；关节损伤的固定；周围神经、血管、肌腱断裂或损伤，手术修复后的固定。

2. 减轻或消除患部的负重，以保护患部。

3. 作为患部牵引的辅助措施。

4. 预防与矫正畸形。

三、石膏应用的禁忌证

1. 全身情况差者，如心、肺、肾功能不全或患者有进行性腹水等。
2. 患部伤口疑有厌氧菌感染者。
3. 孕妇禁忌做躯干部大型石膏固定，如石膏背心等。
4. 年龄过大、过小或体弱者禁做巨大型石膏。

四、石膏的用法

（一）准备工作

1. 患者准备　将拟行固定的肢体擦洗干净，如有伤口应更换敷料，骨突出部位需放入衬垫，肢体应由专人扶持保护。

2. 用物准备

（1）根据患者肢体的长度、周径，预定石膏的长宽尺寸及数量。

（2）棉垫若干。

（3）橡胶单若干。

（4）室温状态下的清水一盆。

（5）普通绷带若干卷。

（6）剪刀等辅助工具。

（二）浸泡石膏

将石膏绷带在事先准备好的清水中浸湿，这时有气泡冒出。气泡停止表明绷带已被浸透，取出后用手握其两端，向中间轻轻挤压，挤出多余的水分后备用。

（三）放置石膏绷带内的衬垫

为了保护骨隆突部的皮肤和其他软组织不受压致伤，包扎石膏前必须先放好衬垫。常用的衬垫有棉纸、棉垫、棉花等。如选用高分子石膏，根据需要固定的部位选择相应型号的高分子石膏即可。

五、石膏操作技术

（一）传统石膏

1. 将患肢置于功能位（或特殊要求体位）　如包裹石膏时患者无法持久维持这一体位，则需有相应的器具，如牵引架、石膏台等，或有专人扶持。

2. 在骨隆突部位放置衬垫　以免石膏压伤皮肤而形成压疮。

3. 包扎石膏的基本方法

（1）缠绕：用浸透且已挤压干的石膏绷带，一般从肢体的近端向远端做均匀而螺旋式的卷动。卷带边相互重叠 1/3～2/3，切忌漏空。在缠绕过程中，须保持石膏绷带的平整，切勿形成皱褶。由于肢体的上下粗细不等，当需向上或向下卷动绷带时，要提起绷带的松弛部并向肢体的后方折叠，不可翻转绷带。操作要迅速、敏捷、准确，两手互相配合，即一手缠绕石膏绷带，另一手向相反方向抹平。石膏的上下边缘及关节部要适当加厚，以增强其固定作用。整个石膏的厚度以不致折裂为宜，一般应为 8～12 层。

（2）加固：在包扎 2～3 层后，可放入与肢体所需固定等长的石膏板，置于肢体的屈伸面，再继续包扎 2～3 层即可。石膏板的做法：将石膏绷带按肢体所需固定长度来回重叠 6～7 层，一起浸泡挤掉水后，铺平即可应用。

（3）保护皮肤：在上石膏的过程中，应以手掌托扶石膏，切忌用手指压迫，以免该处凹陷，形成压力点，以致造成压迫性皮肤坏死。并应密切注意肢体的功能位置，在石膏固定过程中避免过多改变肢体的伸屈度，以免石膏折断，或造成石膏折叠，引起该处压迫性疮疡，甚至肢体坏死。

（4）修整标记：包扎完毕后，用剪刀剪除过长过多的部分，修整边缘，抹平石膏面，在石膏面上注明骨折类别和上石膏的日期。有创面者应将创面的位置标明，以备开窗。

（二）高分子石膏

1. 打开包装　每次打开一袋，不能一次打开多个以免失效，取出绷带放入常温水中挤压 2～3 次，取出挤去多余的水分。

2. 缠绕　在固定部位螺旋式缠绕，每圈重叠 1/2～2/3，松紧适中，承重部位 5～6 层，辅助部位 3～4 层。

3. 塑形　手套湿水进行塑形，此应在 2～3 分钟内完成。拆除时用电动石膏锯。

六、石膏固定后患者的护理

（一）一般护理

1. 保护石膏，防止折断或变形　石膏固定完成后，要保持体位直至固化，以防折断。变动体位时，应保护石膏，因为石膏干固后有脆性，切忌对关节处施加屈折成角力量，避免折断或骨折错位。

2. 预防肢体肿胀　上肢可用枕垫垫起，使患肢高于心脏 15cm，也可用托板或悬吊架悬挂，下肢可用软枕垫高，以利消肿。肢体肿胀消退后，如石膏固定过松，失去作用时，应及时更换石膏。

3. 保持石膏清洁 注意保持石膏清洁，勿使污染，稍有污染应及时清洁，对严重污染的石膏应及时更换。

4. 密切观察患肢情况 石膏固定后应防止局部皮肤尤其是骨突部位受压，注意患肢血液循环有无障碍，观察患肢远端的温度和知觉。观察石膏里面肢体的出血情况，为了判断血迹是否在扩大，可沿着血迹边界用铅笔标记，并注明日期、时间。如发现血迹边界不断扩大，应及时通知医生。

5. 指导功能锻炼 石膏固定期间，应指导患者及时进行未固定关节的功能锻炼。

（二）常见并发症及其护理

1. 骨筋膜室综合征 石膏绷带硬固后内容量固定，没有弛张余地，因此如果包扎过紧或肢体出现进行性肿胀时可造成肢体（尤其是前臂或小腿肌群）骨筋膜室综合征，肌肉缺血、坏死，进而发生缺血性肌挛缩，甚至肢体坏疽。护理措施如下。

（1）做好交接班：对刚刚施行石膏固定的患者应进行床头交接班。

（2）抬高患肢：以利静脉血液和淋巴液回流。上肢可用托板或悬吊架，下肢可用枕垫垫起，使患处高于心脏水平面20cm。

（3）严密观察患肢情况：严密观察患肢有无苍白、厥冷、发绀、疼痛、感觉减退及麻木等，如发现异常应及时通知医生并妥善处理。

2. 压迫性溃疡 如果石膏绷带包扎压力不均匀，使石膏凹凸不平或关节塑形不好，或石膏尚未凝固定形时就将石膏放在硬物上，造成石膏变形，均可使石膏内壁对肢体某固定部位造成压迫而形成压迫性溃疡。护理措施如下。

（1）正确固定：做石膏固定时需用手掌托住被固定的肢体，不能用手抓捏，以免在石膏上形成凹陷，对肢体形成局限性压迫。

（2）石膏边缘舒适：应修理整齐、光滑，使患者舒适。避免卡压和摩擦肢体。

（3）皮肤护理：压疮的早期症状是局部持续性疼痛。注意观察石膏边缘及骨突部位有无红肿、摩擦伤等。协助患者定时翻身变换体位，保持床单被褥清洁、平整、干燥、无碎屑，以预防未包石膏的骨突部位发生压疮。如石膏内有腐臭气味，说明石膏内有压疮，已形成溃疡、发生坏死，或是石膏内原有外伤感染，应通知医生及时处理。

3. 肌肉萎缩 受伤后的肢体长期固定容易引起肌肉的失用性萎缩。护理措施如下。

（1）石膏固定当天：可指导患者做石膏内的肌肉收缩运动。

（2）石膏固定期间：病情允许时鼓励患者下床活动。

（3）石膏拆除后：可每天按摩肌肉2～4次，并加强功能锻炼。

4.坠积性肺炎 多为躯干大型石膏固定及合并上呼吸道感染的老年患者，石膏固定后不能翻身活动而导致坠积性肺炎。护理措施如下。

（1）鼓励患者深呼吸及有效咳嗽排痰，定时给患者翻身、拍背以协助排痰。

（2）必要时服祛痰药物，可行超声雾化吸入。

第五节　牵引

一、牵引的定义

牵引是通过牵引装置，利用适当的持续牵引力和对抗牵引力达到整复和维持复位目的的治疗技术。

二、牵引的作用

（一）使骨折、关节脱位复位。

（二）稳定骨折断端，镇痛并便于骨折愈合。

（三）固定患肢，防止病理性骨折。

（四）矫正和预防关节屈曲挛缩畸形。

（五）减轻脊髓和神经压迫症状。

（六）减轻局部刺激和炎症扩散，解除肌肉痉挛，消除肢体肿胀。

三、牵引的用具

（一）牵引床

一般采用特制的骨伤科硬板牵引床。

（二）牵引器具

1.牵引架 临床应用的牵引架有多种类型，尽管形状各异，但都是为了使患肢关节置于功能位和在肌肉松弛状态下进行牵引，如勃朗－毕洛架、托马斯架、琼斯架、机械螺旋牵引架、小儿双下肢悬吊牵引架等。可根据患者病情选择应用。

2.牵引绳 以光滑、结实的尼龙绳和其他塑料绳为宜。长度适宜，过短使牵引锤悬吊过高，易脱落砸伤人；过长易致牵引复位后牵引锤触及地面，起不到牵引效果。

3.滑车 要求转动灵活，有较深的沟槽，易于牵引绳在沟槽内滑动而不脱出沟槽影响牵引。

4. 牵引重量　可选用 0.5kg、1.0kg、2.0kg、5.0kg 重的金属牵引锤或沙袋，根据患者病情变化进行牵引重量的增减。牵引锤必须有重量标记，以利于计算牵引总重量。

5. 牵引弓　有普通牵引弓、马蹄式张力牵引弓、冰钳式牵引弓和颅骨牵引弓，可根据病情的需要而选择。

6. 牵引针　有斯氏针（或称骨圆针）和克氏针两种。斯氏针为较粗的不锈钢针，可承受较大的牵引力，适用于成人和较粗大骨骼的牵引；克氏针为较细的不锈钢针，易折弯，可用于儿童和较细小骨骼的牵引。

7. 牵引扩张板　主要用于皮肤牵引和兜带牵引，它使两侧胶布在肢体远端撑开，以免夹伤肢体。一般有大、中、小三种型号，用厚约 1cm 的小木板制成。其宽度不一，可根据肢体大小而定，较肢体远端稍宽即可。木板中心有一圆孔，以供牵引绳通过。

8. 床脚垫　如无特殊骨伤科牵引床，可在弹簧床上放置一硬木板。垫高床脚可用床脚垫，有木制和水泥制两种，其高度有 10cm、15cm、20cm、30cm 四种。顶部和侧部凿有圆形窝槽，垫高时将床脚放入窝槽内，以免床脚滑脱。

四、持续牵引

持续牵引是通过牵引装置，沿肢体长轴或躯干利用作用力和反作用力，以达到协助骨折、关节脱位的复位、固定，并防止和纠正骨关节畸形的一种方法。持续牵引既是一种固定方法，又是一种整复方法，它可以克服肌肉的收缩力，矫正重叠移位和肢体的挛缩，可使软组织痉挛与局部疼痛得到缓解。牵引力主要由悬锤重量提供，反牵引力（反作用力）一般是利用患者的体重。抬高床脚可加大反牵引力，或者用支架（如托马斯架）上端的圆圈抵住骨盆的坐骨结节作为牵引时反作用力的支撑点。常用的牵引有皮肤牵引、骨牵引和牵引带牵引。

（一）皮肤牵引

凡牵引力通过对皮肤的牵拉使作用力最终达到患处，并使其复位、固定与休息的技术，称为皮肤牵引。此法对患肢基本无损伤，痛苦少，无穿针感染之危险。由于皮肤本身所能承受的力量有限，牵引力较小，故其适应范围有一定的局限性。

1. 适应证

（1）小儿下肢骨折。

（2）老年人肌肉萎缩的不稳定性下肢骨折。

（3）不需要较大牵引力的短期牵引。

（4）防止髋、膝关节屈曲、挛缩畸形。

2. 禁忌证

（1）皮肤有损伤或炎症者。

（2）肢体血液循环障碍者，如静脉曲张、慢性溃疡、血管硬化及栓塞等。

（3）骨折严重错位需要较大重力牵引方能矫正畸形者。

3. 牵引前的准备

（1）皮肤的准备：若直接用胶带固定皮肤，则需在牵引部位备皮，用清水洗净，以免影响牵引，并用 75% 乙醇消毒，防止因皮肤牵引而致皮肤感染。若用海绵带牵引，则无需做皮肤准备。

（2）皮肤牵引装置的准备：采用海绵带牵引，将 8mm 厚、表面微粗糙的乳胶海绵裁成 8cm 宽、26cm 长的条带，用针线缝在稍宽一些的白布条两侧，中间留一 36cm 长的空白处。正中可做一口袋，插入一扩张板。板正中留一个洞，通过一牵引绳。

（3）其他用品：绷带数卷，牵引支架 1 个，重量不等的牵引重锤若干。

4. 护理

（1）落实床旁交接班，并随时观察肢端血液循环，包括肢端皮肤颜色、温度、桡动脉或足背动脉搏动、毛细血管充盈情况、指（趾）活动情况以及倾听患者的叙述，如发现有血液循环障碍时，应及时查明原因并处理。

（2）随时注意检查牵引重量是否合适。皮肤牵引重量根据骨折类型、移位程度及肌肉发达情况而定，小儿宜轻，成人宜重，但不能超过 5kg。重量过小，不利于骨折复位或畸形矫正；重量过大，则易滑脱或引起皮肤水疱。

（3）牵引时应在骨突部位垫棉垫，防止磨损皮肤。如患者对胶布过敏或胶布粘贴不当出现水疱时，应及时处理。

（4）为保持反牵引力，一般床尾应该抬高 10 ～ 15cm。

（二）骨牵引

骨牵引又称直接牵引，其利用钢针或牵引钳穿过骨质，使牵引力直接通过骨骼而传导到损伤部位，并起到复位、固定与休息的作用。

1. 优点

（1）可以承受较大的牵引重量，阻力较小，能有效地克服肌肉紧张，纠正骨折重叠或关节脱位造成的畸形。

（2）牵引后便于检查患肢。

（3）牵引力可以适当增加，不致引起皮肤发生水疱、压迫性坏死或循环障碍。

（4）配合夹板固定，在保持骨折端不移位的情况下，可以加强患肢功能锻炼，防止关节僵直、肌肉萎缩，以促进骨折愈合。

2. 缺点

（1）钢针直接通过皮肤穿入骨质，如有消毒不严格或护理不当，易导致针孔处感染。

（2）穿针部位不当易损伤关节囊或神经、血管。

（3）儿童采用骨牵引容易损伤骨骺。

3. 适应证

（1）成人肌力较强部位的骨折。

（2）不稳定性骨折、开放性骨折。

（3）骨盆骨折、髋臼骨折及髋关节中心性脱位。

（4）学龄儿童股骨不稳定性骨折。

（5）颈椎骨折及脱位。

（6）手术前准备，如人工股骨头置换术等。

（7）关节挛缩畸形者。

（8）其他需要牵引治疗而又不适于皮肤牵引者。

4. 禁忌证

（1）牵引处有炎症或开放创伤污染严重者。

（2）牵引局部骨骼有病变及严重骨质疏松者。

（3）牵引局部需要切开复位者。

（4）患者不能有效配合骨牵引者。

5. 牵引部位

（1）尺骨鹰嘴牵引：肘关节屈曲 90°，自鹰嘴最突起的稍下部穿入骨圆针。

（2）颅骨牵引：适用于颈椎椎体骨折，关节突脱位交锁者。部位：在两乳突之间向上画一连线，再画一头颅矢状直线，以此两线交叉点为中心点，离中心点两侧等距处（5～6cm）为进针点。

（3）股骨髁上牵引：自股骨下端内收肌结节以上 2cm 处穿针向外侧，注意不可过于向前，以免伤及膝关节的髌上滑囊。或通过髌骨上缘在皮肤上向外侧画一横线，另自腓骨头前缘向上述横线引一垂线，两线相交之点为钢针穿出部，与此点相应的股骨下端内侧的一点，即为钢针穿入部位。

（4）胫骨结节牵引：自胫骨结节最高点向后 2cm 和向下 2cm 处，由外向内侧穿针。

（5）跟骨牵引：自内踝尖部和足跟后下缘连线的中点处，由内向外侧穿针。

6. 牵引前的准备

（1）做一般的无菌小手术器械准备。

（2）准备消毒的骨圆针、手摇钻、金属锤子。

（3）准备其他用品，如牵引架、牵引弓、牵引绳、滑车和不等重量的牵引锤。

（4）局部皮肤清洗干净，并消毒。

（5）做麻醉前的准备。

7. 护理

（1）对牵引患者应进行床边交班，每班严密观察患肢血液循环及肢体活动情况，维持牵引于有效状态。

（2）牵引的重量应根据病情进行调节。一般股骨牵引重量相当于体重的 1/10 ～ 1/7，胫骨、跟骨的牵引重量不超过 5kg；上肢、颅骨的牵引重量为 2 ～ 3kg。牵引的最初几天，每天应测量肢体长度，检查骨折复位情况，并随时调整牵引重量，以防过度牵引。

（3）滑动牵引的患者要适当选择垫高床头、床尾或床的一侧，以保持牵引力与体重的平衡。下肢骨牵引为保持反牵引力，床尾一般抬高 20 ～ 25cm，颅骨牵引则抬高床头。

（4）每班检查牵引装置，如保持牵引锤悬空，滑车灵活，牵引绳与患肢长轴平行；防止滑车抵住床尾或床头；防止牵引锤着地及牵引绳断裂或滑脱；牵引绳上不能放置枕头、被子等物品，以免影响牵引效果。

（5）预防呼吸道、泌尿系统并发症。由于患者长期仰卧，易发生坠积性肺炎和泌尿道感染，应鼓励患者利用牵引架上的拉手抬起上身，指导患者练习深呼吸，用力咳嗽，定时拍打背部，促进血液循环。

（6）预防压疮：在骨突部位，如肩背部、骶尾部、双侧髂嵴、膝踝关节、足后跟等处放置棉圈、气垫等，并定时按摩，每天温水擦浴，保持床铺干燥、清洁。

（7）防止便秘：患者由于长期卧床，活动较少，胃肠蠕动减慢，鼓励患者多饮水（每日 ≥ 1500mL），多食水果及富含粗纤维素的食物，防止便秘。指导患者每天按摩腹部。

（8）预防足下垂：腓总神经损伤和跟腱挛缩均可引起足下垂，因此下肢牵引时应在膝外侧垫棉垫，防止压迫腓总神经。行胫骨结节牵引时，要定位准确，以免误伤腓总神经。如患者出现足背屈无力，则为腓总神经损伤的表现，应及时检查，去除致病因素。平时应用足底托板或沙袋将足底垫起，以保持踝关节处于功能位。要防止被褥等物压于足背。如病情许可，患者应每天主动伸屈踝关节，如因神经损伤或瘫痪而引起踝关节不能自主活动，则应做被动足背屈活动，以防止关节僵硬和跟腱挛缩。

（9）防止钢针针眼感染：保持牵引针眼干燥、清洁。针眼处不需覆盖任何敷料。针眼处如有渗出物或痂皮，应用棉签将其擦去，防止痂下积脓。注意牵引针有无左右偏移，如有偏移，不可随手将牵引针推回，应用碘伏或酒精消毒后调至对称。为防止牵引针外露部分损伤皮肤或钩破衣服，可用消毒小口塑料瓶套上。

（10）功能锻炼：为了防止肌肉萎缩、关节僵硬，不被限制活动的部位要鼓励患者做力所能及的活动，如肌肉的等长收缩、关节活动等，辅以肌肉按摩及关节的被动活动，以促进血液循环，保持肌力和关节的正常活动度，减少并发症的发生。

（三）牵引带牵引

牵引带牵引是利用牵引带系于患者某一部位，再用牵引绳通过滑轮连接牵引带和重锤对患部进行牵引的方法，常用的有以下几种。

1. 颌枕带牵引

（1）适应证：颈椎病、颈椎结核、颈椎半脱位、颈椎间盘突出症、颈椎骨折与脱位等，以牵引颈椎之用。

（2）牵引用具：颌枕带、床头滑轮挂架、牵引绳、扩张器、砝码等。

（3）操作方法：患者根据病情取坐位或仰卧位，将颌枕带的长端托住下颌，短端牵引枕后，两带之间再以横带固定，以防牵引带滑脱，布带两端以金属横梁撑开提起，并系牵引绳通过滑轮连接重量砝码，进行牵引，牵引重量为 3 ～ 5kg。

（4）护理

1）采取坐式牵引时，应选择合适的坐椅，以高低、软硬适度并带有靠背的椅子为宜，务必保持腰背部舒适。

2）卧位牵引时，应选择骨科床。

3）牵引角度：对颈型、神经根型颈椎病患者进行牵引时，一般头颈宜前屈约 15°；椎动脉型颈椎病患者多采用垂直位牵引；无关节交锁的颈椎骨折，采用头颈略后伸的卧位牵引，伸直型骨折采用中立位卧位牵引。

4）注意不可压迫两耳及头面两侧，要求固定安全、舒适。

5）有少数人开始牵引时有头痛、颈部不适等不良反应，可减轻重量，适当调整牵引角度，上述症状多可缓解。

6）颌枕带牵引时应防止牵引带下滑压迫气管引起窒息，进食时应防止食物呛入气管。床边应放置吸引器备用。如发生异物吸入性窒息，吸引器无法奏效时，应立即配合医生进行气管切开，取出异物并保持呼吸道通畅。

2. 骨盆悬吊牵引

（1）适应证：耻骨联合分离、骨盆环骨折分离、髂骨翼骨折向外移位、骶髂关节分离等。

（2）牵引用具：骨盆牵引兜、悬吊木棍 2 根、牵引床架、牵引绳、滑轮、拉手横木棍、重量不等的牵引锤。

（3）操作方法：患者取仰卧位，将骨盆牵引兜放于腰及臀部，于带之两端各穿一横木棍，并以绳索系于棍的两端，用铁丝制 S 状钩挂于两侧牵引绳上悬吊于床架上，然后通过滑轮进行牵引。牵引重量以能使臀部稍离开床面即可，牵引时间为 4～6 周。

（4）护理

1）牵引时两横木棍尽可能向中央靠拢，以便加强对骨盆两侧的压力，这样既可稳定骨折、减少疼痛，又便于护理，患者亦感觉舒适。

2）有骨盆环破坏的骨折，经 4～6 周悬吊牵引后改用骨盆弹力夹板或石膏短裤固定，一般需要 7～8 周或更长时间才能扶拐下床活动。

3. 骨盆带牵引

（1）适应证：腰椎间盘突出症、腰椎小关节紊乱症、腰肌劳损等。

（2）牵引用具：骨盆牵引床、骨盆固定带。

（3）操作方法：有 2 种牵引方法。

1）持续牵引：用骨盆牵引带包托于骨盆，两侧各一牵引带，每侧牵引的重量约为体重的 1/5 左右，足跟一端床架抬高约 15°，便于对抗牵引。此牵引法可进行持续牵引，并结合腰肌锻炼，可使腰腿痛的症状逐渐消退。

2）间断牵引：利用骨盆牵引带包托进行间断牵引，同时用固定带将两侧腋部向上固定，做对抗牵引，牵引重量先从体重的 1/3 开始，逐渐加大，最大牵引重量可与体重相等。每天牵引 1 次，每次牵引 20～30 分钟。

（4）护理

1）腰椎不稳者不宜用较大重量牵引，以免加重症状。

2）牵引中患者若感到腰腿痛加剧，或胸闷不适，应调整牵引的体位、重量和时间，以及牵引带的松紧度。部分患者可将双小腿用枕垫垫高，屈膝 60°～90°，这样能更有效地松弛腰背肌，使腰椎间隙后缘加宽，更有利于减轻神经根压迫症状。

3）吊带必须合身，骨盆带等的压力需作用在髂骨翼上，并注意保护骨突部位，以防发生压疮。

4）经骨盆带牵引，疼痛症状减轻后，应加强腰背肌锻炼。

第六章　中医骨伤护理特色技术

第一节　针刺类技术

一、腕踝针技术

腕踝针技术是一种只在腕踝部特定的针刺点、循着肢体纵轴用针灸针行皮下浅刺治病的针刺疗法，其具有疏通经络、调和脏腑功能的作用。

（一）护理目标

通过腕踝针针刺，缓解各种疼痛、失眠、胃肠道疾病。

（二）适用范围

腕踝针适应范围较广，临床上常用于治疗各种疼痛性疾病及某些功能紊乱性疾病。孕妇、凝血功能障碍者禁用。

（三）评估内容

患者当前主要症状、临床表现及既往史，女性患者是否妊娠，对疼痛的耐受程度，有无对胶布、消毒液等过敏，针刺取穴部位的局部皮肤情况。

（四）告知

1. 针刺前　告知患者腕踝针的操作方法及目的，患者在疲乏、饥饿或精神高度紧张时不宜进行操作。

2. 针刺时　患者感觉疼痛或妨碍肢体活动、血肿时，应及时告知护士。

3. 埋针后　出现头晕、目眩、面色苍白、胸闷、欲呕等属于晕针现象，患者应及时通知护士。埋针期间，针处不可着水，以免感染。

（五）物品准备

治疗盘、针灸针（直径 0.25mm，长 25mm）、皮肤消毒液、无菌输液贴、棉签、快速手消毒液。

（六）基本操作方法

1. 操作前 核对医嘱，评估患者，做好解释，备齐用物，携至床旁。

2. 操作中

（1）核对医嘱：协助患者取合理、舒适体位，选择穿刺点。

（2）消毒后实施埋针：询问患者感受，用输液贴覆盖针刺口并固定针柄。

（3）留置时间：根据患者病情而定，一般为 30 分钟，最长不超过 24 小时，留针期间不捻针。起针时一手按压针刺周围皮肤处，一手持针柄迅速拔出。用输液贴按压针孔片刻，以防出血。检查针数，以防遗漏。

3. 操作后 安排舒适体位，整理床单位，做好记录。

（七）注意事项

1. 严格执行无菌操作 一穴一针，防止交叉感染。

2. 留针期间注意观察 注意观察有无弯针、折针、断针等情况，及时处理。针刺过程中，应密切观察患者的反应，如出现头晕、目眩、面色苍白、胸闷、欲呕等晕针现象，及时报告医生并处理。

3. 防晕针 患者过于饥饿、疲劳，精神过于紧张时，不宜立即进行针刺。针刺治疗结束后患者需休息片刻方可活动或离开，防止晕针延迟反应现象的发生。

（八）成效标准

1. 操作前 患者及其家属对所给的解释表示满意。

2. 操作中 操作过程安全，方法正确，未出现断针情况。

3. 操作后 治疗达到预期目标和效果，异常情况及时得到观察、反馈和记录。

（九）操作流程及要点说明（图 6-1 至图 6-5）

腕踝针技术操作流程及要点说明

操作前

用物准备：

治疗盘、针灸针（直径 0.25mm，长 25mm）、皮肤消毒液、无菌输液贴、棉签、快速手消毒液

评估：

1. 主要症状、临床表现及既往史，女性患者是否妊娠
2. 对疼痛的耐受程度
3. 有无对胶布、消毒液等过敏
4. 针刺取穴部位的局部皮肤情况

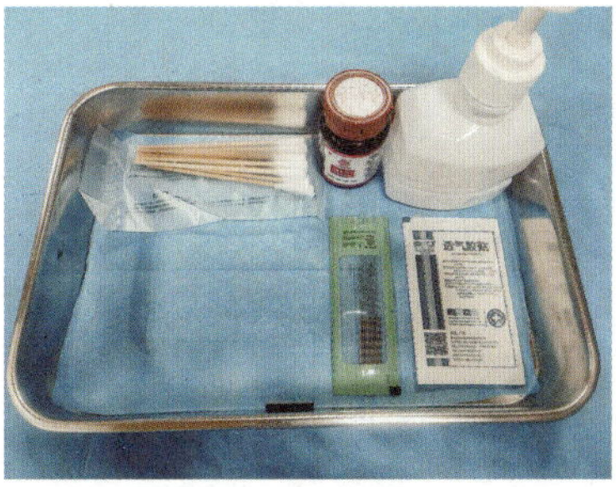

图 6-1　备物

操作中

操作步骤：

1. 确定进针点和针刺方向后消毒进针　用三指持针柄，针体与皮肤成 30°角，用拇指轻捻针柄，使针尖快速通过皮肤后将针放平

2. 进针及固定　针尖会将皮挑起形成 2mm 大小的皮丘，将针体贴近皮肤表面，循纵直线方向沿皮下进针，最后用输液贴覆盖针刺口并固定针柄

3. 留针　时间一般为 30 分钟，最长不超过 24 小时，留针期间不捻针

操作要点：

1. 进针

（1）皮下浅刺：要求不出现酸、麻、胀、痛等得气的表现

（2）针刺方向：朝向症状端

（3）针刺点位置：纵轴固定，上下可调整

2. 固定　将针身几乎全部刺入，留 2mm 针身在皮肤外

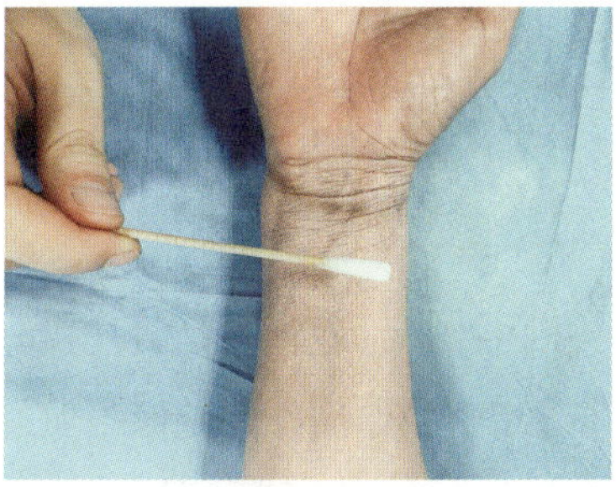

图 6-2　消毒

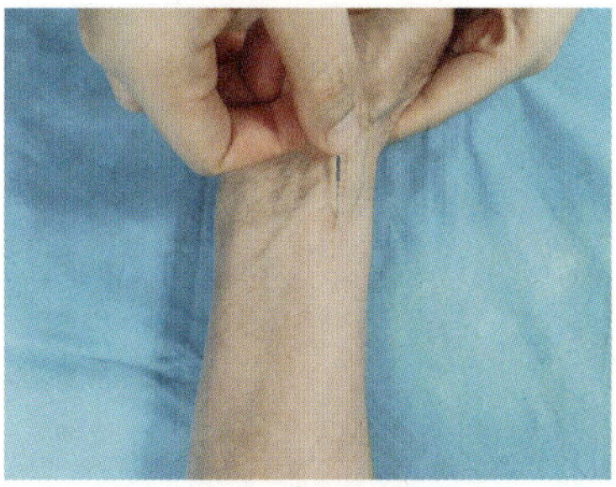

图 6-3　进针

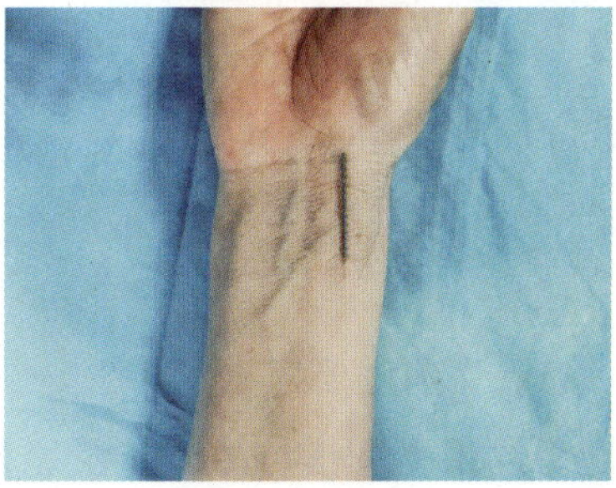

图 6-4　留针

续表

操作中	
	图6-5　固定针具
操作后	
1. 治疗结束后协助患者取安全舒适体位，患者休息片刻方可活动或离开 2. 整理用物及床单位 3. 洗手，记录	

二、皮内针技术

皮内针又称埋针，是将皮内针刺入并固定于腧穴的皮内或皮下，留置一定时间，利用其持续刺激作用，调整经络脏腑功能，达到防治疾病目的的一种方法。本法可以给穴位以持续刺激，减少反复针刺的不便与不适，患者还可以自己手压埋针以加强刺激。

（一）护理目标

通过皮下或皮内埋针，刺激穴位，温通经络脏腑，达到防治疾病的作用。

（二）适用范围

皮内针治疗范围涉及内、外、妇、儿、五官等各科病证，临床上常用于慢性胃肠疾病，失眠，某些需要长时间留针的慢性顽固性疾病，经常发作的疼痛性疾病如头面痛、牙痛、肩痛、胃痛、痛经等，以及哮喘、高血压等慢性病。孕妇、极度体虚患者、凝血功能障碍者禁用。

（三）评估内容

患者当前主要症状、既往史、过敏史、发病部位及相关因素，有无感觉迟钝/障碍，对疼痛的耐受程度，患者年龄、体质、文化层次，当前的精神状态、心理状态及合作程度，埋针部位的皮肤情况（感染、溃疡、瘢痕或肿痛部位不宜埋针），患者凝血功能状况。

（四）告知

1. 埋针前 告知患者皮内针的操作方法及目的，患者在疲乏、饥饿或精神高度紧张时不宜进行操作。

2. 埋针时 嘱患者取舒适体位，清洁消毒皮肤。

3. 埋针中 若患者感觉刺痛或妨碍肢体活动，应及时告知护士。埋针时间视季节而定，天气热时，一般埋针 1 ~ 2 天；天气冷时，可埋 3 ~ 7 天。埋针期间，每隔 4 小时左右用手指按压埋针部位 1 ~ 2 分钟，以加强刺激，增进疗效。

4. 埋针后 针处不可着水，以免感染。留针期间若出现皮肤红肿、瘙痒或疼痛明显者，应尽早取出皮内针并局部消毒。

（五）物品准备

治疗盘、无菌皮内针、75% 乙醇、棉签、镊子、胶布、弯盘、治疗单、快速手消毒液、锐器盒等。

（六）基本操作方法

1. 操作前 备齐用物，携至床旁，做好解释，取得患者合作。

2. 操作中 患者取合理体位，松开衣着，选定穴位，注意保暖。操作者消毒手指后，按常规消毒局部皮肤。根据病情，实施相应的皮内针刺法。

（1）麦粒型皮内针法：用镊子夹住针身对准穴位，沿皮肤横刺入皮内，针身埋入 0.5 ~ 1cm，然后将留在皮肤表面的针柄用胶布固定。

（2）图钉型皮内针法：用镊子夹住针圈，将针尖对准穴位刺入，使环状针柄平整地留在皮肤表面，用胶布固定。

3. 操作后 起针时，用干棉球按压针孔片刻，以防出血，局部加强消毒。协助患者取安全舒适卧位，整理床单，清理用物，按医院感染控制规范处理。洗手，记录。

（七）注意事项

1. 检查针具 应对针体详细检查，以免发生折针事故。

2. 特殊情况的处理 埋针要选择易于固定和不妨碍肢体活动的穴位，患者感觉刺痛或妨碍肢体活动时，应将针取出重埋或改用其他穴位。若皮肤出现红肿、瘙痒或疼痛明显，应尽早取出皮内针并局部消毒。

3. 留针时间 暑热天埋针时间不超过 2 天，以防感染。

（八）成效标准

1. 操作前 患者及其家属对所给的解释表示满意。

2. 操作中 操作过程安全，方法正确，未出现断针、晕针等情况。

3. 操作后 治疗达到预期目标和效果，异常情况及时得到观察、反馈和记录。

（九）操作流程及要点说明（图 6-6 至图 6-10）

皮内针技术操作流程及要点说明

操作前	
用物准备： 治疗盘、无菌皮内针、75% 乙醇、棉签、镊子、胶布、弯盘、治疗单、快速手消毒液、锐器盒等 **评估：** 1. 当前主要症状、既往史、过敏史、发病部位、凝血功能，有无感觉迟钝/障碍，对疼痛的耐受程度，埋针部位的皮肤情况 2. 患者年龄、体质、文化层次、当前的精神状态、心理状态及合作程度	 图 6-6　备物
操作中	
操作步骤： 1. 备齐用物，携至床旁 2. 患者取合理体位，松开衣着，选定穴位，注意保暖 3. 操作者消毒手指后，按常规消毒局部皮肤 4. 根据病情，实施相应的皮内针刺法 **操作要点：** **1. 麦粒型皮内针法** 用镊子夹住针身对准穴位，沿皮肤横刺入皮内，针身埋入 0.5 ～ 1cm，然后将留在皮肤表面的针柄用胶布固定 **2. 图钉型皮内针法** 用镊子夹住针柄，将针尖对准穴位垂直刺入，使环状针柄平整地留在皮肤外并用胶布固定根据病变部位大小，连续垂直点刺 10 ～ 20 针，由病变外缘呈环形向中心点刺	 图 6-7　定位

操作中	
	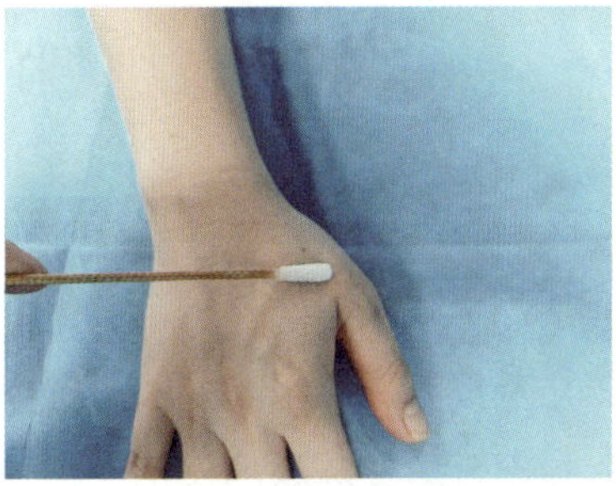 图 6-8　消毒 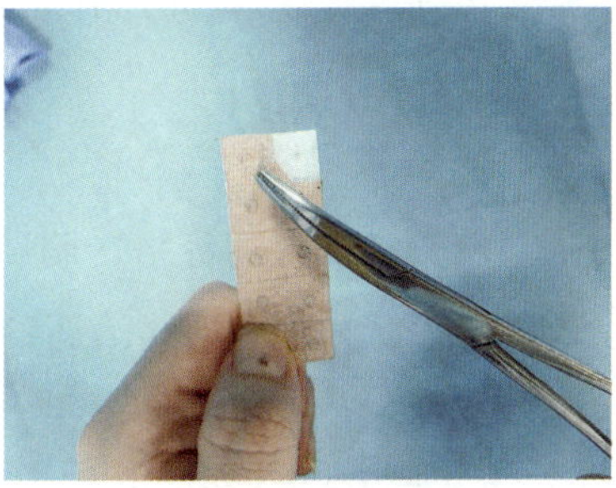
	图 6-9　取针 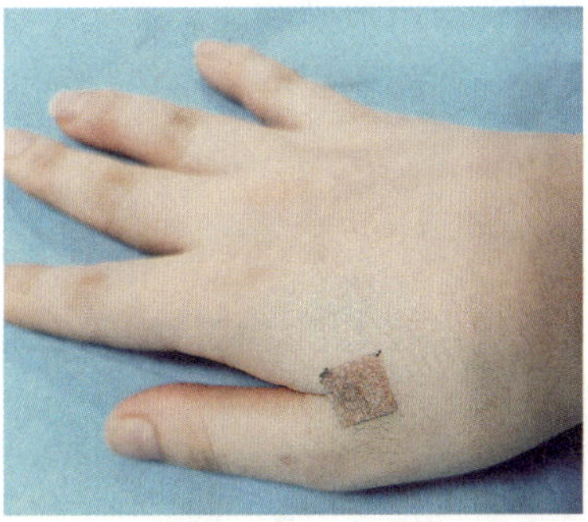
	图 6-10　固定
操作后	
1.协助患者取安全舒适体位，整理用物及床单位 2.洗手，记录	

第二节 灸类技术

一、悬灸技术

悬灸技术是用纯净的艾绒卷成圆柱形的艾条，点燃后在人体穴位或反应点表面熏烤，利用温热及药物的作用，通过经络的传导，以温通经络、调和气血、消肿散结、除湿散寒，达到改善症状、防病保健目的的治疗方法。

（一）护理目标

通过悬灸，以温通经络、调和气血、消肿散结、除湿散寒，缓解或解除各种虚寒性病证的临床症状，达到防病治病，保健强身的目的。

（二）适用范围

悬灸适用范围较广，临床上常用于治疗各种疼痛性疾病、虚寒类疾病。神经感觉障碍、艾烟过敏者禁用。

（三）评估内容

患者当前主要症状、临床表现、既往史，女性患者是否妊娠，对热的耐受程度、体质及施灸部位的皮肤情况、心理状况、二便情况等。

（四）告知

1. 施灸时 告知患者会有烟雾刺激，施灸部位会有温热感、微灼热感。如有灼痛或其他不适，需及时告知护士。

2. 施灸后 局部皮肤会微微发红、有温热感，如果出现灼痛感、水疱或其他不适感请及时告知护士处理。治疗部位4小时内注意保暖，避免风寒。

（五）物品准备

治疗盘、艾条、打火机、酒精灯、弯盘、宽口瓶（内放少许水）、剪刀、治疗巾，必要时备浴巾、屏风。

（六）基本操作方法

1. 操作前 核对医嘱，评估患者，做好解释，备齐用物，携至床旁。

2. 操作中 协助患者取合适、舒适体位，暴露施灸部位，遵照医嘱，视穴位情况选用适宜的定位方法确定施灸位置，必要时清洁皮肤。

（1）施灸方法：再次核对腧穴部位，点燃艾条，按要求施灸。施灸时左手示指、中指分开置于施灸部位两侧，感受温度，右手持艾条施灸。

（2）常用施灸手法

1）温和灸法：将点燃的艾条悬于施灸部位皮肤上 3cm，每次灸 5 ～ 7 分钟。

2）雀啄灸法：将点燃的艾条于施灸部位皮肤上 2 ～ 3cm，如鸟雀啄食般，一上一下不停地移动，每处灸 5 分钟。

3）回旋灸法：将点燃的艾条悬于施灸部位皮肤上 3cm，左右来回旋转，一般可灸 20 ～ 30 分钟。

（3）观察患者局部皮肤：以局部皮肤红晕为度，询问患者感觉以适当调整距离，以局部皮肤有温热感而无灼痛为宜，注意及时抖落艾灰。

3. 操作后 施灸完毕，熄灭艾火，安置患者于舒适体位，整理床单位，酌情开窗通风。

（七）注意事项

1. 不宜施灸的情况 凡属实热证、阴虚发热者不宜施灸；颜面部、大血管处、孕妇腹部及腰骶部不宜施灸；饭后 1 小时内不宜施灸。

2. 多处施灸时的顺序 宜先上后下，先灸头项、胸背，后灸腹部、四肢。

3. 安全操作 灸时及时抖落艾灰，防止艾灰脱落烫伤皮肤或烧坏衣物。施灸结束后，将艾条燃端剪入带水的宽口瓶熄灭艾火，防止艾条复燃引起火灾。

4. 防烫伤 治疗过程中及治疗后注意观察患者皮肤，重视患者主诉，如出现灼痛、水疱等情况应及时处理。

5. 注意保暖 灸后 4 小时内勿吹风及湿水，饮食以清淡为主，少食油腻及生冷瓜果，多饮温水。

（八）成效标准

1. 操作前 患者及其家属对所给的解释表示满意。

2. 操作中 操作过程安全，方法正确。

3. 操作后 治疗达到预期目标和效果，异常情况及时得到观察、反馈和记录。

（九）操作流程及要点说明（图6-11至图6-16）

悬灸技术操作流程及要点说明

操作前

用物准备：
治疗盘、艾条、打火机、酒精灯、弯盘、宽口瓶（内放少许水）、剪刀、治疗巾，必要时备浴巾、屏风

评估：
1. 当前主要症状、临床表现、既往史，女性患者是否妊娠
2. 对热的耐受程度
3. 体质及施灸部位的皮肤情况
4. 心理状况、二便情况

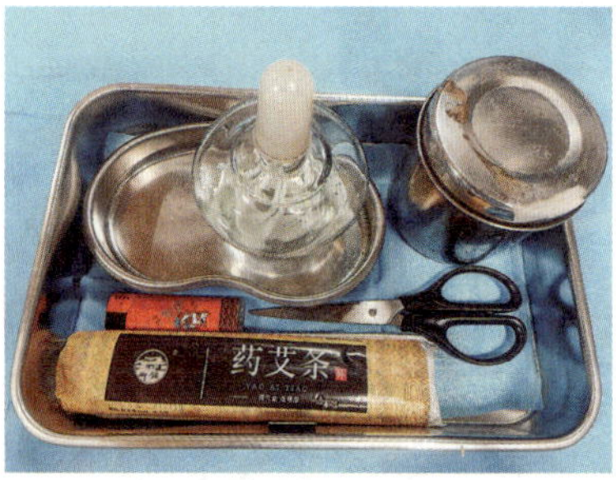

图6-11 备物

操作中

操作步骤：
1. 患者取合适、舒适体位，暴露施灸部位，视穴位选择合适的定位方法
2. 按定位法定穴位，同时询问患者有无"得气"的感觉，以确定正确位置
3. 右手持点燃的艾条按要求施灸，左手示指、中指置于施灸部位两侧感受温度
4. 观察皮肤，以局部红晕为度，询问患者的感觉，以温热感为宜，及时抖落艾灰

操作要点（以合谷穴为例）：
1. 定穴位 使用简便取穴法定位合谷穴，患者有酸、胀、麻等感觉为得气，表示定位正确
2. 温和灸 将艾条悬于施灸部位皮肤上3cm处施灸，每次灸5~7分钟
3. 雀啄灸 将艾条悬于施灸部位皮肤上2~3cm，如鸟雀啄食般，一上一下不停地移动，每处灸5分钟
4. 回旋灸 将艾条悬于施灸部位皮肤上3cm，左右来回旋转，可灸20~30分钟

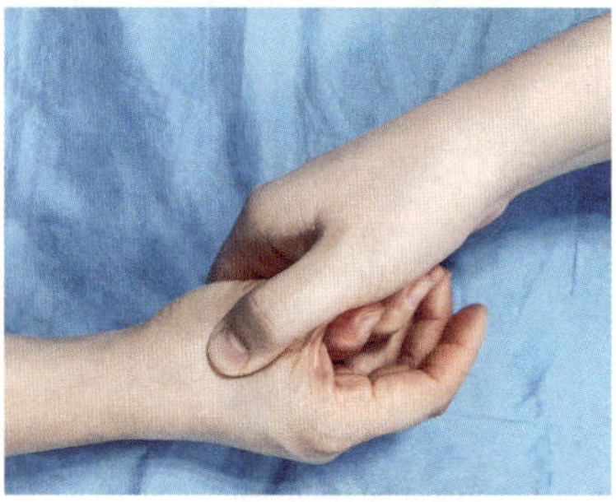

图6-12 定位合谷

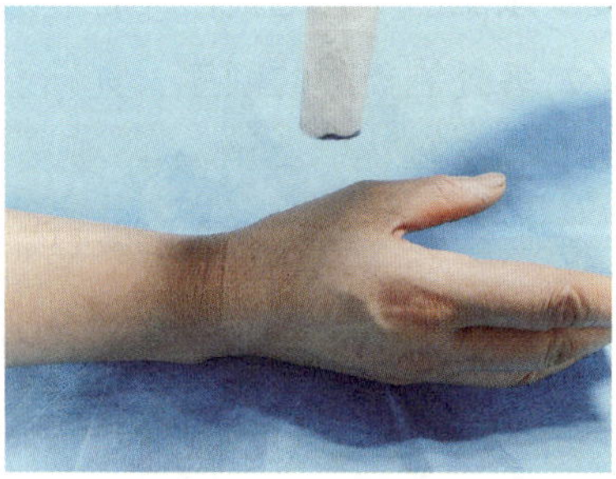

图6-13 温和灸

续表

操作中	
	 图 6-14　雀啄灸
	 图 6-15　回旋灸

操作后	
1. 将艾条燃端剪入宽口瓶灭火 2. 整理用物及床单位 3. 洗手，记录	 图 6-16　灭火

二、隔物灸技术

隔物灸又称间接灸，是相对直接灸而言的，是在艾炷与皮肤之间垫隔上某种药物，不使其直接接触皮肤的一种施灸方法。该法具有艾灸与药物的双重作用。

（一）护理目标

通过不同的隔物灸法，以温中止呕、温经散寒、发热解表，缓解各种临床症状。

（二）适用范围

隔姜灸适用于因寒所致的胃痛、呕吐、腹痛、泄泻、痛经、面瘫等病症；隔蒜灸适用于痈、疽、疮、疖等外科疾患；隔盐灸适用于急性胃肠炎、急性腹痛、吐泻、痢疾及四肢厥冷、脉微欲绝之虚脱等；附子饼灸有回阳救逆、补火助阳之功；生姜饼灸有发汗解表、温肺化痰、温中止呕之效；吴茱萸饼灸有散寒止痛、疏肝下气、温中燥湿的功效。

（三）评估内容

患者当前主要症状、临床表现、既往史、体质辨证情况，有无感觉迟钝/障碍，实施隔物灸处的皮肤情况，患者的心理状态及对热的敏感和耐受程度。

（四）告知

1. 施灸前 告知患者隔物灸的操作目的、注意事项。

2. 施灸时 灸时局部感觉为温热，患者如有不适及时通知护士。施灸时患者需尽量保持一个姿势，如想变换姿势请及时告知护士，以免烫伤。

3. 施灸后 注意观察局部皮肤情况，有无水疱等情况，如有异常请及时告知护士。施灸后多饮温开水，4小时内避免吹冷风、洗冷水澡，注意施灸部位保暖。

（五）物品准备

治疗盘、间隔物（姜片、蒜片、盐、面团等）、纱布块、打火机、弯盘、镊子、灭火瓶、凡士林、棉签、快速手消毒液、烫伤膏，必要时备屏风、毛巾等。

（六）基本操作方法

1. 操作前 核对医嘱，评估患者，做好解释，备齐用物，携至床旁。

2. 操作中

（1）核对医嘱：协助患者取合适、舒适体位，暴露施灸部位，遵照医嘱，视穴位情况选用适宜的定位方法确定施灸位置，必要时清洁皮肤，涂抹凡士林预防烫伤。

（2）操作：在施灸部位上放置间隔物，点燃艾炷，准备施灸。

（3）常用施灸手法

1）隔姜灸：在施灸穴位上放上一片鲜姜片（直径2～3cm，厚度0.2～0.5cm），在姜片上放置大小适宜的艾炷，点燃，当艾炷燃至2/3左右后用镊子取出余下的艾炷，更换新炷再灸，一般灸5～7壮。

2）隔蒜灸：取新鲜独头大蒜切成 0.2 ～ 0.5cm 厚的蒜片，用细针于中间穿刺数孔，放于施灸部位，上置艾炷点燃施灸，每灸 4 ～ 5 壮更换蒜片，每穴灸 5 ～ 7 壮。也可取适量大蒜捣如泥状，敷于穴上或患处，上置艾炷，点燃施灸。

3）隔盐灸：①隔盐灸：取干燥纯净的食盐适量研细或炒温，填平脐孔，上置艾炷施灸。如患者稍感灼痛，即更换艾炷。也可于盐上放置姜片施灸，以免食盐受火爆起而致烫伤。临床上一般施灸 5 ～ 9 壮。②竹筒隔盐灸：在竹筒底部捆扎一纱布块，把干燥纯净的粗盐倒入竹筒内，将竹筒置于肚脐之上，再点燃中等大小的艾炷，每炷燃烧 10 分钟，燃尽后用勺子把艾灰取出，再重新点燃新的艾炷，共做 3 壮，时长约 30 分钟。

4）隔药饼灸：取水和面粉调制大小合适的面团，按要求调制各类药饼，在药饼外包裹面团，上面放置大小合适的艾炷，点燃，使艾炷充分燃烧，燃尽后用勺子取出艾灰，施灸时长约 30 分钟。

3. 操作后 操作完毕，做好记录。安置患者于舒适体位，整理床单位。

（七）注意事项

1. 不宜施灸的情况 凡属实热证、阴虚发热者不宜施灸；颜面部、大血管处、孕妇腹部及腰骶部不宜施灸；饭后 1 小时内不宜施灸。

2. 多处施灸时的顺序 宜先上后下，先灸头项、胸背，后灸腹部、四肢。

3. 安全操作 灸时及时抖落艾灰，防止艾灰脱落烫伤皮肤或烧坏衣物。施灸结束后，将艾条燃端剪入带水的宽口瓶熄灭艾火，防止艾条复燃引起火灾。

4. 防烫伤 治疗过程中及治疗后注意观察患者皮肤，重视患者主诉，如出现灼痛、水疱等情况应及时处理。

5. 注意保暖 灸后 4 小时内勿吹风及湿水，饮食以清淡为主，少食油腻及生冷瓜果，多饮温水。

（八）成效标准

1. 操作前 患者及其家属对所给的解释表示满意。

2. 操作中 操作过程安全，方法正确，未出现烫伤等情况。

3. 操作后 治疗达到预期目标和效果，异常情况及时得到观察、反馈和记录。

（九）操作流程及要点说明（图 6-17 至图 6-20）

隔物灸技术操作流程及要点说明

操作前

用物准备：

治疗盘、艾、药饼（姜片、蒜片、盐、面团等）、纱布块、打火机、弯盘、镊子、灭火瓶、凡士林、棉签、快速手消毒液、烫伤膏，必要时备屏风、毛巾等

评估：

1. 当前主要症状、临床表现、既往史、体质辨证情况及有无感觉迟钝/障碍
2. 体质及实施隔物灸处的皮肤情况
3. 心理状态及对热的敏感和耐受程度

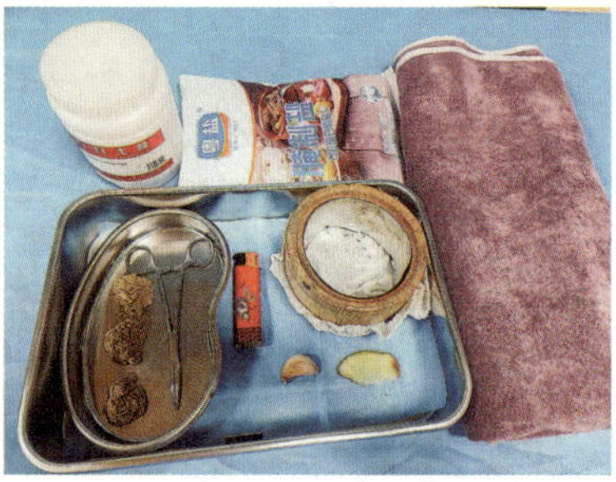

图 6-17　备物

操作中

操作步骤：

1. 遵医嘱选定腧穴及施灸手法，清洁皮肤，涂凡士林
2. 按施灸要求制作相关用物
3. 点燃艾炷，充分燃烧，并顺利更换艾炷
4. 施灸完毕，去除灰烬，取走灸具

操作要点：

1. 定位、预防烫伤　选择的灸法及部位应准确，在施灸部位涂抹凡士林以防止灼伤皮肤

2. 制作灸具　灸具制作应符合标准及患者的具体情况

3. 施灸要点　艾炷应当充分燃烧后才能更换，去除灰烬时要避免掉灰；施灸过程中随时观察患者的反应及皮肤情况，询问患者的感受，避免烫伤

4. 观察情况　观察患者施灸部位的情况，做好宣教

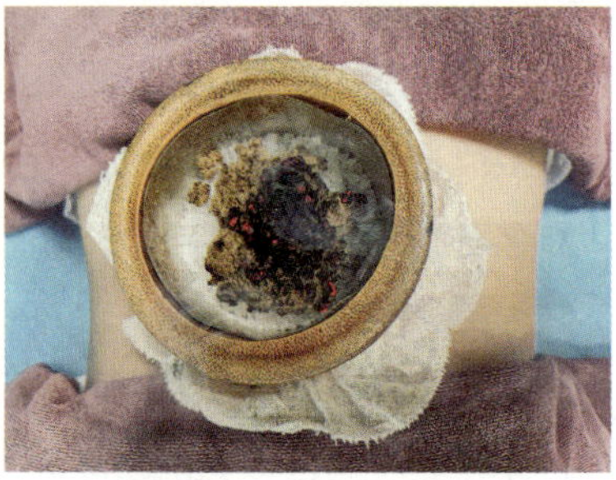

图 6-18　竹筒隔盐灸

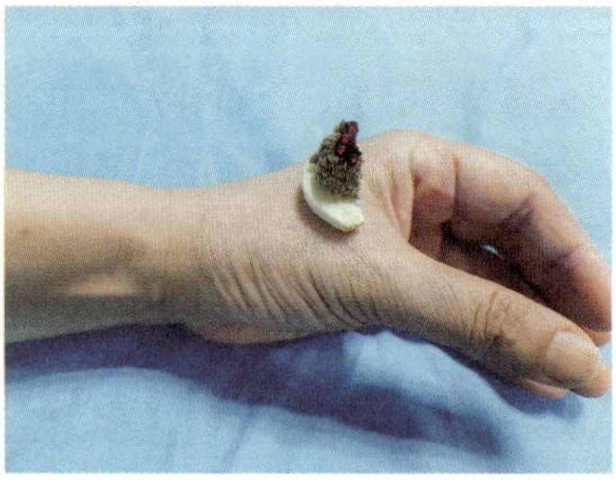

图 6-19　隔蒜灸

续表

操作中	
	图 6-20　隔姜灸
操作后	
1. 检查皮肤 2. 整理用物及床单位 3. 洗手，记录	

三、雷火灸技术

雷火灸技术是将多种中药配制成艾条，配合手法或灸盒，施灸于穴位上的一种灸法。雷火灸具有药力峻、火力猛（温度达 240℃）、灸疗面广、渗透力强的特点，有较强的活血化瘀、祛风除湿、消肿止痛、扶正祛邪的作用。

（一）护理目标

解除或缓解各种虚寒性病证的临床症状，解除或缓解各种瘀证、湿证的临床症状，以达到活血化瘀、祛风除湿、消肿止痛、扶正祛邪的目的。

（二）适用范围

雷火灸适用于体质寒者，平素体弱易感外风寒者；难治性疾病，如慢性阻塞性肺疾病稳定期、寒哮稳定期、强直性脊柱炎、风湿性关节炎、类风湿关节炎；寒性胃脘痛、腹泻、纳呆等；疼痛性疾病；慢性虚损性疾病等。

（三）评估内容

患者当前主要症状、既往史，女性患者是否妊娠，对热的敏感程度，有无对药物等过敏情况，施灸部位的皮肤情况。

（四）告知

1. 施灸时 告知患者施灸局部会有温热感、痛感觉，如有不适应及时告知护士。施灸时患者需尽量保持一个姿势，如想变换姿势请及时告知护士，以免烫伤。

2. 施灸后 嘱患者多饮水，4小时内不宜洗澡，注意保暖、避风寒。

（五）物品准备

治疗盘、棉签、排水盒（装水）、雷火灸条、雷火灸具、大头针、酒精灯、打火机、毛巾、万花油。

（六）基本操作方法

1. 操作前 核对医嘱，评估患者，做好解释，备齐用物，携至床旁。

2. 操作中

（1）核对医嘱：协助患者取合适、舒适体位，暴露施灸部位，遵照医嘱，视穴位情况选用适宜的定位方法确定施灸位置，必要时清洁皮肤。

（2）操作：拧开灸具顶部，揭开灸具底部，把雷火灸条从底部向前推至露出约5cm，取大头针插在灸具两边针孔固定雷火灸条，撕开雷火灸条前端包装纸，点燃雷火灸条。

（3）定位：将雷火灸条对准施灸部位，在距离皮肤2～3cm处施灸，灸至皮肤发红，深部组织发热。

（4）雷火灸常用的手法

1）雀啄灸法：将雷火灸条的火头对准应灸部位或穴位，做形如鸡啄米、雀啄食运动。此法多用于泻法。

2）小回旋灸法：将雷火灸条的火头对准应灸部位或穴位，做固定的圆弧形旋转。该法多用于泻法。

3）螺旋形灸法：将雷火灸条的火头对准应灸部位的中心点，逐渐由小而大，螺旋式旋转至碗口大。

4）横行灸法：将雷火灸条的火头悬至病灶部位之上，灸时左右摆动。此法多用于补法。

5）纵行灸法：将雷火灸条的火头悬至病灶部位之上，灸时上下移动。此法多用于补法。

6）斜行灸法：将雷火灸条的火头悬至病灶部位之上，火头斜行移动。

7）拉辣式灸法：将左手示指、中指、环指平压躯干软组织，指尖处为施灸部位，手指往后移，火头随指尖移动，距离皮肤 2cm。

3. 操作后　观察患者局部皮肤，询问有无不适感。

（七）注意事项

1. 控制温度　随时询问患者有无灼痛感，调整距离，应保持施灸部位表面皮肤持续有温热感，但不可灼伤皮肤。灸至局部皮肤发红，深部组织发热。施灸过程中随时刮灰，以保持雷火灸的温度，并防止艾灰脱落灼伤皮肤。

2. 调整灸具　雷火灸条燃至灸具口时，取出大头针，用拇指推出雷火灸条，再用大头针固定继续使用。疗结束时，盖好灸具盖，火自动熄灭。

（八）成效标准

1. 操作前　患者及其家属对所给的解释表示满意。
2. 操作中　操作过程安全，方法正确。
3. 操作后　治疗达到预期目标和效果，异常情况及时得到观察、反馈和记录。

（九）操作流程及要点说明（图 6-21 至图 6-27）

雷火灸技术操作流程及要点说明

操作前

| 用物准备：
治疗盘、棉签、排水盒（装水）、雷火灸条、雷火灸具、大头针、酒精灯、打火机、毛巾、万花油

评估：
1. 主要症状、既往史，女性患者是否妊娠
2. 对热的敏感程度
3. 有无对药物等过敏情况
4. 施灸部位的皮肤情况 |
图 6-21　备物 |

操作中

操作步骤：

1. 协助患者取合理、舒适体位、暴露施灸部位的皮肤，大毛巾保暖

2. 按医嘱确定穴位及施灸方法，清洁皮肤

3. 拧开灸具顶部，揭开灸具底部，把雷火灸条从底部向前推至露出约 5cm，取大头针插在灸具两边针孔固定雷火灸条

4. 撕开雷火灸条前端包装纸，点燃雷火灸条

5. 将雷火灸条对准施灸部位，在距离皮肤 2～3cm 处施灸，灸至皮肤发红，深部组织发热

6. 观察患者局部皮肤，询问有无不适感

操作要点：

1. 雀啄灸法　将雷火灸条的火头对准应灸部位或穴位，做形如鸡啄米、雀啄食运动

2. 小回旋灸法　将雷火灸条的火头对准应灸部位或穴位，做固定的圆弧形旋转

3. 螺旋形灸法　将雷火灸条的火头对准应灸部位的中心点，逐渐由小而大，螺旋式旋转至碗口大

4. 横行灸法　将雷火灸条的火头悬至病灶部位之上，灸时左右摆动

5. 纵向灸法　将雷火灸条的火头悬至病灶部位之上，灸时上下移动

6. 斜行灸法　将雷火灸条的火头悬至病灶部位之上，火头斜行移动

7. 拉辣式灸法　将左手示指、中指、环指平压躯干软组织，指尖处为施灸部位，手指往后移，火头随指尖移动，距离皮肤 2cm

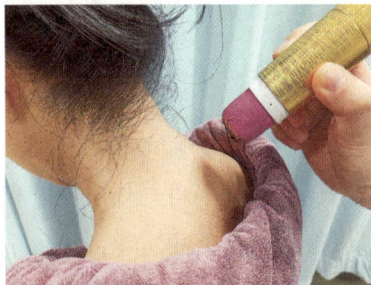

图 6-22　雀啄灸法

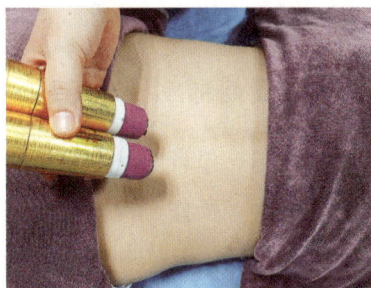

图 6-23　小回旋灸法

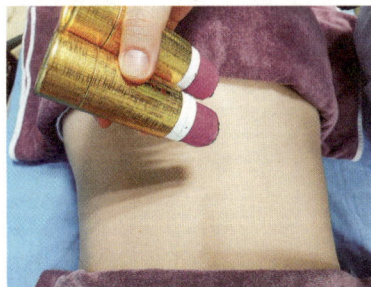

图 6-24　螺旋形灸法

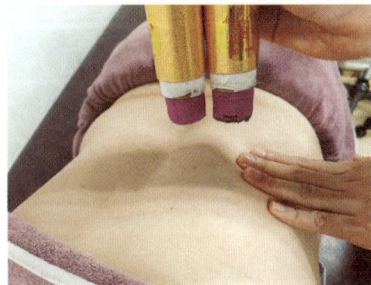

图 6-25　横行灸法

续表

操作中
 图 6-26　拉辣式灸法

操作后
1. 将雷火灸条放至金属盒 2. 盖上灸具盒盖灭火 3. 整理用物，垃圾分类处理 4. 洗手，记录	 图 6-27　灭火

四、督灸技术

督灸技术是在督脉上自大椎穴至长强穴施以隔药隔姜灸的新技术，具有温肾壮阳、祛寒除湿、化痰破瘀、通督止痛等功效。

（一）护理目标

通过艾灸，以温通经络、调和气血、平衡脏腑、调整阴阳或缓解各种虚寒痛证的临床症状，达到防病治病、强身健体之效。

（二）适用范围

督灸适用于强直性脊柱炎、类风湿关节炎、腰椎间盘突出症、骨性关节炎、骶髂关节炎、骨质疏松症、股骨头坏死等。

（三）评估内容

患者当前主要症状、临床表现、既往史，有无感觉迟钝／障碍，患者的体质及实施督灸处的皮肤情况，患者的心理状况及对热、疼痛的敏感度和耐受程度。

（四）告知

1. 施灸前 告知患者操作的时长、操作的注意事项。

2. 施灸时 告知患者会有烟雾刺激，施灸部位会有温热感、微灼热感。如有灼痛或其他不适，需及时告知护士。

3. 施灸后 局部皮肤会微微发红、有温热感，如果出现灼痛感、水疱或其他不适应及时告知护士处理。治疗部位 4 小时内注意保暖，避免风寒。

（五）物品准备

督灸粉、姜末、艾绒、消毒医用纱布、镊子、火柴、棉签、95% 乙醇、温度计、灸具、毛巾 5 条，必要时备屏风等。

（六）基本操作方法

1. 操作前 核对医嘱，评估患者，做好解释，备齐用物，携至床旁。

2. 操作中

（1）协助患者取合适、舒适体位，暴露施灸部位，遵照医嘱定穴督脉（大椎至长强）、膀胱经。

（2）在患者骶尾部及背部两侧铺上大毛巾。

（3）脊柱穴区常规清洁后，紧贴施灸处皮肤放上温度计，再铺上一层纱布，在纱布上督脉及膀胱经处涂抹调好的督灸粉，然后放上灸具，铺以姜末，宽约 4cm，在铺好的姜末上铺艾绒，厚约 1.5cm，艾绒铺至四周距离灸具约 0.5cm，点燃艾绒，让其自然烧灼，待无明火后盖上督灸盖子，并留一出口用吸烟机排烟，每次灸 1 壮。灸毕，移去用物，用干净纱布轻轻擦干穴区皮肤。

3. 操作后 清洁局部皮肤，协助患者整理衣着，整理床单位，清理物品；灸后皮肤出现潮红，尽量不出水疱，潮红皮肤涂氧化锌油以保护皮肤，严防感染；记录患者的一般情况和施灸局部的皮肤情况，异常情况的处理措施及效果。

（七）注意事项

1. 禁忌证 高血压、发热、局部皮肤疾患者禁用，昏迷、反应迟钝或局部皮肤感觉消失的患者禁用，老人、小儿及孕妇等慎用。

2. 操作注意事项 灸具放置应尽量与皮肤贴合，避免姜末漏出；铺艾绒时避免艾绒直接接触灸具，防止灸具烧毁；施灸过程中，老年人采取俯卧位时要注意观察其呼吸情况；每 15 分钟巡视一次，操作时间不超过 1 小时。

3.防烫伤 随时观察艾绒的燃烧情况，随时询问患者有无灼痛感，防止烧伤。若施灸后皮肤出现微红灼热，属于正常现象。如局部出现小水疱，无须处理，可自行吸收；如水疱较大，消毒局部皮肤后，用无菌注射器吸出液体，覆盖消毒敷料，保持干燥，防止污染。

（八）成效标准

1.操作前 患者及其家属对所给的解释表示满意。

2.操作中 操作过程安全，方法正确，未出现烫伤。

3.操作后 治疗达到预期目标和效果，异常情况及时得到观察、反馈和记录。

（九）操作流程及要点说明（图 6-28 至图 6-32）

督灸技术操作流程及要点说明

操作前
用物准备： 督灸粉、姜末、艾绒、消毒医用纱布、镊子、火柴、棉签、95% 乙醇、温度计、灸具、毛巾 5 条，必要时备屏风等 **评估：** 1. 当前主要症状、临床表现、既往史及有无感觉迟钝 / 障碍 2. 体质及实施督灸处的皮肤情况	 图 6-28 备物
操作中
操作步骤： 1. 脊柱穴区常规清洁后，紧贴施灸处皮肤放上温度计，再铺上一层纱布，在纱布上督脉及膀胱经处涂抹调好的督灸粉，然后放上灸具 2. 铺以姜末，宽约 4cm，在铺好的姜末上铺艾绒，厚约 1.5cm，艾绒铺至四周距离灸具约 0.5cm 3. 点燃艾绒，让其自然烧灼，待无明火后盖上督灸盖子，并留一出口用吸烟机排烟，每次灸 1 壮。灸毕，移去用物，用干净纱布轻轻擦干穴区皮肤	 图 6-29 铺督灸粉

续表

操作中	
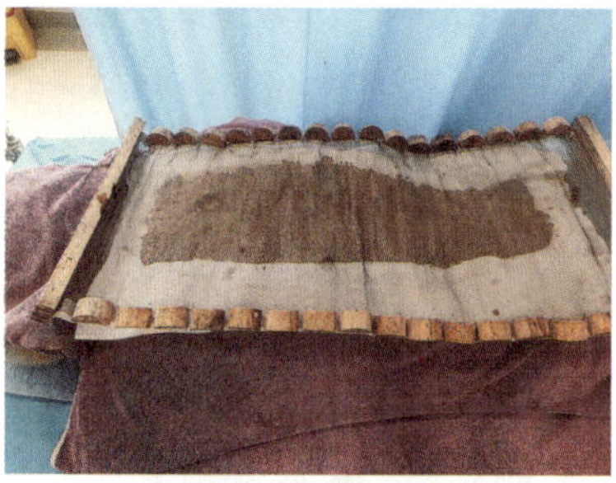
图 6-30 铺灸具

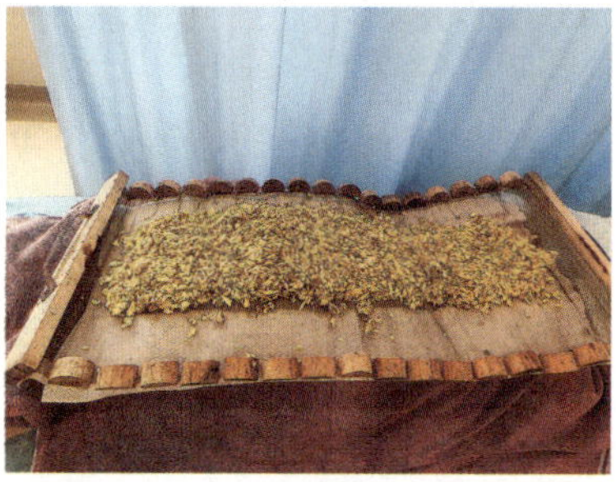

图 6-31 铺姜末，铺艾绒

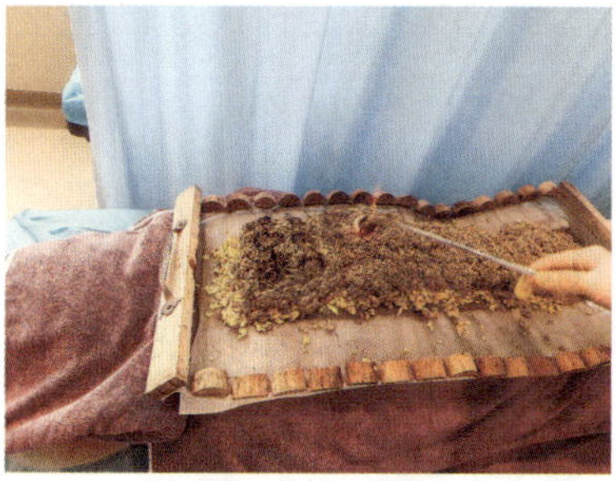

图 6-32 点火 |
| 操作后 | |
| 1. 整理用物，垃圾分类处理
2. 洗手，记录 | |

五、热敏灸技术

热敏灸技术是采用艾条悬灸热敏化的腧穴，激发喜热、透热、热、传热、局部不（微）热远部热、表面不（微）热深部热、非热觉等热敏灸感或经气传导，并施以个体化的饱和消敏灸量，从而提高艾灸疗效的一种新技术。

（一）护理目标

通过艾灸，以温通经络、调和气血或缓解各种虚寒痛证的临床症状，达到防病治病之效。

（二）适用范围

脊柱关节疾病，如颈椎病、腰椎间盘突出症、膝关节骨性关节炎、肩周炎；过敏性疾病，如过敏性鼻炎、慢性湿疹、荨麻疹；肺系疾病，如慢性支气管炎、支气管哮喘、感冒后慢性咳嗽；脾胃疾病。

（三）评估内容

患者当前主要症状、既往史，女性患者是否妊娠，患者的意识状态、治疗局部的知觉、对热和疼痛的耐受程度及实施热敏灸处的皮肤情况。

（四）告知

1. 施灸时　告知患者施灸过程中会产生艾绒燃烧的味道，如有不适，应及时告知护士。

2. 施灸后　告知患者施灸后局部皮肤出现微红灼热属于正常现象。如局部出现小水疱，无须处理，可自行吸收；如水疱较大，消毒局部皮肤后，用无菌注射器吸出液体，覆盖无菌敷料，保持干燥，防止感染。

（五）物品准备

治疗盘、艾条、火柴、酒精灯、万花油、棉签、小口瓶、弯盘，必要时备屏风、毛毯等。

（六）基本操作方法

1. 操作前　核对医嘱，评估患者，做好解释，备齐用物，携至床旁。

2. 操作中

（1）遵照医嘱探查热敏点：协助患者取合适、舒适体位，暴露施灸部位，用点燃的艾条，以患者体表病位附近经穴、压痛点、皮下硬结等反应部位为中心，3cm 为半径，在此范围内，在距离皮肤 3～5cm 处施行回旋灸 1～3 分钟温通局部气血，继之在重点位置予以雀啄灸 1～2 分钟以加强灸量，找到热敏化穴位后予以温和灸。

（2）施灸方法：将点燃的纯艾条对准热敏化腧穴，在距离皮肤 3cm 左右处实施温和灸，以患者局部无灼痛感为度；灸量以完成感传为度，直至热敏现象消失。对热敏点完成一次治疗剂量的时间因人而异，一般从 5 ～ 100 分钟不等，每日 1 次。

3. 操作后 用纱布清洁局部皮肤，协助患者整理衣着，整理床单位，安排舒适体位，酌情通风换气。

（七）注意事项

1. 部位选择 颜面部、大血管处、孕妇腹部及腰骶部不宜施灸。昏迷、反应迟钝或局部皮肤感觉消失的患者不宜施灸。

2. 安全操作 施灸过程中随时观察患者局部皮肤的情况，询问患者有无灼痛感，及时调整距离，防止灼伤；应及时将艾灰弹入弯盘中，防止灼伤皮肤和烧坏衣物。施灸完毕，立即将艾条插入小口瓶中熄灭艾火。重视患者主诉，如出现灼痛、水疱等情况，及时处理。

（八）成效标准

1. 操作前 患者及其家属对所给的解释表示满意。

2. 操作中 操作过程安全，方法正确。

3. 操作后 治疗达到预期目标和效果，异常情况及时得到观察、反馈和记录。

（九）操作流程及要点说明（图 6-33、图 6-34）

热敏灸技术操作流程及要点说明

操作前	
用物准备： 治疗盘、艾条、火柴、酒精灯、万花油、棉签、小口瓶、弯盘，必要时备屏风、毛毯等 **评估：** 1. 主要症状、既往史，女性患者是否妊娠，意识状态 2. 治疗局部的知觉 3. 对热和疼痛的耐受程度 4. 实施热敏灸处的皮肤情况	 图 6-33　备物

续表

操作中

操作步骤：

1. 用点燃的艾条，以患者体表病位附近经穴、压痛点、皮下硬结等反应部位为中心，3cm 为半径，在此范围内，在距离皮肤 3～5cm 处施行回旋灸 1～3 分钟温通局部气血

2. 在重点位置予以雀啄灸 1～2 分钟以加强灸量，找到热敏化穴位后予以温和灸

3. 将点燃的纯艾条对准热敏化腧穴，在距离皮肤 3cm 左右处实施温和灸，以患者局部无灼痛感为度；灸量以完成感传为度，直至热敏现象消失。对热敏点完成一次治疗剂量的时间因人而异，一般从 5～100 分钟不等，每日 1 次

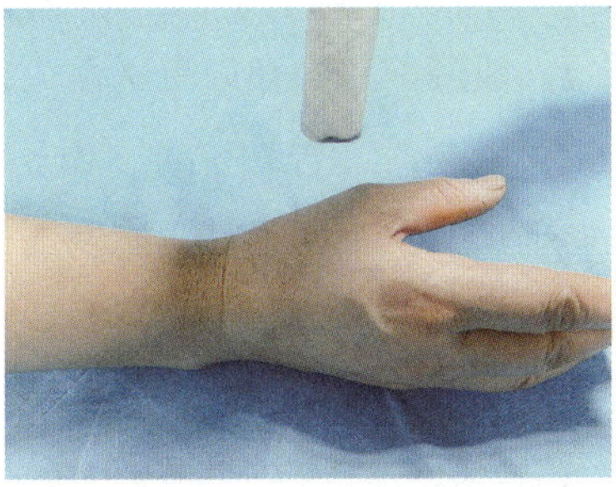

图 6-34　温和灸

操作后

1. 整理用物，垃圾分类处理
2. 洗手，记录

第三节　拔罐类技术

一、平衡火罐技术

平衡火罐技术是选择背部（从肺俞至膀胱俞）拔罐，通过经络传导良性刺激及火罐效应，调理全身脏腑，疏通经络，达到调理肝、脾、肾作用的治疗方法。平衡火罐与传统拔罐的区别在于前者的施术部位主要在躯体。

（一）护理目标

通过平衡火罐，使经络气血运行通畅，达到治病防病的作用。

（二）适用范围

平衡火罐适用于风、寒、暑、湿等导致的头、背、腰、骶、四肢及关节疼痛，慢性疲劳综合征，湿气重等偏颇体质者，亚健康人群等。

（三）评估内容

患者当前主要症状、既往史、凝血功能，女性患者是否妊娠或在月经期，拔罐处的

皮肤情况，患者的体质、对疼痛的耐受程度及对平衡火罐的接受程度。

（四）告知

1. 拔罐前 告知患者平衡火罐的作用、操作方法。

2. 拔罐时 告知患者，由于罐内空气负压吸引的作用，局部皮肤会出现与罐口大小的紫红色瘀斑，此为正常表现，数日方可消除。平衡火罐过程中出现小水疱不必处理，可自行吸收，如水疱较大，报告护士做相应处理。治疗当中如果出现不适，需及时通知护士。

3. 拔罐后 嘱患者平衡火罐治疗结束后可饮一杯温开水，注意防风、保暖，夏季平衡火罐部位忌风扇、空调直吹。

（五）物品准备

治疗盘、玻璃火罐（5号罐4个、4号罐4个、3号罐2个）、润滑剂、持物钳、95%乙醇棉球、打火机、广口瓶（内盛少量清水）、清洁纱布或自备毛巾，必要时备屏风、毛毯。

（六）基本操作方法

1. 操作前 核对医嘱，根据平衡火罐的部位选择火罐的大小及数量，检查罐口周围是否光滑，有无缺损裂痕。嘱患者排空二便，做好解释。

2. 操作中

（1）协助患者取合理、舒适体位：躯体为主，四肢为辅。前病取后背（胸腹盆腔器官疾病治疗取背、腰、骶，如华佗夹脊穴、膀胱经穴）；急性疾病或慢性疾病急性期取健侧，慢性疾病或急性疾病恢复期取患侧。充分暴露平衡火罐部位，注意保护隐私及保暖。

（2）闪罐：在背部两侧膀胱经分别闪罐3个来回，每个来回先从上而下，再从下而上。

（3）揉罐：闪罐至火罐温热时，将火罐沿督脉及膀胱经走向揉背部3次，用温热的火罐均匀揉背部1分钟。

（4）抖罐：沿背部两侧膀胱经分别抖罐3个来回，吸附、垂直提起抖动，频率120次/分。

（5）走罐：涂适量润滑油于背部，沿督脉及膀胱经走向推罐3个来回，推罐吸力适中，先中间、后两边，以皮肤起红晕为度。

（6）留罐：在闪罐等有异常颜色的部位留罐，留罐间距须大于1个罐位并注意调整罐内压力的大小，时间不超过 10 分钟，也可不留。

3. 操作后 起罐时，左手轻按罐具，向左倾斜，右手示指或拇指按住罐口右侧皮肤，使罐口与皮肤之间形成空隙，空气进入罐内，顺势将罐取下。不可硬行上提或旋转提拔。操作完毕，协助患者整理衣着，安置舒适体位，整理床单位。

（七）注意事项

1. 部位的选择 选择合适的体位和肌肉丰满、皮肤平滑、没有毛发的部位，骨骼凹凸不平、大血管分布丰富处如颈部、胸锁乳突肌、颈静脉窦、腹股沟及毛发较多的部位不宜拔罐。

2. 罐的大小选择 根据不同的部位选择大小合适的罐，检查罐口是否光滑，有无裂痕。

3. 留罐时间 根据患者不同体位、部位选择不同的火罐，且留罐时间不宜超过 10 分钟，以免产生水疱。

4. 拔罐力度的控制 吸附及推罐的力度视患者皮肤情况而定，动作宜稳、准、快，起罐时切勿强拉。

5. 防烫伤 拔罐过程中注意防火和防烫，避免点燃后乙醇下滴烫伤皮肤，点燃乙醇棉球后勿长时间停留于罐口及罐内，以免将火罐烧热烫伤皮肤。

6. 不良反应的处理 拔罐中要随时观察患者反应，如患者有不适感，应立即停止操作，严重者可让患者平卧，保暖，饮用热水或糖水，还可以揉内关、合谷、太阳、足三里等穴。

7. 皮肤观察 起罐后，皮肤会出现与罐口相当大小的紫红色瘀斑，为正常表现，数日方可消除。如出现小水疱，不必处理，可自行吸收。如水疱较大，消毒局部皮肤后，用注射器吸出液体，覆盖消毒敷料。

（八）成效标准

1. 操作前 患者及其家属对所给的解释表示满意。

2. 操作中 操作过程安全，方法正确。

3. 操作后 治疗达到预期目标和效果，异常情况及时得到观察、反馈和记录。

（九）操作流程及要点说明（图 6-35 至图 6-41）

平衡火罐技术操作流程及要点说明

操作前

用物准备：
治疗盘、玻璃火罐（5 号罐 4 个、4 号罐 4 个、3 号罐 2 个）、润滑剂、持物钳、95% 乙醇棉球、打火机、广口瓶（内盛少量清水）、清洁纱布或自备毛巾，必要时备屏风、毛毯

图 6-35　备物

评估：
1. 主要症状、既往史、凝血功能，女性患者是否妊娠或在月经期
2. 拔罐处的皮肤情况
3. 体质、对疼痛的耐受程度及对平衡火罐的接受程度

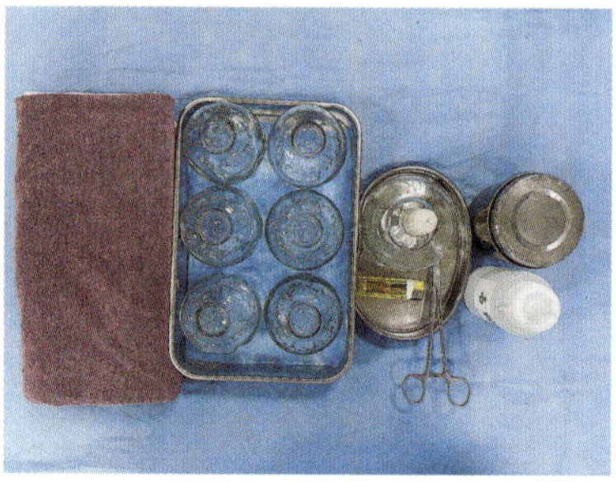

操作中

操作步骤：
1. 检查罐口是否光滑，有无缺损裂痕
2. 协助患者取舒适体位与部位，暴露皮肤，注意保暖
3. 闪罐：先在背部两侧分别闪罐 3 个来回
4. 揉罐：闪罐至火罐温热时，将火罐沿督脉及膀胱经走向揉背部 3 次，用温热的火罐均匀揉背部 1 分钟
5. 抖罐：沿背部两侧膀胱经分别抖罐 3 个来回
6. 走罐：涂适量润滑油于背部，沿督脉及膀胱经走向推罐 3 个来回
7. 留罐 10 分钟，留罐期间随时检查罐口的吸附情况
8. 起罐

图 6-36　闪罐

操作要点：
1. 闪罐时动作要稳、准、快
2. 揉罐时力度适中
3. 走罐前涂油力度均匀，量要适中
4. 走罐时力度要视患者的皮肤情况而定，避免对患者皮肤过度摩擦
5. 留罐时罐位间距需要大于 1 个罐位

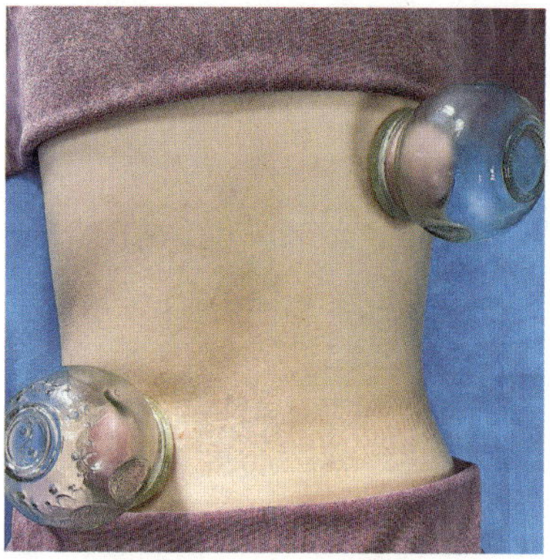

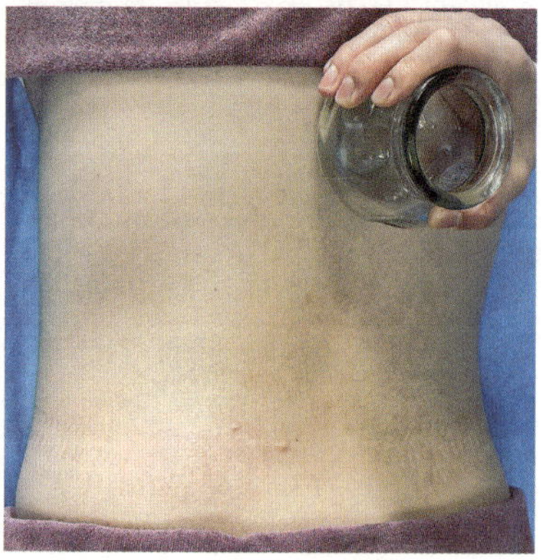

图 6-37　揉罐

操作中

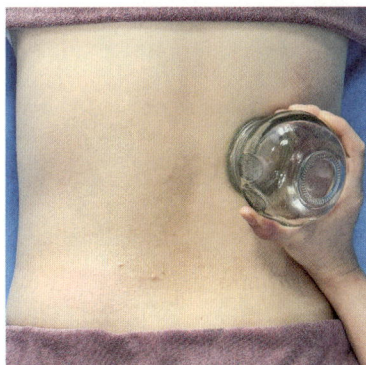

图 6-38　抖罐

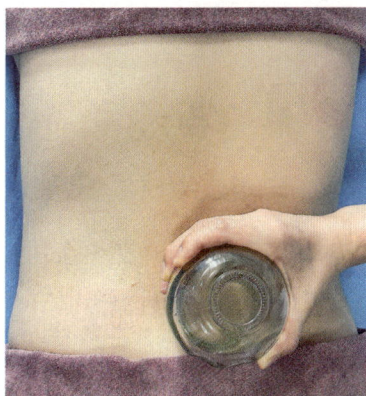

图 6-39　走罐

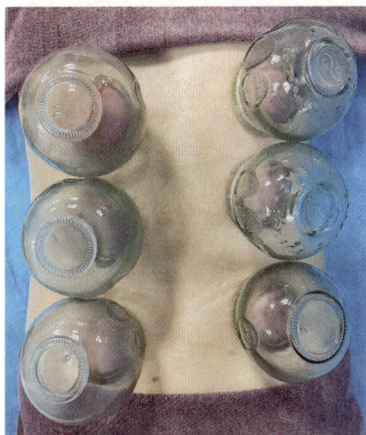

图 6-40　留罐

续表

操作后
1. 整理用物并垃圾分类处理 2. 洗手，记录

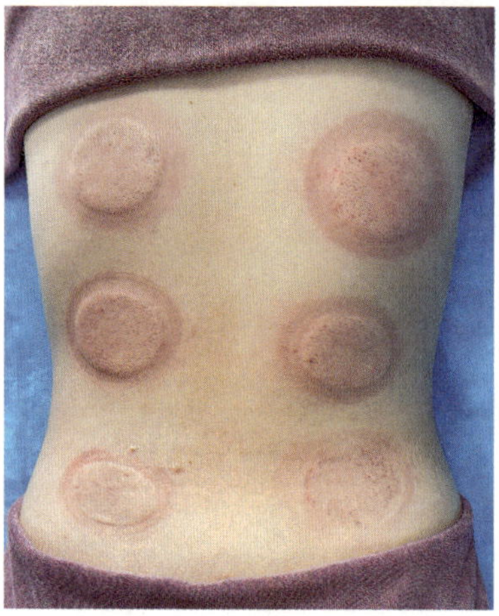

图 6-41　起罐后的皮肤

二、刺络拔罐技术

刺络拔罐技术是点刺出血加拔罐的一种治疗方法，能激发和调整人体经气，刺激神经、血管、肌肉，促进血液循环，缓解平滑肌痉挛，具有通经活络、活血化瘀、祛湿除寒、行气止痛的作用。

（一）护理目标

通过刺络拔罐，达到缓解肌肉痉挛，缓解疼痛的作用。

（二）适用范围

刺络拔罐适用于疼痛病证、支气管哮喘、面肌痉挛、重症面神经麻痹及其后遗症、软组织损伤、风湿性关节炎、类风湿关节炎、急性乳腺炎、丹毒、带状疱疹急性期等。

（三）评估内容

患者当前主要症状、临床表现、既往史，女性患者是否妊娠，对疼痛的耐受程度，是否有晕针史，刺络、施罐处的皮肤情况，心理状况。

（四）告知

告知患者，如果拔罐过程中火罐脱落，应及时通知护士。

（五）物品准备

治疗盘、火罐（玻璃罐、竹罐、陶罐）、止血钳、95%乙醇、打火机、纱布块、小口瓶、大毛巾、三棱针、快速手消毒液等。

（六）基本操作方法

1.操作前 核对医嘱，评估患者，做好解释，备齐用物，携至床旁。

2.操作中

（1）协助患者取合理、舒适体位，遵照医嘱确定刺络施罐部位，清洁操作部位皮肤。

（2）右手拇指、示指持住三棱针针柄，中指扶住针尖部，露出针尖1～2分许，以控制针刺深浅度，针刺时左手捏住指（趾）部，或夹持、舒张皮肤，右手持针刺所选部位。

（3）将点燃的火焰在火罐内转动，使罐内形成负压后并迅速扣至已经选择的拔罐部位上，待火罐稳定后方可离开，防止火罐脱落，适时留罐。

3.操作后 起罐，清洁局部皮肤，整理患者及床单位，清理用品，消毒火罐，洗手。

（七）注意事项

1.检查针具 注意检查针具，当发现针尖有钩毛或缺损、针锋参差不齐时，要及时更换。

2.消毒 针具及针刺局部皮肤（包括穴位）均应消毒。针具一般用75%乙醇浸泡30分钟即可使用。重刺后，局部皮肤须用酒精棉球消毒，并应注意保持针刺局部清洁，以防感染，24小时内不要沐浴。

3.部位的选择 拔罐时宜选肌肉较厚的部位，骨骼凹凸不平和毛发处不宜拔罐，避开有水疱、瘢痕和伤口的位置。

4.注意防烫伤 点火用的酒精棉球应用止血钳拧干夹紧，防止棉球滴酒精或脱落烫伤患者的皮肤。用毕的酒精棉球放入小口瓶内熄灭。

5.观察吸附力 使用玻璃罐时随时注意罐内的吸附力是否降低，以防火罐松脱打碎。

6.起罐 起罐时切勿强拉，拔罐后皮肤出现潮红或瘀红为正常现象，拔罐后引起的张力性水疱可按外科常规处理。

7. 注意保暖 冬天注意保暖，但拔罐部位不宜覆盖厚重的棉被，必要时用屏风遮挡患者。

8. 针刺深度 针刺时不宜过深以防出血过多，局部注意消毒。

9. 禁忌证 心力衰竭、恶性肿瘤、活动性肺结核、出血性疾病、急性传染病及孕妇、年老体弱者、精神病患者禁用刺络拔罐。

（八）成效标准

1. 操作前 患者及其家属对所给的解释表示满意。

2. 操作中 操作过程安全，方法正确。治疗效果、异常情况及时得到观察、反馈和记录。

3. 操作后 治疗达到预期目标和效果，异常情况及时得到观察、反馈和记录。

（九）操作流程及要点说明（图 6-42 至图 6-45）

刺络拔罐技术操作流程及要点说明

操作前	
用物准备： 治疗盘、火罐（玻璃罐、竹罐、陶罐）、止血钳、95%乙醇、打火机、纱布块、小口瓶、大毛巾、三棱针、快速手消毒液等 **评估：** 1. 主要症状、临床表现、既往史，女性患者是否妊娠 2. 对疼痛的耐受程度，是否有晕针史 3. 刺络、施罐处的皮肤情况 4. 心理情况	 图 6-42 备物
操作中	
操作步骤： 1. 协助患者取合理体位，暴露拔罐部位，注意保暖及患者隐私 2. 刺络拔罐部位常规消毒 3. 右手拇指、示指持住三棱针针柄，中指扶住针尖部，露出针尖1～2分许，以控制针刺深浅度，针刺时左手捏住指（趾）部，或夹持、舒张皮肤，右手持针刺所选部位 4. 将点燃的火焰在火罐内转动，使罐内形成负压后并迅速扣至已经选择的拔罐部位上，待火罐稳定后方可离开，防止火罐脱落，适时留罐	 图 6-43 刺络部位选择

操作中	
5. 起罐 **操作要点：** 1. 在点刺的皮肤上面拔罐（每罐相隔一横指） 2. 留罐 5 ～ 10 分钟	 图 6-44　放血 图 6-45　留罐
操作后	
1. 清洁局部皮肤，整理患者及床单位，清理用品，消毒火罐 2. 洗手，记录	

三、火龙罐技术

火龙罐罐口为梅花瓣设计，梅花瓣罐口为刮痧板和按摩齿，罐中可用 1 ～ 3 个艾炷，故火龙罐技术是集艾灸、刮痧、推拿于一体的中医特色技术，具有温经散寒、通经活络、调节脏腑、补益强身的作用。

（一）护理目标

通过火龙罐技术，达到调节脏腑、补益强身的作用。

（二）适用范围

火龙罐适用于脊柱软伤类疾病、腰背部肌肉损伤、胃肠类疾病、妇科疾病、痹证、外伤骨折后水肿、中风后遗症及糖尿病微循环障碍等。

（三）评估内容

患者当前主要症状、临床表现、既往史，有无艾过敏，患者的体质情况、心理状态、对热的敏感度及耐受程度，治疗部位的皮肤是否完整。

（四）告知

1. 操作前 告知患者火龙罐操作的目的及过程。

2. 操作后 告知患者注意事项，做好解释，取得患者配合。

（五）物品准备

治疗盘、火龙罐（大罐、中罐、小罐、佛手罐）、艾炷、75%乙醇、打火机、纱布块、按摩膏或精油，必要时备浴巾、屏风、烫伤膏等。

（六）基本操作方法

1. 操作前 遵照医嘱确定施术部位，检查罐口，洗手，插艾炷。背部用大罐，腰部用中罐，肩颈及四肢用小罐，肌肉肥厚者用佛手罐。火苗对准艾炷中心，使其全部点燃并升温。

2. 操作中

（1）涂抹润滑剂：在施术部位抹上按摩膏或对症的精油，抹匀。

（2）手法操作：手先接触皮肤，然后落罐，运用推法（运法、推法、拔法）、刮法（推刮、回悬刮）、灸法（温和灸、透热灸）三位一体进行操作。

（3）观察皮肤：观察患者局部皮肤，询问有无不适感。

3. 操作后 操作完毕，嘱患者卧床休息，保暖，可饮温开水。操作者整理床单位，待罐的温度降低后，用水淋冲罐内艾灰，在确认无火星的情况下，将艾灰及水倒入垃圾桶。用含氯消毒剂浸泡火罐30分钟，之后冲洗干净罐内及罐体；再用75%乙醇清洁罐壁与罐口，放置在专用配套托盘，通风晾干备用。

（七）注意事项

1. 力度的掌握 力度由轻到重，施术过程中不可用暴力。

2. 温度的控制 罐体温度适当，以操作者手部感控温度。

3. 注意保暖 治疗过程中暴露腰背部、腹部时注意保暖，必要时屏风遮挡及神灯照射。

4. 点火器的选择 大火龙罐用大的枪式打火器点燃，小火龙罐用小的枪式打火器点燃；切勿火过大，否则罐体可因温度迅速达到1000℃以上而炸裂。

5. 治疗时间 操作时间一般为20～30分钟，根据患者的耐热程度灵活决定，以毛孔微微张开，细微汗出，皮松舒适为宜。

（八）成效标准

1. 操作前 患者及其家属对所给的解释表示满意。

2. 操作中 操作过程安全，方法正确。

3. 操作后 治疗达到预期目标和效果，异常情况及时得到观察、反馈和记录。

（九）操作流程及要点说明（图6-46至图6-49）

火龙罐技术操作流程及要点说明

操作前	
用物准备： 治疗盘、火龙罐（大罐、中罐、小罐、佛手罐）、艾炷、75%乙醇、打火机、纱布块、按摩膏或精油，必要时备浴巾、屏风、烫伤膏等 **评估：** 1. 当前主要症状、临床表现，既往史 2. 有无艾过敏 3. 体质和治疗部位的皮肤情况 4. 心理状态、对热的敏感及耐受程度	 图6-46 备物

续表

操作中	
操作步骤： 1.确定施术部位，协助患者取合理体位，暴露施术部位，保暖 2.检查罐口，插艾炷，点燃艾炷，在治疗部位抹上按摩膏或对症的精油，抹匀 3.将点燃的火龙罐以推法、刮法、灸法三位一体进行操作 **操作要点：** 1.背部用大罐，腰部用中罐，肩颈及四肢用小罐，肌肉肥厚者用佛手罐 2.充分点燃艾炷，火苗对准艾炷中心，使其全部点燃并升温	 图 6-47　检查罐口 图 6-48　点火 图 6-49　手法演示
操作后	
1.整理用物及床单位 2.洗手，记录	

四、温通拨筋罐技术

温通拨筋罐技术是结合拨筋、推拿、艾灸于一体的中医特色技术。其在疼痛部位运用多种手法，可起到舒筋活血、温经散寒的作用，适用于风、寒、湿引起的痹证。

（一）护理目标

缓解或消除因风、寒、湿引起的痹痛及慢性软组织疼痛。

（二）适用范围

温通拨筋罐适用于肩周炎、胸背筋膜炎、肌肉拉伤、颈椎病、腰椎间盘突出症、月经不调、痛经、乳房疼痛、中风后遗症、糖尿病微循环障碍等。

（三）评估内容

病室环境及温度、湿度，有无易燃物品；患者当前主要症状、既往史、过敏史、传染病史，女性患者是否妊娠，凝血功能，意识状态，治疗部位的皮肤情况及局部的感知觉，对疼痛和热的耐受程度，进食情况、二便情况。

（四）告知

1. 操作前 告知患者一般 5～7 次为一疗程，每次治疗时间为 30～40 分钟，紧张、饥饿、疲劳、进食半小时内不宜进行治疗。

2. 操作中 在操作过程中患者如有任何不适，需立即告知护士。

3. 操作后 治疗后局部皮肤出现轻微红肿、疼痛属于正常现象，若局部出现严重不适，请患者及时告知护士；治疗期间饮食以清淡为主，少食油腻和生冷瓜果；治疗后可适当多补充水分，注意保暖，避免吹风，4 小时后方可湿水。

（五）物品准备

治疗盘、温通拨筋罐、艾条、点火器、润滑油、弯盘、纱布块、烫伤膏，必要时备毛毯、屏风等。

（六）基本操作方法

1. 操作前 核对医嘱，评估患者，做好解释，备齐用物，携至床旁。

2. 操作中

（1）协助患者取适合体位，暴露治疗部位，注意保暖。检查罐口，点燃艾条，观察艾条是否全部点燃并升温，确认后再将艾条插入，调节至与控烟管口齐平。

（2）施术部位涂以润滑油，并对治疗部位的肌肉进行初步按摩松解。

（3）将温通拨筋罐从远到近慢慢靠近患者，询问患者感觉，将艾条距罐口调节至合适的距离，运用罐口齿状端对施术部位进行初步预诊，寻找重点处理部位，以及筋结的形状、大小等。

（4）对施术部位全范围进行温通，以小圈加大圈的形式按一定的力度按揉，对预诊严重的部位根据筋结的不同采用不同的手法进行重点干预。根据医嘱和患者的实际情况，可选择在重点治疗穴位进行 15 ～ 20 分钟的坐罐。

3. 操作后 操作完毕后，将罐放置在配套托盘上，清洁患者局部皮肤，协助患者取舒适体位。

（七）注意事项

1. 不宜治疗的情况 患者在精神过度紧张、饥饿、疲劳及进食半小时内，不宜进行治疗。

2. 检查罐的完好性 操作前要检查罐口是否完好无破损，内部控烟管边缘是否洁净，防止之前残留的艾条焦油滴落。

3. 调节温度 温通拨筋罐使用的艾条直径有 5cm，在操作过程中，可根据患者的耐热程度进行调节，若患者觉得热，可将艾条往控烟管内部回缩。

4. 操作强度 操作强度由轻到重，以患者可接受为宜。操作过程中不可用暴力，随时询问患者的感受。若患者在治疗中出现不良反应，如疼痛、过敏反应、病情加重等，应立即停止治疗，取平卧位，通知医生，配合处理。

5. 用具的消毒 做好消毒隔离，一人一具，用 75％乙醇擦拭或 500mg/L 含氯消毒液浸泡 30 分钟。

（八）成效标准

1. 操作前 患者及其家属对所给的解释表示满意。

2. 操作中 操作过程安全，方法正确。

3. 操作后 治疗达到预期目标和效果，异常情况及时得到观察、反馈和记录。

（九）操作流程及要点说明（图 6-50 至图 6-54）

温通拨筋罐技术操作流程及要点说明

操作前	
用物准备： 治疗盘、温通拨筋罐、艾条、点火器、润滑油、弯盘、纱布块、烫伤膏，必要时备毛毯、屏风等	 图 6-50　备物

续表

操作前	
评估： 1. 病室环境及温度、湿度，有无易燃物品 2. 患者当前主要症状、既往史、过敏史、传染病史，女性患者是否妊娠，凝血功能，意识状态 3. 治疗部位的皮肤情况及局部的感知觉，对疼痛和热的耐受程度 4. 进食情况、二便情况	

操作中	
操作步骤： **1. 检查** （1）检查罐口是否完好无破损，内部控烟管边缘是否洁净 （2）点燃艾条，观察艾条是否全部点燃并升温，确认后再将艾条插入，调节至与控烟管口齐平 **2. 涂油按摩** 润滑油可以是茶籽油、橄榄油、精油或根据患者体质自制的药油。按摩前注意修剪指甲和预热双手 **3. 试温预诊** 将温通拨筋罐从远到近慢慢靠近患者，询问患者感觉，将艾条距罐口调节至合适的距离，运用罐口齿状端对施术部位进行初步预诊，寻找重点处理部位，以及筋结的形状、大小等 **4. 温通运罐** （1）拨筋：①挑拨法：针对较粗的病筋，可用温通罐齿状尖端在病筋周围来回挑拨。②刨动法：针对较细、成片的病筋，可用温通罐齿状斜面端来回刨动。③点穴法：针对筋结点或阿是穴，可用温通罐齿状端进行点穴 （2）艾灸：温和灸、回旋灸交替进行，可用摇骰子的方式加旺火，左右或反复旋转罐体 （3）刮痧：①点法：适用于肌肉丰满处的穴位。②磨法：适用于麻木或绵绵隐痛的部位。③熨法：适用于四肢关节、脊柱两侧、骨骼之间等	 图 6-51　涂油 图 6-52　调节艾条

续表

操作中	
	 图 6-53　温通运罐

操作后	
1.观察治疗局部的皮肤情况，询问患者有无不适，协助患者取舒适体位，整理用物及床单位 2.洗手，记录	 图 6-54　整理用物

第四节　推拿类技术

一、穴位按摩技术

穴位按摩技术是以经络学说为指导，以穴位主治性能为基础，运用不同手法作用于人体体表特定部位或穴位，达到防病治病、保健养生目的的治疗方法。

（一）护理目标

通过穴位按摩，达到防病治病、保健养生的目的。

（二）适用范围

穴位按摩适用于头痛、失眠、痛经、便秘、消化不良、神经性呕吐、扭伤、腰肌劳损等。

（三）评估内容

患者的性别、年龄、诊断、体质、对疼痛的耐受程度，按摩部位的皮肤情况。

（四）告知

1. 按摩前　告知患者穴位按摩的目的、操作过程，取得患者配合。操作前排空二便。

2. 按摩时　告知患者在治疗途中不要变更体位。

3. 按摩后　观察按摩部位的皮肤情况。

（五）物品准备

治疗盘、大毛巾、润滑油、纱布块、棉签、污物桶。

（六）基本操作方法

1. 操作前　核对医嘱，评估患者，做好解释，备齐用物，携至床旁。

2. 操作中

（1）暴露按摩穴位：正确取穴或寻找阳性反应点，注意保暖。

（2）在按摩部位涂抹润滑油：按摩开始时用力要轻，由轻到重，然后再逐渐减轻至结束。一般以肩带肘，以肘带腕，以腕带手，要求刚柔相济，由浅到深，均匀柔和，连续不断，轻而不浮，重而不滞，渗透舒适为度。

（3）按法：利用指尖或指掌，在患者身体的适当部位，有节奏地一起一落按下，为按法。常用手法有单手按法、双手按法。

（4）摩法：摩，就是抚摩的意思。用手指或手掌在患者身体的适当部位柔软地抚摩，为摩法。摩法多配合按法和推法。常用手法包括单手摩法和双手摩法。

（5）揉法：用手贴着患者皮肤，做轻微的旋转活动的揉拿，为揉法。揉法分单手揉和双手揉。像太阳穴等面积小的地方，可用手指揉法；背部等面积大的部位，可用手掌揉法。揉法具有消瘀祛积、调和气血的作用，尤其适合局部痛点。

（6）捏法：在适当部位，利用手指把皮肤和肌肉从骨面上捏起来，为捏法。捏法和拿法有某些类似之处，但是拿法要用手的全力，捏法则着重在手指上；拿法用力要重些，捏法用力要轻些。捏法是按摩中常用的基本手法，它常常与揉法配合进行。

（7）颤法：迅速、短促、均匀地震颤抖动。颤法与"动"分不开，所以又称颤动手法。

（8）叩击法：临床上多在按摩后进行。叩击法手劲要轻重有度，柔软而灵活。手法合适，能给患者以轻松感，否则就是不得法。叩击法常用手法有侧掌切击法、平掌拍击法、横拳叩击法和竖拳叩击法等。

3. 操作后　操作结束后再次核对，协助患者取安全、舒适卧位，整理床单位，清理用物，洗手，观察并记录。

（七）注意事项

1. 自身准备　操作者手要保持清洁，指甲要剪短，冬天操作前要先把手搓热。

2. 力度的控制　点穴时力量要适中，使患者有酸、麻、胀等得气感。按摩时用力要遵循由轻到重，再由重到轻的原则。

3. 禁忌证　确诊的急性脊柱损伤、各种急性传染病、感染性化脓性疾病、结核性关节炎、烧伤、烫伤、皮肤破损及瘢痕等部位、孕妇腰腹部禁用。

（八）成效标准

1. 操作前　患者及其家属对所给的解释表示满意。

2. 操作中　操作过程安全，方法正确。

3. 操作后　治疗达到预期目标和效果，异常情况及时得到观察、反馈和记录。

（九）操作流程及要点说明（图 6-55 至图 6-59）

穴位按摩技术操作流程及要点说明

操作前	
用物准备： 治疗盘、大毛巾、润滑油、纱布块、棉签、污物桶 **评估：** 1. 性别、年龄、诊断、体质、对疼痛的耐受程度 2. 按摩部位的皮肤情况	 图 6-55 备物

操作中	
操作步骤： 1. 暴露按摩穴位，正确取穴或阳性反应点，注意保暖 2. 在按摩部位涂抹润滑油，开始操作 **操作要点：** **1. 按法** 利用指尖或指掌，在患者身体的适当部位，有节奏地一起一落按下 **2. 摩法** 用手指或手掌在患者身体的适当部位柔软地抚摩 **3. 揉法** 用手贴着患者皮肤，做轻微的旋转活动的揉拿 **4. 捏法** 在适当部位，利用手指把皮肤和肌肉从骨面上捏起来，着重在手指上 **5. 颤法** 迅速、短促、均匀地震颤抖动 **6. 叩击法** 叩击法手劲要轻重有度，柔软而灵活	 图 6-56 定穴 图 6-57 按法 图 6-58 颤法

续表

操作中	
	 图 6-59　叩击法
操作后	
1. 协助患者取安全、舒适体位，整理用物及床单位 2. 洗手，记录	

二、腹部按摩技术

腹部按摩技术是运用手法作用于人体腹部，并由体表深入体内，通过局部刺激，达到通腑泻热、促进排便的治疗方法。

（一）护理目标

通过腹部按摩，达到通腑泻热、促进排便的目的。

（二）适用范围

腹部按摩适用于各种疾病和术后所致的便秘，以及胃脘痛、小儿疳积、慢性盆腔炎等。

（三）评估内容

患者当前主要症状、既往史、体质，女性患者是否妊娠，对疼痛及力度的耐受程度，腹部的皮肤情况，有无术口、有无破溃等。

（四）告知

1. 按摩前　实施操作前嘱患者排空膀胱。

2. 按摩时　腹部按摩时可能会出现局部皮肤发热、痛等，如有不适，请患者及时告知护士。

3. 按摩后　观察按摩部位的皮肤情况，以及有无腹部疼痛。

（五）物品准备

治疗盘、纱布块、棉签、润滑油、松节油（备用）、屏风、治疗巾。

（六）基本操作方法

1. 操作前　核对医嘱，评估患者，做好解释，备齐用物，携至床旁。

2. 操作中　协助患者取合理舒适体位（以仰卧位为宜），注意保护患者隐私。根据患者腹部的皮肤情况，酌情涂抹润滑油或去除胶布印等污垢。

（1）按法：用拇指、中指或示指指腹，垂直向下按压所选的穴位。

（2）推法：用掌根或大鱼际沿着结肠的解剖路径进行推刮。

（3）摩法：将一手的掌心贴于肚脐上，另一只手叠压其上，以肚脐为中心，顺时针方向进行大面积轻柔、缓慢的环形按摩。

3. 操作后　操作结束后再次核对，协助患者取安全舒适卧位，整理床单位，清理用物，洗手，观察并记录。

（七）注意事项

1. 操作者的准备　操作前修剪指甲、洗手以防损伤患者皮肤；预先去除局部有碍操作的物品。

2. 力度的控制　按摩手法轻重适宜，随时观察患者表情，及时调整手法力度。

3. 禁忌证　未确诊的急性脊柱损伤、各种急性传染病、感染性化脓性疾病、结核性关节炎、烧伤、烫伤、皮肤破损及瘢痕等部位、孕妇腰腹部禁用。

（八）成效标准

1. 操作前　患者及其家属对所给的解释表示满意。

2. 操作中　操作过程安全，方法正确。

3. 操作后　治疗达到预期目标和效果，异常情况及时得到观察、反馈和记录。

（九）操作流程及要点说明（图 6-60 至图 6-63）

腹部按摩技术操作流程及要点说明

操作前

用物准备：
治疗盘、纱布块、棉签、润滑油、松节油（备用）、屏风、治疗巾

评估：
1. 当前主要症状、既往史、体质
2. 女性患者是否妊娠
3. 对疼痛及力度的耐受程度
4. 腹部的皮肤情况，有无术口、有无破溃等

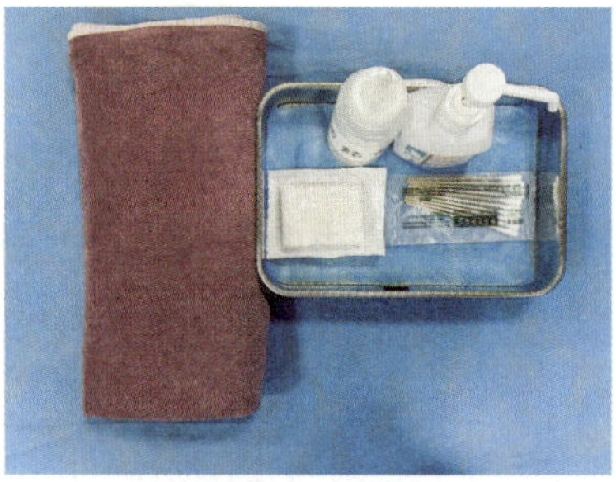

图 6-60　备物

操作中

操作步骤：
1. 核对医嘱，评估患者，做好解释，备齐用物，携至床旁
2. 协助患者取合理舒适体位（仰卧位为宜），注意保护患者隐私
3. 操作者根据患者腹部皮肤情况，酌情涂抹润滑油或去除胶布印等污垢
4. 先用拇指、中指或示指指腹，垂直向下按压所选的穴位；再用掌根或大鱼际沿着结肠的解剖路径进行推刮；然后将一手的掌心贴于肚脐上，另一只手叠压其上，以肚脐为中心，顺时针方向进行大面积轻柔、缓慢的环形按摩。

操作要点：
患者全程保持深长、缓慢的腹式呼吸，吸气时腹部鼓起，呼气时腹部回收

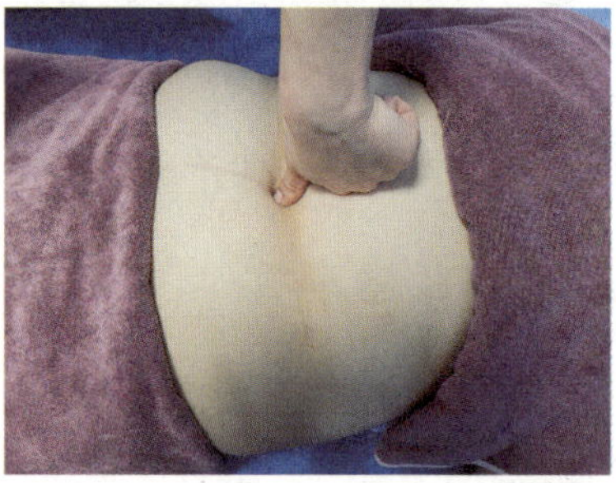

图 6-61　按法

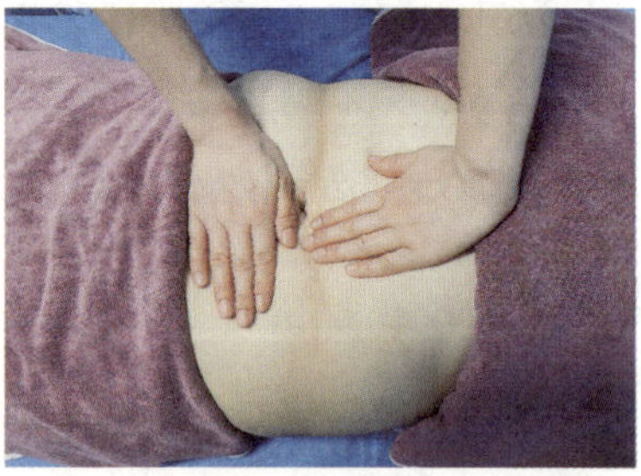

图 6-62　推法

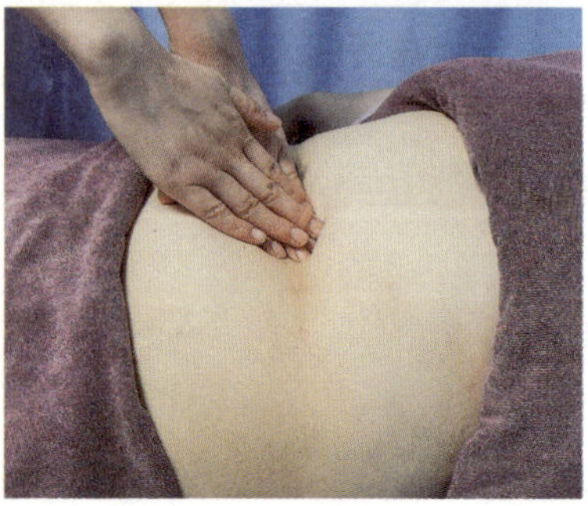

图 6-63　摩法

续表

操作后	
1.整理用物及床单位 2.洗手,记录	

第五节 刮痧类技术

一、铜砭刮痧技术

铜砭刮痧技术是指用黄铜刮痧板施行刮痧的治疗方法。黄铜材质刮痧易于出痧,其刮痧方法也具有自身特色,临床尤以上海李氏虎符铜砭刮痧常用。该法讲究手法整体"徐而和",以通为治,以通为补,以通为泻。

(一)护理目标

通过刮痧,达到调节脏腑、治疗疾病的目的。

(二)适用范围

铜砭刮痧适用于常规刮痧的病证范畴,如外感性疾病、疼痛性疾病、眩晕、失眠、肥胖、甲状腺疾病、乳腺疾病等。

(三)评估内容

患者当前主要症状、既往史,体质及对疼痛的耐受程度,刮痧部位的皮肤情况。

(四)告知

1.刮痧前 告知患者刮痧的作用和简要程序。

2.刮痧时 刮痧时刮痧部位的皮肤有轻微疼痛、灼热感属于正常现象,患者如有其他不适,需及时告知护士。

3.刮痧后 刮痧部位出现红紫色痧点或瘀斑属于正常现象,数日后可自行消退。刮痧后4～6小时内不宜洗澡,慎避风寒。刮痧后饮食宜清淡。

(五)物品准备

治疗盘、铜砭、刮痧油、毛巾、卷纸,必要时备屏风等。

（六）基本操作方法

1. 操作前 核对医嘱，评估患者，做好解释。遵照医嘱确定刮痧部位，嘱患者排空二便。检查刮具边缘有无缺损，备齐用物，携至床旁。

2. 操作中 协助患者取坐位，暴露刮痧部位，注意保护隐私及保暖。用铜砭蘸取适量刮痧油涂抹于刮痧部位，操作者单手或双手握铜砭，做有规律的刮拭。

（1）刮痧的部位及顺序：年老、肿瘤、虚弱卧床、心脏病患者首刮心经、心包经、肺经稳定上焦。背部刮痧首刮四穴（大椎、大杼、膏肓、神堂）；其余部位刮痧遵循先阳后阴、先上后下、先左后右、先躯干后肢体的原则。刮痧的方向以经络循行为依据，顺人体纵行方向向下，不要来回刮，铜砭回位时不离开皮肤，尤其是刮拭头部时避免铜砭撞击。

（2）刮痧力度的控制：刮痧时用力要均匀，"徐而和"，由轻到重，以患者能耐受为度。

（3）磨痧：刮四肢部位，肘下至掌，膝下至足，采取刮磨结合的手法刮拭称为四井排毒；同时以少油低角度刮磨时局部往往出现黑痧，称为磨痧。

（4）常见部位的刮痧方法

1）头部：首先刮百会穴与四神聪穴，从前往后刮；其次从前发际刮到后发际，分几段刮；最后刮两侧的胆经，先左后右，太阳→角孙→风池。

2）颈部：刮前颈部时顺着肌肉走行往下刮，此处有迷走神经及颈动静脉，手法宜轻柔。刮后项部时，要从颅底刮起，分五段刮：风府到大椎，左右风池到肩峰，风池与风府之间，大椎与肩峰之间。刮下颌骨时用铜砭小头抠进下颌骨，往下刮。刮锁骨时先用铜砭小头刮锁骨上，从外向里刮；然后用铜砭小弯刮锁骨，从外向里刮；再用铜砭小头刮锁骨下，从里向外刮。

3）肩背部：背部首开四穴，大椎、大杼、膏肓、神堂，调用全身气血，再刮督脉及督脉旁的夹脊穴、膀胱经1.5寸线及3寸线；其次以向外、向下为主要方向沿左右肩胛刮拭，从肩胛下分别向左向右顺肋骨方向向腋前线刮拭。

4）胸腹部：胸部先刮任脉的天突到膻中穴，再刮两侧胸部，沿着肋骨走行从外向里刮。腹部先刮任脉膻中到神阙穴，生育期女士避免刮脐下的石门穴；然后刮脐旁两侧的胃经，刮至天枢穴。

5）上肢部：先刮手臂内侧的心经、心包经、肺经，从手臂刮到指尖且必刮到指尖，否则气会郁滞于手掌，排痧时手肿胀难受。刮手指时用铜砭小弯往指尖方向刮。然后刮手臂外侧的三焦经、大肠经、小肠经，刮至手背手指。最后刮手部大鱼际、小鱼际、后溪等处。

6）下肢部：先自上而下刮胫骨外侧，再用铜砭小头及小弯自上而下刮胫骨。刮足部时先从足背刮到足趾，再刮足外侧和足内侧，最后刮足底，均沿足跟向足趾方向刮拭。

3. 操作后　刮痧完毕，清洁局部皮肤，协助患者穿衣，安置舒适体位，整理床单位。

（七）注意事项

1. 不良反应的处理　刮痧过程中若患者出现头晕、脸色发白等晕刮症状，应先让患者躺平，房间保持通风，声音平和且坚定地与患者保持沟通。先点内关穴，急救加极泉穴（腋窝中央，腋动脉搏动处）。出现晕刮的原因可能是不宜刮痧者刮痧，或施术者手法不当，或受刮者强忍疼痛。

2. 用具消毒　刮痧板用完后用75%乙醇擦拭待干，即可供下次使用。

3. 禁忌证　空腹或饱餐者、孕妇、醉酒者、身体虚弱者、糖尿病坏疽、皮肤病患者、严重心肺功能衰竭者、严重出血性疾病患者等禁用。

4. 治疗周期　7天痧退后可再行刮治，一般表证急证1～3次为一疗程，慢性病10次为一疗程。

（八）成效标准

1. 操作前　患者及其家属对所给的解释表示满意。

2. 操作中　操作过程安全，方法正确。

3. 操作后　治疗达到预期目标和效果，异常情况及时得到观察、反馈和记录。

（九）操作流程及要点说明（图6-64至图6-67）

铜砭刮痧技术操作流程及要点说明

操作前

| 用物准备：治疗盘、铜砭、刮痧油、毛巾、卷纸，必要时备屏风等

评估：
1. 当前主要症状、既往史
2. 体质及对疼痛的耐受程度
3. 刮痧部位的皮肤情况 |
图6-64　备物 |

续表

操作中	
操作步骤（以刮前臂为例）： 1. 检查刮具边缘有无缺损 2. 用铜砭蘸取适量刮痧油涂抹于刮痧部位 3. 用拇指和示指、中指夹住铜砭，环指、小指紧贴铜砭边角，以肘关节为轴心，于患者前臂做有规律的刮拭，刮至局部用同样力度刮拭不再出新痧，毛孔张开似"猪皮样"，同时局部出现舒适的皮肤发热感为度 **操作要点：** **1. 油量适中** 刮痧油量适中，太多打滑不易出痧，过少则易损伤皮肤 **2. 痧象判断** 不同的患者可出现不同的痧象，不强求出痧，以患者能耐受为度	 图 6-65 检查刮具 图 6-66 刮前臂 图 6-67 观察痧象
操作后	
1. 整理用物，垃圾分类处理 2. 洗手，记录	

二、温通刮痧技术

温通刮痧技术是根据灸火的热力及艾绒的药理作用，借助温通刮痧杯，通过运用艾灸、刮痧、按摩手法等来刺激人体经络、腧穴的治疗方法。

（一）护理目标

通过刮痧，达到以热引邪、温通经脉、祛湿散寒、软坚化结、缓解疼痛的目的。

（二）适用范围

温通刮痧适用于风、寒、湿、瘀所致的各种病证，如头痛、感冒、肩周炎、失眠、颈肩腰腿痛、风湿痹痛等。

（三）评估内容

患者当前主要症状、既往史，女性患者是否妊娠或在月经期，体质及对疼痛的耐受程度，温通刮痧部位的皮肤情况。

（四）告知

1. 刮痧前　告知患者温通刮痧的作用和简要程序，治疗前后要适量饮水，不宜空腹进行操作。

2. 刮痧中　温通刮痧过程中，治疗部位的皮肤有轻微疼痛、灼热感属于正常现象，如有其他不适需及时告知护士。

3. 刮痧后　刮痧部位出现红紫色痧点或瘀斑属于正常现象，数日后可自行消退。刮痧后 6 小时内不宜洗澡，慎避风寒，避免生冷饮食。

（五）物品准备

治疗盘、温通刮痧杯、打火机、艾炷、热毛巾、刮痧介质（刮痧油、甘油等）、卷纸，必要时备浴巾、屏风、烫伤膏等。

（六）基本操作方法

1. 操作前　核对医嘱，评估患者，做好解释。遵照医嘱确定刮痧部位，嘱患者排空二便。检查刮具边缘有无缺损，备齐用物，携至床旁。

2. 操作中

（1）协助患者取合适体位，暴露刮痧部位，注意保护隐私及保暖，用热毛巾对皮肤进行清洁。

（2）点燃艾条，对病灶部位或穴位施灸，待罐口温热。

（3）蘸取适量介质（如刮痧油、甘油等）涂抹于刮痧部位，边刮边灸。要求：手持温通刮痧杯，在选定的部位，从上至下、由内向外，单一方向刮拭皮肤，直至局部皮下出现红色或紫红色痧为止。注意不要来回刮动，手法要细腻柔和，用力应均匀，不要忽轻忽重。操作过程中随时询问患者有无不适，调节手法与力度。

3. 操作后 刮痧完毕，清洁局部皮肤，协助患者穿衣，安置舒适体位，整理床单位。

（七）注意事项

治疗可一周 2 次，根据退痧情况而定，一般一疗程为 3 ～ 7 次。

（八）成效标准

1. 操作前 患者及其家属对所给的解释表示满意。

2. 操作中 操作过程安全，方法正确。

3. 操作后 治疗达到预期目标和效果，异常情况及时得到观察、反馈和记录。

（九）操作流程及要点说明（图 6-68 至图 6-72）

温通刮痧技术操作流程及要点说明

操作前	
用物准备： 治疗盘、温通刮痧杯、打火机、艾炷、热毛巾、刮痧介质（刮痧油、甘油等）、卷纸，必要时备浴巾、屏风、烫伤膏等 **评估：** 1. 当前主要症状、既往史，女性患者是否妊娠或月经期 2. 体质及对疼痛的耐受程度 3. 温通刮痧部位的皮肤情况	 图 6-68 备物

操作中

操作步骤：

1. 协助患者取合理、舒适体位，充分暴露治疗部位
2. 用热毛巾对皮肤进行清洁
3. 点燃艾条，对病灶部位或穴位施灸，待罐口温热
4. 蘸取适量介质（如刮痧油、甘油等）涂抹于温通刮痧部位，边刮边灸

操作要点：

手持温通刮痧杯，在选定的部位，从上至下、由内向外，单一方向刮拭皮肤，直至局部皮下出现红色或紫红色痧为止

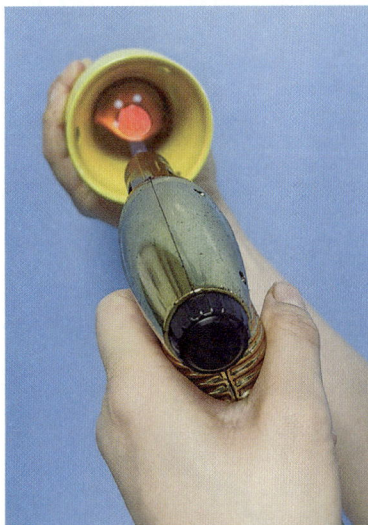

图 6-69　点燃艾条

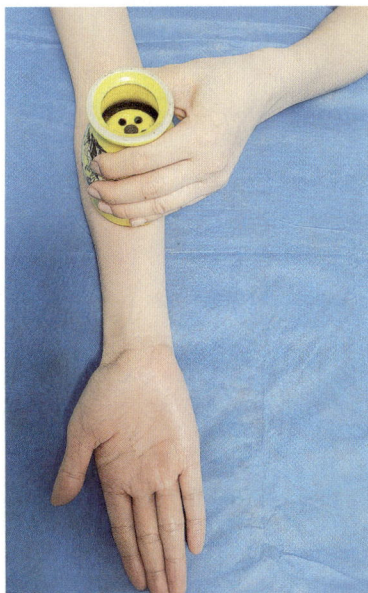

图 6-70　直推刮

操作中	
	 图 6-71　观察痧象

操作后	
1.整理用物，垃圾分类处理 2.观察，告知 3.洗手，记录	 图 6-72　清洁用物

第六节　敷熨熏浴类技术

一、中药沐足技术

中药沐足技术是将中药煎汤后置于沐足器中直接作用于双足的治疗方法。

（一）护理目标

缓解疲劳，改善血液循环，促进新陈代谢，舒筋活血。

（二）适用范围

中药沐足适用于骨科疾病，如肩周炎、网球肘、颈椎病、腰椎间盘突出症等；呼吸系统疾病；妇科疾病。该技术也可用于慢性疲劳综合征及健康保健等。

（三）评估内容

患者当前主要症状、临床表现、舌苔、脉象、既往史，有无对所用沐足药物过敏、体质及沐足部位的皮肤情况、对热的敏感和耐受程度，心理状态及进食情况。

（四）告知

1. 沐足前　告知患者沐足的目的及过程。
2. 沐足时　告知患者沐足的温度、时间及其他注意事项，防止烫伤。

（五）物品准备

治疗盘、快速手消毒液、中药、沐足器、毛巾、一次性沐足袋、水温计、纱布，必要时屏风遮挡。

（六）基本操作方法

1. 操作前
（1）核对：患者姓名、性别、年龄、住院号、医嘱、诊断、中药、用法、用量，评估患者，做好解释。
（2）检查：沐足器的性能是否完好、安全。

（3）按医嘱配制药液：将中药煎剂或中药免煎颗粒倒入容器盆中加热水，调节水温（夏天 38 ～ 41℃，冬天 41 ～ 43℃），取沐足器，套上一次性沐足袋，将已配制好的中药沐足液倒入沐足器中。

2. 操作中 协助患者取合理、舒适体位，然后协助患者将双足浸入中药沐足液中，接上电源，选择沐足模式，调节时间，盖好毛巾，注意保暖。

3. 操作后 操作完毕后拔下电源，协助患者取舒适体位，整理床单位等。

（七）注意事项

1. 沐足液的温度 温度适宜（夏天 38 ～ 41℃，冬天 41 ～ 43℃），糖尿病患者、足部皲裂者，药液温度要适当降低，慎防烫伤。

2. 沐足水量 沐足时水量应以沐足液能浸没脚踝 10cm 以上为宜。

3. 沐足期间防止意外的发生 护士每 10 分钟巡视患者一次，保持药液温度，询问患者有无不适感。如果患者出现头晕、乏力、心慌等症状，应立即停止沐足，并报告医生，配合处理。专人负责，治疗结束方可离开。

4. 沐足的频次 一般每次 20 ～ 30 分钟，每天 1 ～ 2 次。

（八）成效标准

1. 操作前 患者及其家属对所给的解释表示满意。

2. 操作中 操作过程安全，方法正确。

3. 操作后 治疗达到预期目标和效果，异常情况及时得到观察、反馈和记录。

（九）操作流程及要点说明（图 6-73 至图 6-75）

中药沐足技术操作流程及要点说明

操作前
用物准备： 治疗盘、快速手消毒液、中药、沐足器、毛巾、一次性沐足袋、水温计、纱布，必要时屏风遮挡 图 6-73　备物

操作前	
评估： 1. 当前主要症状、临床表现、舌苔、脉象、既往史及药物过敏史 2. 有无对所用沐足药物过敏 3. 体质、沐足部位的皮肤情况、对热的敏感度和耐受程度 4. 心理状态及进食情况	
操作中	
操作步骤： 将中药煎剂或中药免煎颗粒倒入容器盆中加热水，调节水温（夏天 38 ～ 41℃，冬天 41 ～ 43℃） 1. 按医嘱配制药液，将中药煎剂或中药免煎颗粒倒入容器盆中加热水，调节水温 2. 取沐足器，套上一次性沐足袋，将已配制好的中药沐足液倒入沐足器中 3. 协助患者将双足浸入中药沐足液中，接上电源，选择沐足模式，调节时间，保持药液温度 4. 专人负责，随时询问患者的感受	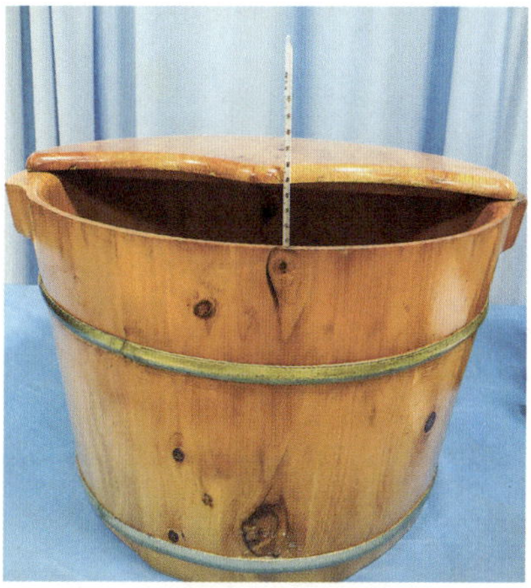 图 6-74 测水温 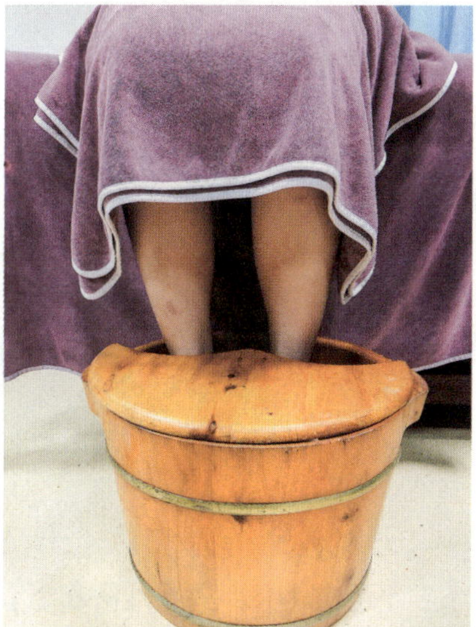 图 6-75 沐足

续表

操作后	
1. 整理用物及床单位 2. 洗手，记录	

二、中药全身熏蒸技术

中药全身熏蒸技术是指通过药热力作用使药物通过皮肤、穴位、孔窍吸收渗透，以扩张局部血管、促进血液循环、温通血脉、刺激经络及穴位、调节气血阴阳、扶正祛邪、消肿止痛，达到治病、防病、保健、美容等目的的治疗方法。

（一）护理目标

中药全身熏蒸技术是借用中药热力及药理作用熏蒸患处达到疏通腠理、祛风除湿、温经通络、活血化瘀的一种操作方法。

（二）适用范围

中药全身熏蒸技术适用于风湿类疾病、骨伤类疾病、皮肤类疾病，还可用于感冒等。

（三）评估内容

患者当前主要症状、既往史、过敏史、发病部位、对热的耐受程度、二便情况及进食时间。

（四）告知

1. 操作前 告知患者熏蒸疗法的作用、操作方法和注意事项。

2. 操作中 告知患者治疗过程中的配合方法。

（五）物品准备

中药熏蒸床、辨证中药、浸泡中药容器、特制药袋、温水、专用衣裤1套、大毛巾2条、小毛巾1条、一次性浴衣1套、拖鞋等。

（六）基本操作方法

1. 操作前 核对医嘱，评估患者，做好解释。

2.操作中

（1）按照医嘱，将辨证中药装入药袋，用绳子把药袋口扎紧（防止药渣外漏，堵塞蒸汽孔），放入容器内，加温水浸泡半小时后，将药袋和水一同放入机器蒸锅内，再加适当的水（水面高度没过药袋 10～15cm），盖紧锅盖，避免药物蒸汽逸出。

（2）接通电源，打开总开关，根据要求在控制面板上设定各参数，温度一般为 38～42℃，熏蒸时间为 15～30 分钟。

（3）关闭门窗，屏风遮挡，保护隐私。

（4）当熏蒸床温度达到 37℃后，请患者脱去外衣，换上专用衣裤，暴露熏蒸部位。

（5）协助患者取合理、舒适体位躺在熏蒸床上，根据熏蒸部位调整汽罩的位置，头部暴露于汽罩外，汽罩前后两端用大毛巾覆盖以避免蒸汽外漏。将呼叫仪放在患者触手可及之处。

（6）在治疗中，根据患者的体质、耐受程度调节熏蒸温度及时间。治疗过程中加强巡视，观察患者有无恶心呕吐、头晕、皮肤烫痛、呼吸急促、心慌、胸闷、汗出过多等不适，若有应停止熏蒸，让患者卧床休息。对于初次使用者、年老体弱者，治疗时间和温度应循序渐进，加强巡视。每日 1 次，2 周为一疗程。

3.操作后 治疗完毕，协助患者冲淋清洗皮肤表面残留的药物，更换衣服，并嘱饮用适量的温开水，注意保暖，忌当风。每次熏蒸治疗完毕后，用 500mg/L 的含氯消毒剂抹洗熏蒸床进行消毒，整理用物，物归原处。

（七）注意事项

1.注意保暖 严寒季节注意保暖，熏蒸后不要当风。

2.适当补充水分 熏蒸后注意适当休息，补充适量的温开水，待恢复后离开治疗室。

3.防休克、烫伤 熏蒸温度控制在 38～42℃，关注患者有无虚脱等不适，防休克与烫伤。

4.终末消毒 熏蒸物品一人一用，注意消毒、清洁，预防交叉感染。

5.仪器保养 药物放在小布袋里后扎紧开口，避免药渣堵塞蒸汽管。蒸锅内水面的高度要高于加热管但低于最高限平面。

（八）成效标准

1.操作前 患者及其家属对所给的解释表示满意。

2.操作中 操作过程安全，方法正确。

3.操作后 治疗达到预期目标和效果，异常情况及时得到观察、反馈和记录。

（九）操作流程及要点说明（图 6-76 至图 6-80）

中药全身熏蒸技术操作流程及要点说明

操作前

用物准备：
中药熏蒸床、辨证中药、浸泡中药容器、特制药袋、温水、专用衣裤 1 套、大毛巾 2 条、小毛巾 1 条、一次性浴衣 1 套、拖鞋等

评估：
当前主要症状、既往史、过敏史、发病部位、对热的耐受程度、二便情况及进食时间

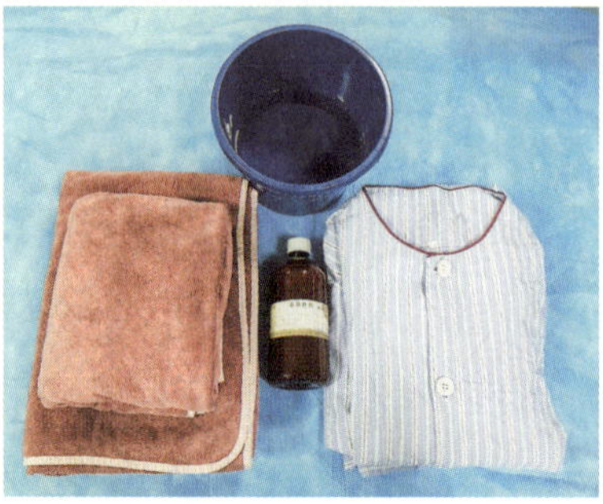

图 6-76　备物

操作中

操作步骤：
1. 将辨证中药装入药袋，用绳子把药袋口扎紧（防止药渣外漏，堵塞蒸汽孔），放入容器内，加温水浸泡半小时后，将药袋和水一同放入机器蒸锅内，再加适当的水，盖紧锅盖
2. 调整熏蒸床参数，关好门窗，屏风保护，指导患者治疗前更衣，确认熏蒸床的温度及治疗时间
3. 患者暴露熏蒸部位，协助患者取舒适体位后开始熏蒸，汽罩前后两端用大毛巾覆盖以避免蒸汽外漏

操作要点：
1. 准备药液　药袋的规格应根据中药的量决定，药量不超过布袋容积的 2/3；需充分浸泡药物
2. 调定参数　根据患者的体质、耐受程度调节熏蒸温度及时间。初次使用者、年老体弱者，治疗时间和温度应循序渐进
3. 熏蒸时　注意询问患者的感受，及时调节温度，再次确认房间的通风设施处于关闭状态，呼叫器放在患者触手可及之处

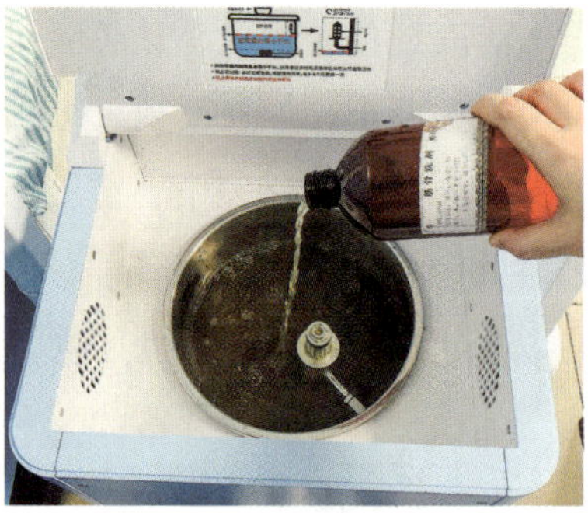

图 6-77　放置药液

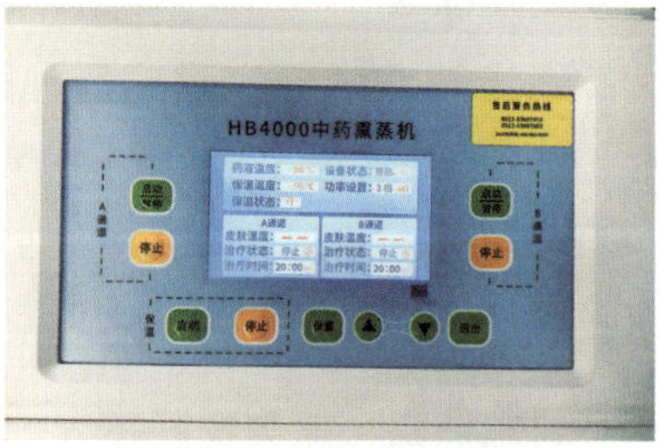

图 6-78　开机及模式选择

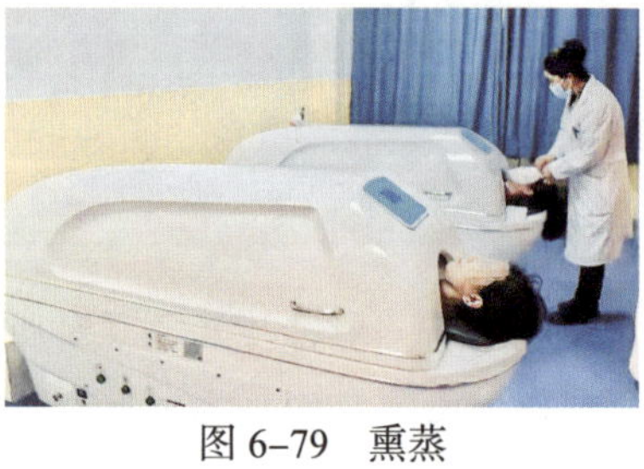

图 6-79　熏蒸

续表

操作中

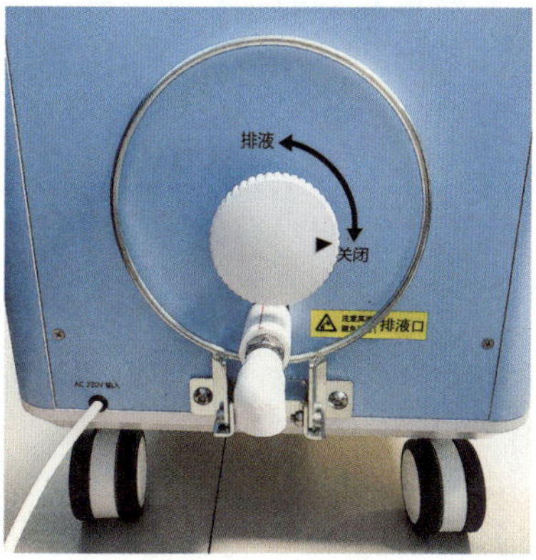

图 6-80　排水口

操作后

1. 整理用物及床单位
2. 洗手，记录

三、穴位敷贴技术

穴位敷贴技术是将药物制成一定剂型敷贴到人体穴位，通过刺激穴位，激发经气，达到通经活络、清热解毒、活血化瘀、消肿止痛、行气消痞、扶正强身作用的外治方法。

（一）护理目标

解除或缓解各种疮疡疔肿、跌打损伤、慢性咳喘、慢性腹泻等。

（二）适用范围

穴位敷贴适用于各种疮疡及跌打损伤等引起的疼痛，消化系统疾病引起的腹胀、腹泻、便秘，呼吸系统疾病引起的咳喘等症状。

（三）评估内容

患者当前主要症状、既往史、药物及敷料过敏史，女性患者是否妊娠，患者体质、敷药部位的皮肤情况、对穴位敷贴操作的接受程度。

（四）告知

1.穴位敷贴前 告知患者穴位敷贴出现皮肤微红为正常现象。若出现皮肤瘙痒、丘疹、水疱等情况，患者勿擅自触碰或抓挠局部皮肤。若敷料松动或脱落，患者应及时告知护士。

2.穴位敷贴时 穴位敷贴时间一般为 6～8 小时。可根据病情、年龄、药物、季节调整时间，小儿酌减。

3.穴位敷贴后 局部贴药后可出现药物颜色的情况，若为深色中药可致皮肤着色，数日后可自行消退。

（五）物品准备

治疗盘、遵医嘱配制的药物、挖勺或压舌板、固定敷料（棉纸或薄胶纸、无菌棉垫或纱布、胶布或绷带）、0.9% 生理盐水棉球，必要时备屏风、毛毯。

（六）基本操作方法

1.操作前 核对医嘱，评估患者，做好解释，备齐用物，携至床旁。

2.操作中

（1）根据敷药部位，协助患者取适宜的体位，充分暴露患处，必要时用屏风遮挡患者。用生理盐水棉球清洁皮肤并观察局部皮肤情况。若原有敷料，则更换敷料，以生理盐水棉球擦洗皮肤上的药渍，观察皮肤情况及敷药效果。

（2）根据敷药面积，取大小合适的棉纸或薄胶纸，用挖勺或压舌板将所需药物均匀地涂抹于棉纸上或薄胶纸上，厚薄适中。

（3）将药物敷贴于穴位上，做好固定。可用无菌棉垫或纱布覆盖，避免药物受热溢出污染衣物，以胶布或绷带固定，松紧适宜。

（4）观察患者局部皮肤，询问有无不适感。

3.操作后 操作完毕，擦净局部皮肤，协助患者穿衣，安排舒适体位。

（七）注意事项

1.注意敏感穴位 孕妇的脐部、腹部、腰骶部及某些敏感穴位，如合谷、三阴交等处都不宜敷贴，以免局部刺激引起流产。

2.穴位敷贴的制作 药物应均匀涂抹于棉纸中央，厚薄一般以 2～5mm 为宜，覆盖敷料大小适宜。

3.穴位敷贴的方法 敷贴部位应交替使用，不宜单个部位连续敷贴。除拔毒膏外，患处有红肿及溃烂时不宜敷贴药物，以免发生化脓性感染。对于残留在皮肤上的药物，不宜采用肥皂或刺激性物品擦洗。

4.过敏反应 使用敷药后，患者如出现红疹、瘙痒、水疱等过敏现象，应暂停使用，报告医生，配合处理。

（八）成效标准

1.操作前 患者及其家属对所给的解释表示满意。

2.操作中 操作过程安全，方法正确。

3.操作后 治疗达到预期目标和效果，异常情况及时得到观察、反馈和记录。

（九）操作流程及要点说明（图6-81、图6-82）

穴位敷贴技术操作流程及要点说明

操作前	
用物准备： 治疗盘、遵医嘱配制的药物、挖勺或压舌板、固定敷料（棉纸或薄胶纸、无菌棉垫或纱布、胶布或绷带）、0.9%生理盐水棉球，必要时备屏风、毛毯 **评估：** 1. 当前主要症状、既往史、药物及敷料过敏史 2. 女性患者是否妊娠 3. 体质、敷药部位的皮肤情况、对穴位敷贴操作的接受程度	 图6-81 备物
操作中	
操作步骤： 1.核对医嘱，暴露敷药部位，注意隐私和保暖；用生理盐水棉球清洁或擦洗皮肤；定位敷贴穴位 2.根据敷药面积，取大小合适的棉纸或薄胶纸，用挖勺或压舌板将所需药物涂抹于固定敷料上 3.将药物敷贴于穴位上，做好固定 **操作要点：** **1.穴位定位** 可采取简便取穴法、体表解剖标志法、同身寸法、骨度分寸法定位取穴	 图6-82 三黄膏敷贴腰部

续表

操作中	
2. 药物准备　药物应均匀涂抹于棉纸中央，厚薄一般以 2 ～ 5mm 为宜 **3. 敷贴固定**　可用无菌棉垫或纱布覆盖，以胶布或绷带固定，松紧适宜	
操作后	
1. 观察敷贴局部皮肤有无过敏等情况，询问患者有无不适，协助患者取舒适体位，整理用物及床单位 2. 洗手，记录	

四、湿敷技术

湿敷技术是指将中药煎汤或其他溶媒浸泡，根据治疗需要选择常温或加热，将煎剂或溶媒浸泡的敷料敷于患处，通过中药的药物渗透作用和热力作用，达到疏通腠理、清热解毒、消肿止痛的外治方法。

（一）护理目标

通过湿敷技术，达到疏通腠理、清热解毒、消肿止痛的作用。

（二）适用范围

湿敷技术适用于软组织损伤、骨折愈合后肢体功能障碍，肩、颈、腰、腿痛，类风湿关节炎，强直性脊柱炎，皮肤液渗出较多或脓性分泌物较多的急慢性皮肤炎症。

（三）评估内容

患者当前主要症状、既往史及药物过敏史、局部皮肤情况。

（四）告知

1. 湿敷前　湿敷时间 20 ～ 30 分钟。

2. 湿敷时　如皮肤感觉不适，如瘙痒等，及时告知护士。

3. 湿敷后　部分溶媒可致皮肤着色，数日后可自行消退。

（五）物品准备

治疗盘、弯盘、镊子、无菌纱布块、生理盐水棉球数个、手套、治疗巾、药液及容器、快速手消毒液，必要时备中单、屏风等。

（六）基本操作方法

1. 操作前　核对医嘱，评估患者，做好解释，备齐用物，携至床旁。

2. 操作中

（1）协助患者取合适体位，暴露湿敷部位，注意保暖。

（2）戴手套，清洁皮肤。

（3）用镊子拧取敷料至不滴水状态，抖开，将其敷在治疗部位，及时更换敷料或频淋药液于敷料上，以保持湿度。

（4）随时观察患者的皮肤反应，询问患者的感受。

3. 操作后　操作完毕，清洁皮肤，协助患者取舒适体位。

（七）注意事项

1. 禁忌证　患处有伤口、皮肤急性传染病等忌用湿敷技术。

2. 现配现用　湿敷液应现配现用。

3. 观察皮肤　治疗过程中观察患者局部皮肤的反应，如出现水疱、痒痛或破溃等症状，应立即停止治疗，报告医生。

（八）成效标准

1. 操作前　患者及其家属对所给的解释表示满意。

2. 操作中　操作过程安全，方法正确。

3. 操作后　治疗达到预期目标和效果，异常情况及时得到观察、反馈和记录。

（九）操作流程及要点说明（图 6-83 至图 6-85）

湿敷技术操作流程及要点说明

操作前	
用物准备： 治疗盘、弯盘、镊子、无菌纱布块、生理盐水棉球数个、手套、治疗巾、药液及容器、快速手消毒液，必要时备中单、屏风等 **评估：** 1. 当前主要症状、既往史及药物过敏史 2. 局部皮肤情况	 图 6-83　备物

续表

操作中

操作步骤：

1. 协助患者取合理体位，暴露湿敷部位
2. 清洁皮肤，进行湿敷

操作要点：

1. 用镊子拧取敷料至不滴水状态，抖开，将其敷在治疗部位
2. 及时更换敷料或频淋药液于敷料上，以保持湿度
3. 随时观察患者的皮肤反应，询问患者的感受

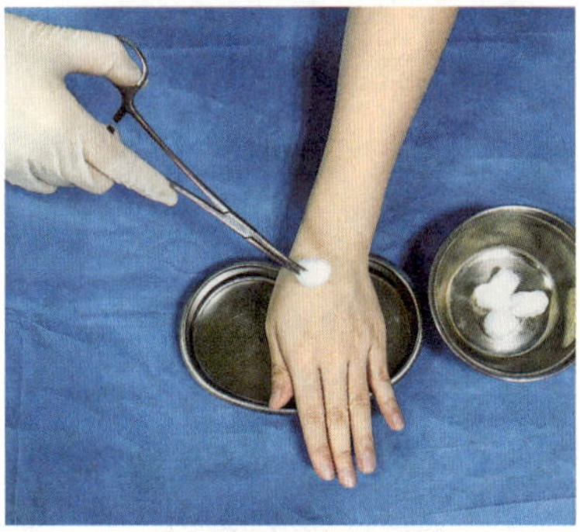

图 6-84　清洁皮肤

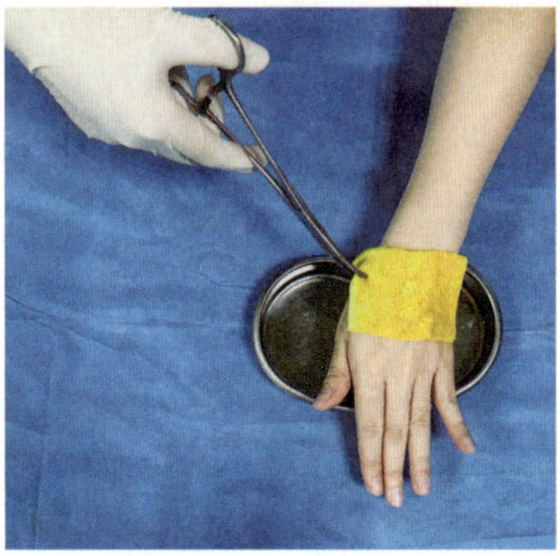

图 6-85　湿敷

操作后

1. 协助患者取安全舒适体位，整理用物及床单位
2. 洗手，记录

五、中药热熨技术

中药热熨技术是将一种或多种中药混合，如四子散（莱菔子、紫苏子、白芥子、吴茱萸），装入布袋加热后，在人体局部或一定穴位上移动，利用温热之力使药性通过体表透入经络、血脉，达到温经通络、行气活血、散寒止痛、祛瘀消肿等作用的治疗方法。

（一）护理目标

通过中药热熨技术，达到温经通络、行气活血、散寒止痛、祛瘀消肿等作用。

（二）适用范围

中药热熨技术适用于风湿痹证引起的关节冷痛、酸胀、沉重、麻木，跌打损伤等引起的局部瘀血、肿痛，扭伤引起的腰背不适、行动不便，脾胃虚寒所致的胃脘疼痛、腹冷泄泻、呕吐等症状。

（三）评估内容

病室环境、温度；患者当前主要症状、既往史、药物过敏史，女性患者是否在月经期及是否妊娠，对热和疼痛的耐受程度，热熨部位的皮肤情况。

（四）告知

1. 中药热熨前　嘱患者排空二便。

2. 中药热熨时　告知患者每次治疗时间为 15 ～ 30 分钟，每天 1 ～ 2 次；治疗过程中及时沟通，感觉局部温度过高时应及时告知护士。

3. 中药热熨后　治疗后出现红肿、丘疹、瘙痒、水疱等情况，应及时告知护士。

（五）物品准备

治疗盘、遵医嘱准备的药物、粗盐、纱布袋、温度计、凡士林、棉签、大毛巾、纱布或纸巾，必要时备屏风、毛毯等。

（六）基本操作方法

1. 操作前　根据医嘱，将药物加热至 50 ～ 70℃，备用。备齐用物，携至床旁。嘱患者排空二便，调节病室温度。评估患者，做好解释，再次核对医嘱。

2. 操作中

（1）协助患者取适宜体位，暴露中药热熨的部位，必要时用屏风遮挡患者。

（2）先用棉签在操作部位涂一层凡士林，将药袋放在操作部位用力来回推熨，以患者能耐受为宜。操作力量要均匀，开始时用力要轻，速度可稍快，随着药袋温度的降低，力量可增大，同时速度减慢。药袋温度过低时，应及时更换药袋或加温。

（3）中药热熨操作过程中注意观察患者局部皮肤的颜色情况，及时询问患者对温度的感受。

3. 操作后　操作完毕，擦净局部皮肤，协助患者穿衣，安排舒适体位。嘱患者避风保暖，多饮温开水。

（七）注意事项

1. 禁忌证 孕妇腹部及腰骶部、大血管处、皮肤破损及炎症处、局部感觉障碍处禁用。

2. 注意保暖 操作过程中注意保暖，保持药袋温度，温度过低则需及时更换或加热。

3. 中药热熨的温度 中药热熨温度一般保持在 50 ~ 60℃，不宜超过 70℃，长者、婴幼儿及感觉障碍者，药熨温度不宜超过 50℃。

4. 烫伤的预防及处理 注意中药热熨的温度；操作过程中应随时询问患者对温度的感受，并观察皮肤颜色的变化；一旦出现水疱或烫伤，应立即停止操作，并给予适当处理。

（八）成效标准

1. 操作前 患者及其家属对所给的解释表示满意。

2. 操作中 操作过程安全，方法正确。

3. 操作后 治疗达到预期目标和效果，异常情况及时得到观察、反馈和记录。

（九）操作流程及要点说明（图 6-86 至图 6-88）

中药热熨技术操作流程及要点说明

操作前

用物准备：
治疗盘、遵医嘱准备的药物、粗盐、纱布袋、温度计、凡士林、棉签、大毛巾、纱布或纸巾，必要时备屏风、毛毯等

评估：
1. 病室环境、温度
2. 患者当前主要症状、既往史、药物过敏史
3. 女性患者是否在月经期及是否妊娠
4. 对热和疼痛的耐受程度
5. 热熨部位的皮肤情况

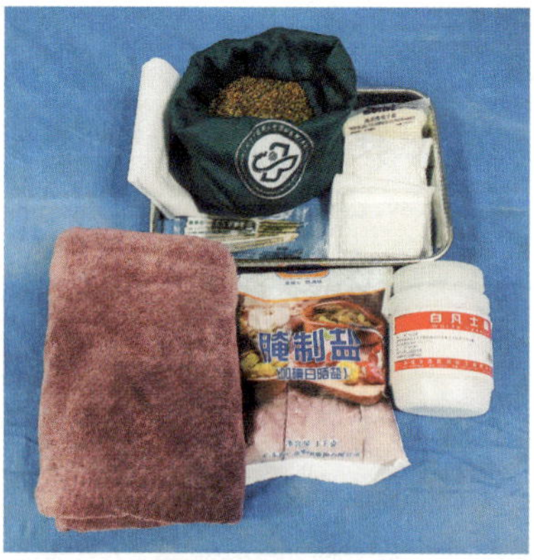

图 6-86 备物

操作中

操作步骤：

1. 加热药物并测量温度，根据操作部位取适宜体位，充分暴露操作部位，必要时用屏风遮挡患者
2. 局部涂凡士林，将药袋放在操作部位用力来回推熨，每次 15 ～ 30 分钟

操作要点：

1. 操作力量要均匀，开始时用力要轻，速度可稍快，随着药袋温度的降低，力量可增大，同时速度减慢
2. 随时询问患者对温度的感受。药袋温度过低时，及时更换药袋或加温

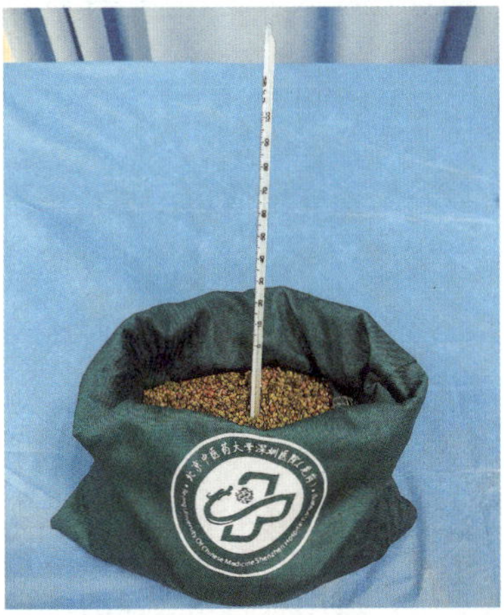

图 6-87 测量温度

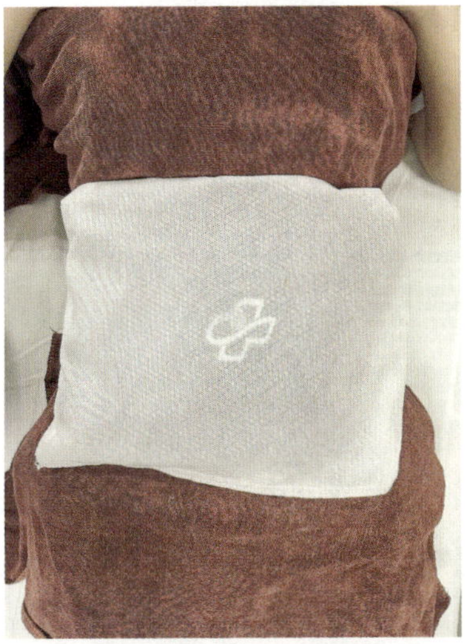

图 6-88 腹部推熨

操作后

1. 擦净局部皮肤，协助患者穿衣，安排舒适体位，整理床单位，整理用物
2. 洗手，记录

六、砭石温灸技术

砭石温灸技术是在中医基础理论指导下，借助砭石温灸罐特殊的结构设置，将点燃的艾条放在开有孔穴的砭石底座上，置于体表特定的扶阳穴位，再施以摩、熨等手法，达到温通气血、扶正祛邪、治病防病目的的治疗方法。

（一）护理目标

通过砭石温灸技术，解除或缓解各种虚寒性病证的临床症状。

（二）适用范围

砭石温灸技术适用于脾肾阳虚或阳气暴脱之证，如久泄、久利、遗尿、遗精等；外感风寒表证及中焦虚寒证，如呕吐、腹痛、泄泻等；寒凝血滞，经络麻痹引起的风寒湿痹、痛经等；胃下垂、子宫脱垂等气虚下陷所致的疾病等。

（三）评估内容

病室环境、温度；患者当前主要症状、既往史、药物过敏史，女性患者是否在月经期及是否妊娠，对热和疼痛的耐受程度，治疗部位的皮肤情况等。

（四）告知

1. 砭石温灸前　告知患者砭石温灸的治疗作用和简要程序，嘱患者在治疗过程中勿过大幅度移动身体，以免造成砭石跌落损坏。

2. 砭石温灸中　告知患者治疗中局部皮肤温凉以能耐受为度，自觉过热及变凉应及时告知护士。

3. 砭石温灸后　告知患者治疗后局部皮肤出现微微发红属于正常现象，一段时间后红晕会自行消失。

（五）物品准备

治疗盘、温通活络油、砭石温灸罐、3～5cm长的艾条、打火机、纱布块、酒精灯、止血钳、毛巾、灭火罐，必要时备烫伤膏。

（六）基本操作方法

1. 操作前　核对医嘱，评估患者，做好解释，备齐用物，携至床旁。

2. 操作中

（1）协助患者取合理体位，暴露施灸部位，遵医嘱确定施灸部位及施灸方法，注意保暖，治疗部位皮肤涂抹温通活络油。

（2）将点燃的艾条置于砭石温灸罐内，其砭石端置于操作者手部进行试温，待温度适宜后再置于治疗部位，询问患者热度是否耐受。砭石温灸罐的砭石端温度以40～50℃为宜。

（3）将温度适宜的砭石温灸罐在治疗部位上来回推熨、点按、点揉，要求用力均匀，渗透力强，操作时间 10 ～ 15 分钟。操作过程中随时观察患者的皮肤，询问有无不适。

3. 操作后　操作完毕，清洁局部皮肤，协助患者穿衣，注意避风，清理用物。

（七）注意事项

1. 注意保暖　嘱患者暴露皮肤时注意保暖，汗出避免当风，及时擦干，防止受寒。

2. 防烫伤　治疗结束后观察患者局部皮肤红晕是否均匀，如有必要可酌情涂抹烫伤膏以防烫伤。

（八）成效标准

1. 操作前　患者及其家属对所给的解释表示满意。

2. 操作中　操作过程安全，方法正确。

3. 操作后　治疗达到预期目标和效果，异常情况及时得到观察、反馈和记录。

（九）操作流程及要点说明（图 6-89、图 6-90）

砭石温灸技术操作流程及要点说明

操作前

| 用物准备：
治疗盘、温通活络油、砭石温灸罐、3 ～ 5cm 长的艾条、打火机、纱布块、酒精灯、止血钳、毛巾、灭火罐，必要时备烫伤膏

评估：
1. 病室环境、温度
2. 患者当前主要症状、既往史、药物过敏史
3. 女性患者是否在月经期及是否妊娠
4. 对热和疼痛的耐受程度
5. 治疗部位的皮肤情况 |
图 6-89　备物 |

续表

操作中	
操作步骤： 1. 协助患者取合适体位，暴露皮肤，注意保暖 2. 治疗部位皮肤涂抹温通活络油 3. 将点燃的艾条置于砭石温灸罐内，将温度适宜的砭石温灸罐置于治疗部位，来回推熨、点按、点揉，操作时间 10 ~ 15 分钟 **操作要点：** 1. 操作时先将砭石端置于操作者手部进行试温，待温度适宜，再置于治疗部位 2. 操作过程中随时观察患者的皮肤，询问有无不适	 图 6-90　腹部推熨
操作后	
1. 擦净局部皮肤，协助患者穿衣，安排舒适体位，整理床单位，整理用物 2. 观察，告知 3. 洗手，记录	

七、火熨技术

火熨技术是在内病外治的理论基础上，以辨病施术和辨证施术相结合为原则，将特制的药酒涂抹在一定的治疗部位上，借用火熨之热力，透药性于内，强力穿透，达到通经活络、散寒通瘀、解表活血、扶助正气的治疗方法。

（一）护理目标

借助火熨之热力，透药性于内，强力穿透，达到通经活络、散寒通瘀、解表活血、扶助正气的作用。

（二）适用范围

火熨技术适用于寒湿痹证，如肩痹、畏寒肢冷、关节疼痛等；头痛失眠，如肝气不舒引发头痛失眠等；慢性疲劳综合征，如四肢乏力、肌肉酸痛、活动迟缓等；妇科疾病，如月经不调、痛经等。

（三）评估内容

病室环境及温度、湿度，有无易燃物品；患者当前主要症状、既往史、过敏史、传染病史，女性患者是否妊娠，凝血功能及意识状态是否正常，治疗部位的皮肤情况及局部的感知觉，对疼痛和热的耐受程度，进食情况、二便情况。

（四）告知

1. 操作前　告知患者，该治疗因需点燃药酒会出现明火，无须紧张。

2. 操作中　告知患者，用火熨棒蘸取药酒后因燃烧程度不同，温度呈倒 V 形变化，可随时与操作者沟通以防烫伤。操作时间 20 ～ 30 分钟，特殊疾病酌情延长操作时间。

3. 操作后　告知患者皮肤出现微红为正常现象。若皮肤出现瘙痒、丘疹、水疱等情况，勿擅自触碰或抓挠局部皮肤。

（五）物品准备

遵医嘱配制的药酒（使用 60 度左右粮食酒浸泡药方，药方辨证选择）、治疗盘、火熨棒（提前 3 ～ 5 分钟浸泡至药酒中）、火熨布（操作区湿水，非操作区严禁湿水）、点火器、大毛巾、介质（甘油、万花油、凡士林等）、灭火盅（装水）、灭火筒，必要时备烫伤膏。

（六）基本操作方法

1. 操作前　核对医嘱，评估患者，做好解释，备齐用物，携至床旁。

2. 操作中

（1）协助患者取适宜的体位，充分暴露患处，注意保暖，必要时用屏风遮挡患者。选用甘油、万花油、凡士林等介质涂抹在操作部位的皮肤上，必要时配合穴位点按。

（2）戴手套，在患者身旁空地处点燃火熨棒预热火熨布中间湿水区。

（3）将预热好的火熨布平铺在操作部位上，周围用大毛巾做好保暖及防火措施。操作过程中一手持火熨棒，一手持火熨布，配合不同的手法移动火熨棒及火熨布。持火熨棒的手法包括拍法、滚法，持火熨布的手法包括拍法、按法、揉法、压法。操作中可根据病情深浅及部位配合掌压，一般以三掌为宜。三掌逐渐加力，一掌轻且慢，再掌快且重，三掌缓且长。掌压力度不可太猛，热力透过肌肤即可。

（4）操作过程中随时观察患者的皮肤情况，询问患者感觉，以肤热和热力透入，略感温热为度。

（5）火熨布包裹火熨棒灭火。

3. 操作后　操作完毕，擦净局部皮肤，协助患者穿衣，安排舒适体位。

（七）注意事项

1.操作过程中操作者需专注、精心，保证患者的治疗安全。

2.掌压操作强度由轻到重，施术过程中不可用暴力。

3.操作时切忌停留在一处，以防因火力峻猛而引起局部烫伤。

4.操作完毕后火熨布做好消毒，火熨棒另置容器中，切勿放回药酒盅内，以防火未灭彻底而引起火灾。

5.操作部位为头部时，需多备一条小毛巾包裹裸露的头发，以免操作中误燃患者头发。

（八）成效标准

1.**操作前** 患者及其家属对所给的解释表示满意。

2.**操作中** 操作过程安全，方法正确。

3.**操作后** 治疗达到预期目标和效果，异常情况及时得到观察、反馈和记录。

（九）操作流程及要点说明（图 6-91 至图 6-97）

火熨技术操作流程及要点说明

操作前

用物准备：
遵医嘱配制的药酒（使用 60 度左右粮食酒浸泡药方，药方辨证选择）、治疗盘、火熨棒（提前 3～5 分钟浸泡至药酒中）、火熨布（操作区湿水，非操作区严禁湿水）、点火器、大毛巾、介质（甘油、万花油、凡士林等）、灭火盅（装水）、灭火筒、必要时备烫伤膏

评估：
1.病室环境及温度、湿度，有无易燃物品
2.患者当前主要症状、既往史、过敏史、传染病史，女性患者是否妊娠，凝血功能及意识状态是否正常
3.治疗部位的皮肤情况及局部的感知觉，对疼痛和热的耐受程度
4.进食情况、二便情况

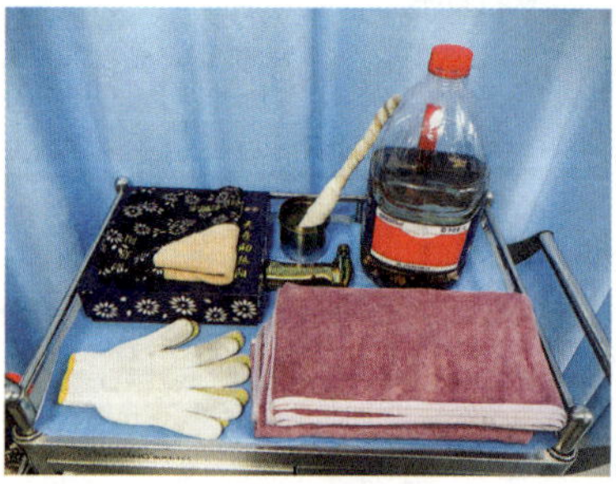

图 6-91 备物

操作中

操作步骤：

1. 核对施术部位，协助患者取合理体位，暴露施术部位，注意保暖

2. 在施术部位涂抹介质

3. 预热火熨布后开始热熨。操作者戴手套，一手持火熨棒，将浸泡过药酒的火熨棒悬空在火熨布上点火

4. 一手拿火熨布平摊在手掌，另一手持火熨棒在火熨布上轻轻拍打，温热火熨布

5. 将火熨布摊平于操作部位，先用慢熨温热皮肤，逐步转为猛熨。局部痛点或穴位可结合掌压法，一般以三掌为宜。三掌逐渐加力，一掌轻且慢，再掌快且重，三掌缓且长

操作要点：

1. 环境准备 操作时远离易燃物品。

2. 火熨布 操作前火熨布中间部位湿水，湿水后拧干，以不滴水为宜

3. 火熨

（1）慢熨：一手持火熨棒在火熨布上下游动，另一手移动火熨布温热皮肤，皮肤微微泛红即可

（2）猛熨：加大火力，在疼痛部位或相关穴位快速火熨，热灼按压，压三掌为宜，以局部皮肤发红，深部组织发热为度

（3）手法：持火熨棒的手法包括拍法、滚法，持火熨布的手法包括拍法、按法、揉法、压法

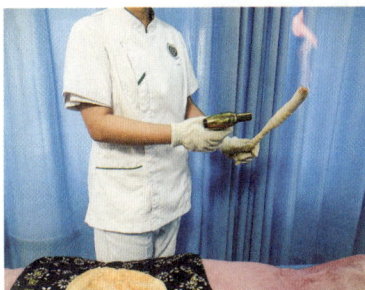

图 6-92 点火

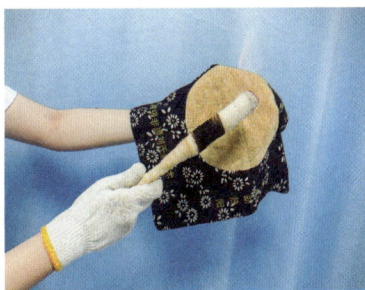

图 6-93 预热火熨布

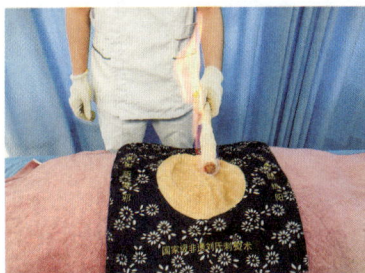

图 6-94 火熨

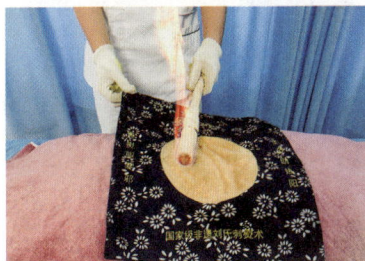

图 6-95 移动火熨布

续表

操作中	
	图 6-96 掌压穴位
	图 6-97 灭火
操作后	
1. 整理用物及床单位 2. 洗手，记录	

第七节 其他

一、耳穴贴压技术

耳穴贴压技术是使用特定的贴压材料（如王不留行子等），对耳郭上相应的穴位或反射点进行刺激的治疗技术。

（一）护理目标

解除或缓解各种急、慢性疾病（如失眠、便秘、落枕、腰痛等）的临床症状。

（二）适用范围

耳穴贴压技术临床上常用于治疗各种疼痛性疾病及某些功能紊乱性疾病。

（三）评估内容

当前主要症状、既往史，女性患者的生育史、有无流产史、当前是否妊娠，心理状况、对疼痛的耐受程度，有无对胶布、贴压材料等的过敏情况，耳部的皮肤情况。

（四）告知

1. 及时沟通　嘱患者关注局部皮肤组织热、麻、胀、痛等感觉，如有不适，应及时通知护士。

2. 按压方式　自行按压，每天按压 3 ～ 5 次，每次每穴 1 ～ 2 分钟。

3. 疗效的保证　耳穴贴压脱落后，应通知护士补贴。

（五）物品准备

治疗盘、王不留行子或莱菔子等丸状物、胶布、75% 乙醇棉球、探棒、止血钳或镊子、弯盘、污物碗，必要时可备耳穴模型。

（六）基本操作方法

1. 操作前　核对医嘱，评估患者，做好解释，备齐用物，携至床旁。

2. 操作中

（1）协助患者取适宜的体位。遵照医嘱探查耳穴敏感点，确定贴压部位。

（2）用 75% 乙醇棉球自上而下、由内到外、从前到后清洁耳部皮肤。

（3）选用质硬而光滑的王不留行子或莱菔子等丸状物粘在 0.7cm×0.7cm 大小的胶布中央，用止血钳或镊子夹住胶布贴于选好的耳穴部位上，并给予适当按压，使患者有热、麻、胀、痛等感觉，即"得气"。按压的手法如下。

1）对压法（图6-98）：将拇指和示指的指腹分别置于患者耳郭的正面和背面，相对按压，至患者局部出现热、麻、胀、痛等感觉。拇指和示指可边压边左右移动，一旦找到敏感点，则持续对压 20 ～ 30秒。此法对内脏痉挛性疼痛、躯体疼痛有较好的镇痛作用。

2）直压法（图6-99）：用指尖垂直按压耳穴，至患者产生胀痛感，持续按压 20 ～ 30 秒，间隔一会儿后再重复按压，每次按压 3 ～ 5 分钟。

3）点压法（图6-100）：用指尖一压一松地按压

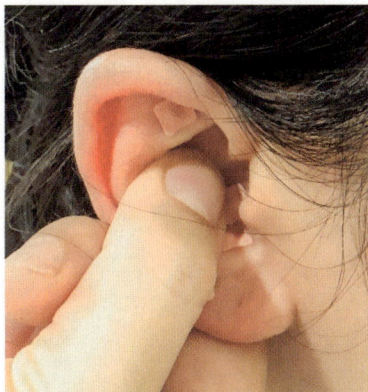

图 6-98　对压法

耳穴，每次间隔 0.5 秒。本法以患者感到胀而略感刺痛为宜，用力不宜过重。一般每次每穴可按压 27 下，具体可视病情而定。

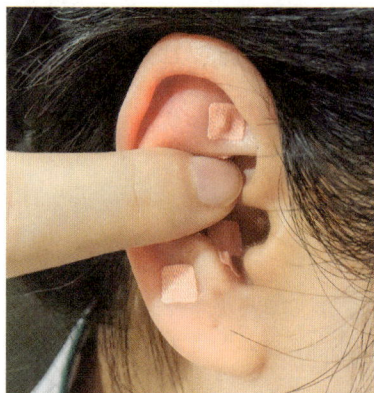

图 6-99　直压法

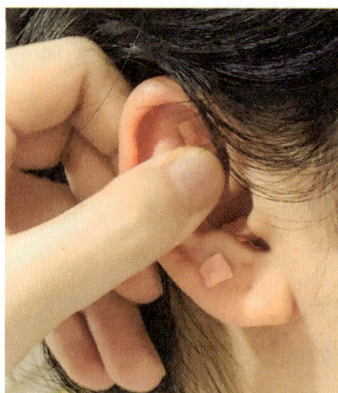

图 6-100　点压法

（4）观察患者耳部皮肤，询问有无不适感。

3. 操作后　操作结束，协助患者取舒适体位，整理床单位。

（七）注意事项

1. 禁忌证　耳郭局部有炎症、冻疮或表面皮肤有溃破者，有习惯性流产史的孕妇不宜施行。

2. 留置时间　每次选择一侧耳穴，双侧耳穴轮流使用。夏季易出汗，留置时间 1 ～ 3 天，冬季留置 3 ～ 7 天。

3. 观察　观察患者耳部的皮肤情况，留置期间应防止胶布脱落或污染；对普通胶布过敏者改用脱敏胶布。

（八）成效标准

1. 操作前　患者及其家属对所给的解释表示满意。

2. 操作中　操作过程安全，方法正确。

3. 操作后　治疗达到预期目标和效果，异常情况及时得到观察、反馈和记录。

（九）操作流程及要点说明（图 6-101 至图 6-105）

耳穴贴压技术流程及要点说明

操作前	
用物准备： 治疗盘、王不留行子或莱菔子等丸状物、胶布、75% 乙醇棉球、探棒、止血钳或镊子、弯盘、污物碗，必要时可备耳穴模型 **评估：** 1. 当前主要症状、既往史，女性患者的生育史、有无流产史、当前是否妊娠 2. 心理状况、对疼痛的耐受程度 3. 有无对胶布、贴压材料等的过敏情况 4. 耳部的皮肤情况	 图 6-101　备物

操作中	
操作步骤： 1. 根据医嘱在反射区内探寻敏感点 2. 用 75% 乙醇棉球清洁耳部皮肤 3. 将质硬而光滑的王不留行子或莱菔子等丸状物粘在 0.7cm×0.7cm 大小的胶布中央，用止血钳或镊子夹住胶布贴于选好的耳穴部位上，并给予适当按压 **操作要点：** **1. 寻找顺序**　自上而下在反应区内探寻耳穴的敏感点 **2. 压豆顺序**　以反射区神门开始至枕结束，指导患者以此顺序按压	 图 6-102　探寻敏感点 图 6-103　清洁耳郭

续表

操作中
 图 6-104 压豆   图 6-105 治疗外观

操作后
1.整理用物，垃圾分类处理 2.洗手，记录

二、棍针拨筋技术

棍针拨筋技术是使用一种设计巧妙、功能多样、省时省力的工具，用于推拨病筋的疗法。

（一）护理目标

通过棍针拨筋技术，使痉挛之肌肉放松，以达到"祛痛致松，以松治痛"的作用。

（二）适用范围

棍针拨筋技术适应证广泛，头、颈、肩、臂、背、腰、骶、臀、腿、膝、踝等部位的疼痛及相关症状均可用该法治疗。

1. 头颈部 如高血压、低血压、头晕、偏头痛、颈椎病、面神经疾病等。

2. 腰背部 如坐骨神经痛、体态变形、腰背痛。

3. 四肢部 肩周炎、偏瘫、肘膝关节炎、肢体酸麻无力。

4. 胸腹部 胃痛、胃下垂、腹肌痛、尿频。

（三）评估内容

患者当前主要症状、既往史，女性患者是否妊娠，治疗部位的皮肤有无破损、瘢痕，心理状态及对疼痛的耐受程度。

（四）告知

告知患者棍针拨筋技术的操作目的、过程及注意事项，做好解释，取得患者配合。

（五）物品准备

棍针工具、大毛巾 3 块、中纱布块 2 块、润滑油（首选跌打万花油），必要时备屏风。

（六）基本操作方法

1. 基本操作手法

（1）刮法：适用于不平坦部位的结节，如四肢、颈部的结节。

（2）点穴法：针对痛点（阿是穴）进行局部点穴。

（3）刨动法：针对较细成片的病筋，用棍针的粗锥端来回刨动。

（4）挑拨法：针对较粗的条索状病筋，在病筋周围来回挑拨。

2. 头颈部基本操作方法 以高血压为例。

（1）用棍针的粗锥端沿与筋垂直的方向，从患者右前额→右耳郭→右风池→左风池→左耳郭→左前额→右前额，循环一周。在推拨时，耳后降压沟一定要重点推拨。

（2）用棍针将睛明穴上的筋挑拨几次。

（3）用左手掌按住百会穴处，右手托住患者的下巴，轻轻地将患者的头部左右晃数次，再前后俯仰 3 次，仰头维持 2 分钟。

（4）高血压患者常伴有两腮肿大，压之疼痛，可用棍针推两腮的病筋，直到消肿为止，否则将影响口腔发音。

3. 腰背部基本操作方法

（1）用棍针的粗锥端从颈椎开始，顺脊柱逐个进行推拨，直到尾椎。若脊柱表面光滑则为正常，若脊柱表面分布有许多竖直方向突出的细筋，而且推拨起来会感到痛，这就是找到了病筋，需将病筋推拨开来。

（2）用棍针的粗锥端从颈椎开始，顺脊柱两侧肌肉向下推拨到腰部。

（3）用棍的粗锥端在背阔肌上，特别注意要在每根肋骨上逐个进行推拨。肋骨表面若有不光滑的一条条细筋，其则为病筋，需认真地逐个进行推拨。

（4）用棍针的粗锥端从骶骨开始，沿髂骨进行推拨。若发现有肿胀、发痛的筋则为病筋，要认真推拨。

（5）用棍针的粗锥端在腰眼周围进行推拨。若在腰眼部位能拨到突起的硬筋，用棍针推拨时有疼痛感，则为病筋，需认真推拨。

（6）用棍针的粗锥端在前锯肌、腹外斜肌和臀中肌处进行推拨，如遇到细小、有疼痛感的筋则为病筋。

4. 四肢部基本操作方法　以肩周炎为例。

（1）用棍针的粗锥端，从斜方肌开始，沿肩胛骨上角向肩峰方向推拨，有病筋处则重点推拨。

（2）用棍针的粗锥端，从肩胛骨上角沿内侧缘、下角推拨到外侧缘，注意要由内向外挑拨。

（3）对整个肩胛骨面用棍针的粗锥端进行推拨，要特别注意冈下窝处。

5. 胸腹部基本操作方法　以胃痛为例，用棍针的粗锥端在剑突以下、肚脐以上的区域进行推拨。正常情况下，该区域棍针下的感觉是光滑的。当有病变时，该区域则会出现方向竖直的细条索状病筋，此时可用棍针的粗锥端对其进行推拨。

6. 收功　背部皮肤予毛巾保暖，以棍针棍端进行按压放松。

（七）注意事项

1. 禁忌证

（1）骨折、骨结核、骨肿瘤者禁用棍针治疗。

（2）孕妇的腹部、腰骶部禁用棍针治疗。

（3）急性扭挫伤、皮肤出现肿胀破溃者，严重心血管疾病、感染性疾病及肝肾功能不全者，凝血功能障碍者，皮肤出现疖肿、包块和过敏者不宜进行棍针治疗。

（4）不配合者，如醉酒、精神分裂症、抽搐者不宜进行棍针治疗。

2. 注意事项

（1）患者在过于饥饿、疲劳、精神过度紧张时，不宜立即进行棍针治疗。

（2）棍针治疗过程中，若患者出现头晕、目眩、心慌、出冷汗、面色苍白、恶心欲吐等现象，应立即停止治疗，取平卧位，立刻通知医生，配合处理。

（3）在患者耐受的情况下，操作力度尽量大。

（4）每一部位的推拨时间不宜过长，否则筋膜容易发生水肿，一般 1 ～ 2 分钟即可。病情较重者，每日 1 次为宜，或隔日 1 次。第一次推拨后病筋和表面皮肤可能发生肿胀，可休息 1 天。

（5）治疗后注意保暖，避免吹风受凉，4 ～ 6 小时后方可湿水。

（八）成效标准

1. 操作前　患者及其家属对所给的解释表示满意。

2. 操作中　操作过程安全，方法正确。

3. 操作后　治疗达到预期目标和效果，异常情况及时得到观察、反馈和记录。

（九）操作流程及要点说明（图 6-106 至图 6-113）

棍针拨筋技术操作流程及要点说明

操作前	
用物准备： 棍针工具、大毛巾 3 块、中纱布块 2 块、润滑油（首选跌打万花油），必要时备屏风 **评估：** 1. 当前主要症状、既往史，女性患者是否妊娠 2. 治疗部位的皮肤有无破损、瘢痕 3. 心理状态及对疼痛的耐受程度	 图 6-106　备物
操作中	
操作步骤： 1. 协助患者取合适体位，操作部位铺治疗巾，清洁皮肤，局部涂抹润滑油 2. 根据操作部位选取合适的棍针用具和手法进行棍针治疗 3. 收功	 图 6-107　涂油

実用中医骨伤护理学

续表

操作中	
操作要点： 1.润滑油首选跌打万花油，涂油时适量即可，勿贪多，否则易打滑 2.在患者耐受的情况下，操作力度尽量大 3.棍针工具与皮肤成 30°～45° 角 4.基本操作手法 （1）刮法：适用于不平坦部位的结节，如四肢、颈部的结节 （2）点穴法：针对痛点（阿是穴）进行局部点穴 （3）刨动法：针对较细成片的病筋，用棍针的粗锥端来回刨动 （4）挑拨法：针对较粗的条索状病筋，在病筋周围来回挑拨	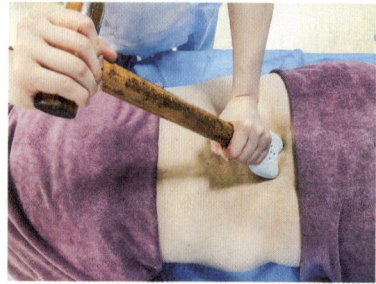 图 6-108　操作角度 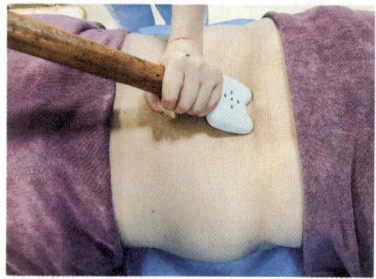 图 6-109　刮法 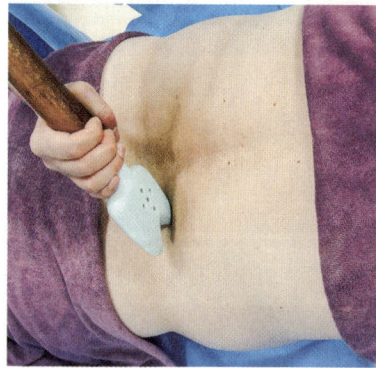 图 6-110　点穴法

操作中

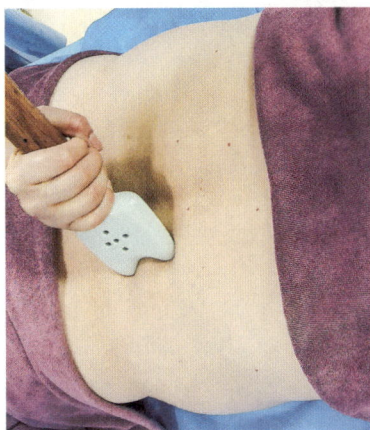

图 6-111　刨动法

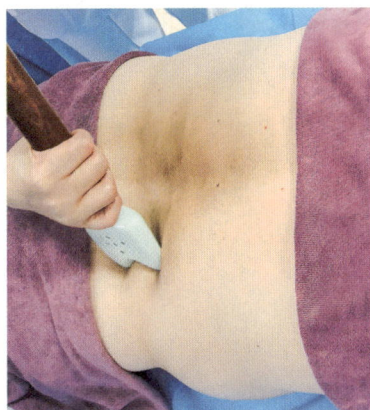

图 6-112　挑拨法

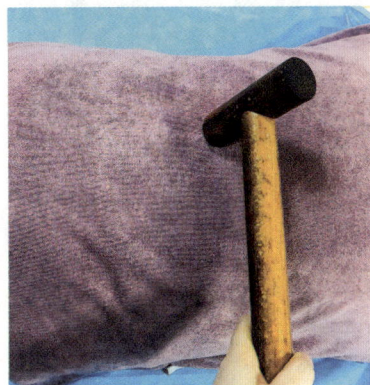

图 6-113　收功

续表

操作后	
1. 整理用物，垃圾分类处理 2. 观察，告知 3. 洗手，记录	

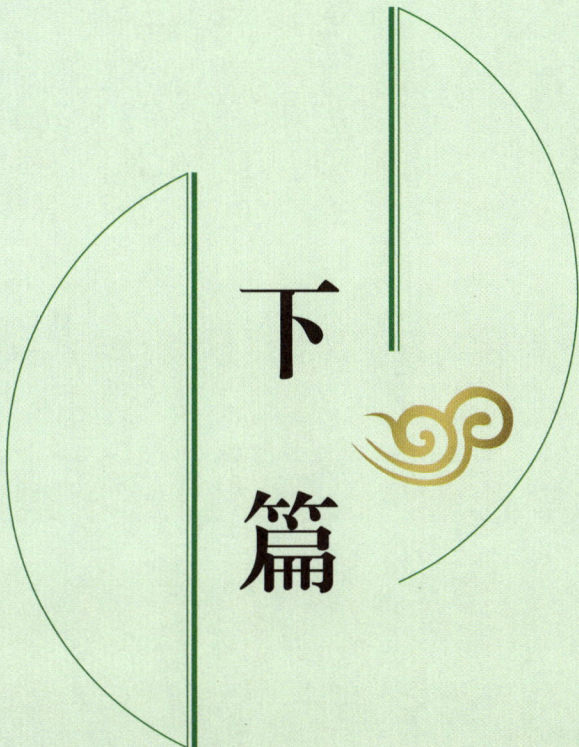

下篇

第七章 中医骨伤专病护理

第一节 骨折护理概论

骨的完整性或连续性遭到破坏，称为骨折。

一、病因病机

（一）外因

1.直接暴力 骨折发生在外来暴力直接作用的部位，如打伤、压伤、枪伤、炸伤及撞击伤等。

2.间接暴力 骨折发生在远离外来暴力作用的部位。间接暴力包括传达暴力、扭转暴力等。

3.筋肉牵拉力 筋肉急骤地收缩和牵拉可发生骨折，如跌倒时股四头肌剧烈收缩可导致髌骨骨折。

4.累积性力 骨骼长期反复受到震动或形变，外力的积累可造成骨折。其多发生于长途跋涉后或行军途中，以第2、3跖骨及腓骨干下1/3骨折为多见。这种骨折又称疲劳性骨折，多无移位，但愈合缓慢。

（二）内因

1.年龄和健康状况 年轻体健，筋骨坚韧，不易受损；年老体弱，平时缺少运动锻炼或长期废用者，其骨质脆弱、疏松，遭受外力作用时容易引起骨折。

2.骨的解剖位置和结构状况 幼儿骨膜较厚，胶质较多，易发生青枝骨折；18岁以下的青少年，骨骺未闭合，易发生骨骺分离；老年人骨质疏松，骨的脆性增大，最易发生骨折。骨质的疏松部位和致密部位交接处，如肱骨外科颈、桡骨远端等也易发生骨折。

3.骨骼病变 先天性脆骨病、营养不良、佝偻病、甲状腺功能亢进、骨感染和骨肿瘤等常为导致骨折的内在因素。

外力作用于人体，可由于年龄、健康状况、解剖部位、骨结构、骨骼是否原有病变等内在因素的差异而产生各种不同类型的损伤。不同的致伤暴力又可有相同的受伤机制。

4.骨折移位　骨折移位的程度和方向，一方面与暴力的大小、作用方向及搬运情况等外在因素有关，另一方面还与肢体远侧端的重量、肌肉附着点及其收缩牵拉力等内在因素有关。

骨折移位方式有下列5种，临床上常合并存在。

（1）成角移位：两骨折段之轴线交叉成角，以角顶的方向称为向前、向后、向内或向外成角（图7-1①）。

（2）侧方移位：两骨折端移向侧方。四肢按骨折远段、脊柱按上段的移位方向称为向前、向后、向内或向外侧方移位（图7-1②）。

（3）缩短移位：骨折段互相重叠或嵌插，骨的长度因而缩短（图7-1③）。

（4）分离移位：两骨折端互相分离，且骨的长度增加（图7-1④）。

（5）旋转移位：骨折段围绕骨之纵轴而旋转（图7-1⑤）。

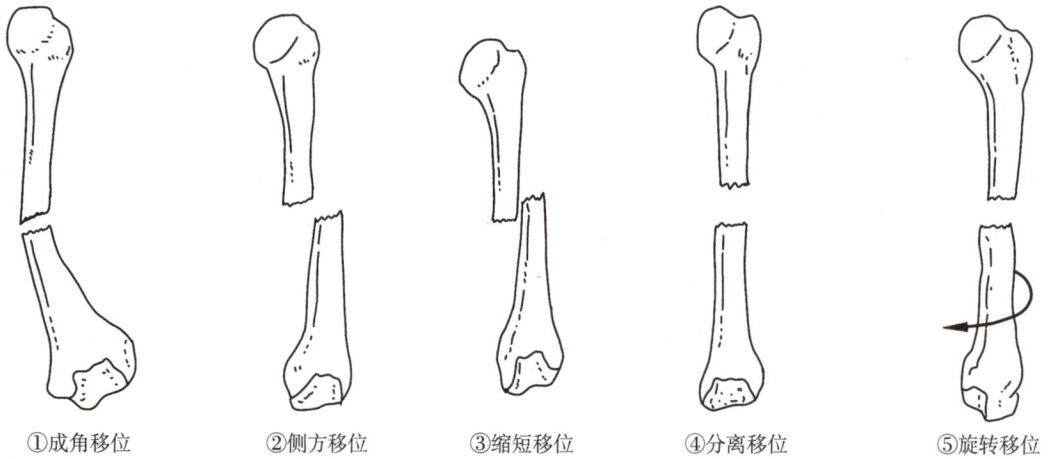

①成角移位　　②侧方移位　　③缩短移位　　④分离移位　　⑤旋转移位

图7-1　骨折的移位

二、分类

对骨折进行分类，是决定治疗方法、掌握其发展变化规律的重要环节。骨折分类的方法甚多，主要的分类方法有以下几种。

（一）根据骨折处是否与外界相通分类

1.闭合性骨折　骨折断端不与外界相通者。

2.开放性骨折　有皮肤或黏膜破裂，骨折处与外界相通者。

（二）根据骨折的损伤程度分类

1. 单纯骨折 无并发神经、重要血管、肌腱或脏器损伤者。

2. 复杂骨折 并发神经、重要血管、肌腱或脏器损伤者。

3. 不完全骨折 骨小梁的连续性仅有部分中断者。此类骨折多无移位。

4. 完全骨折 骨小梁的连续性全部中断者。管状骨骨折后形成远近两个或两个以上的骨折段。此类骨折断端多有移位。

（三）根据骨折线的形态分类

1. 横断骨折 骨折线与骨干纵轴接近垂直（图7-2①）。

2. 斜形骨折 骨折线与骨干纵轴斜交成锐角（图7-2②）。

3. 螺旋形骨折 骨折线呈螺旋形（图7-2③）。

4. 粉碎性骨折 骨碎裂成3块以上者，称粉碎性骨折（图7-2④）。骨折线呈"T"形或"Y"形时，又称"T"型或"Y"型骨折。

5. 青枝骨折 多发生于儿童。仅有部分骨质和骨膜被拉长、皱折或破裂，骨折处有成角、弯曲畸形，与青嫩的树枝被折时的情况相似（图7-2⑤）。

6. 嵌插骨折 发生在长管骨干骺端密质骨与松质骨交界处。骨折后，密质骨嵌入松质骨内，可发生在股骨颈和肱骨外科颈等处（图7-2⑥）。

7. 裂缝骨折 或称骨裂，骨折间隙呈裂缝或线状，形似瓷器上的裂纹，常见于颅骨、肩胛骨等处。

8. 骨骺分离 发生在骨骺板部位，骨骺与骨干分离，骨骺的断面可带有数量不等的骨组织，故骨骺分离亦属骨折的一种（图7-2⑦）。其见于儿童和青少年。

9. 压缩骨折 松质骨因压缩而变形，多见于椎体（骨）及跟骨等部位（图7-2⑧）。

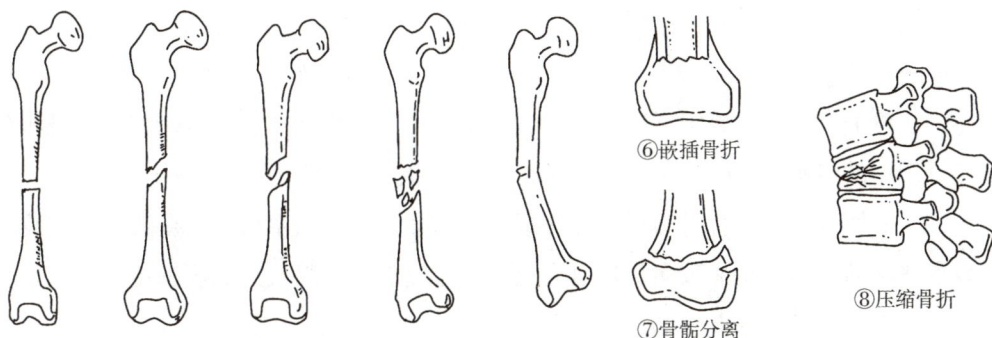

①横断骨折　②斜形骨折　③螺旋形骨折　④粉碎性骨折　⑤青枝骨折　⑥嵌插骨折　⑦骨骺分离　⑧压缩骨折

图7-2 骨折的种类

（四）根据骨折整复后的稳定程度分类

1. 稳定骨折 复位后经适当外固定不易发生再移位者，如裂缝骨折、青枝骨折、嵌插骨折、横形骨折等。

2. 不稳定骨折 复位后易于发生再移位者，如斜形骨折、螺旋形骨折、粉碎性骨折等。

（五）根据骨折后的就诊时间分类

1. 新鲜骨折 伤后 2 周以内就诊者。

2. 陈旧骨折 伤后超过 2 周就诊者。

（六）根据受伤前骨质是否正常分类

1. 外伤骨折 骨折前，骨质结构正常，纯属外力作用而发生骨折者。

2. 病理骨折 骨质原已有病变（如骨髓炎、骨结核、骨肿瘤等），经轻微外力作用而发生骨折者。

三、临床表现

（一）全身情况

单纯骨折可无全身症状，由于瘀血停聚，积瘀化热，常有发热，但体温一般不高于38.5℃，5～7 天后体温逐渐降至正常，无恶寒或寒战，兼有口渴、口苦、心烦、尿赤、便秘、夜寐不安等症状，脉浮数或弦紧，舌质红，苔黄厚腻。如合并外伤性休克和内脏损伤，还有相应的表现。

（二）局部情况

1. 一般症状

（1）疼痛和压痛：骨折后脉络受损，气机凝滞，阻塞经络，不通则痛，故骨折部出现不同程度的疼痛、直接压痛和间接压痛（纵轴叩击痛和骨盆、胸廓挤压痛等）。

（2）肿胀和瘀斑：骨折后局部经络损伤，营血离经，阻塞络道，瘀滞于肌肤腠理而出现肿胀。若骨折处出血较多，伤血离经，通过撕裂的肌膜及深筋膜，溢于皮下，即成瘀斑，严重肿胀时还可出现水疱、血疱。

（3）活动功能障碍：由肢体失去杠杆和支柱作用，以及剧烈疼痛、肌肉痉挛、组织破坏所致。一般来说，不完全骨折、嵌插骨折的功能障碍程度较轻，完全骨折、有移位骨折的功能障碍程度较重。

2. 骨折特征

（1）畸形：骨折时常因暴力作用、肌肉或韧带牵拉、搬运不当而使断端移位，出现肢体形状改变而产生畸形。

（2）骨擦音：由于骨折断端相互触碰或摩擦而产生，一般在局部检查时用手触摸骨折处而感觉到。

（3）异常活动：骨干部无嵌插的完全骨折，可出现如同关节一样能屈曲旋转的不正常活动，又称假关节活动。

畸形、骨擦音和异常活动是骨折的特征，这三种特征只要其中一种出现，即可初步诊断为骨折。但在检查时不应主动寻找骨擦音或异常活动，以免增加患者痛苦、加重局部损伤或导致严重的并发症。若骨折端移位明显而无骨擦音，则骨折断端间可能有软组织嵌入。

四、并发症

机体遭受暴力后，除发生骨折外，还可能合并各种局部或全身的并发症。因此，必须做周密的全身检查，确定有无并发症，然后决定处理方法。

（一）早期并发症

1. 创伤性休克　多见于遭受严重损伤的患者，病情复杂，发展迅速，若不及时处理，可能危及生命。

2. 感染　开放性骨折如不及时清创或清创不彻底，有发生化脓性感染或厌氧性感染的可能。

3. 内脏损伤

（1）肺损伤：肋骨骨折可合并肺实质损伤或肋间血管破裂，引起血胸或闭合性气胸、开放性气胸、张力性气胸、血气胸。

（2）肝、脾破裂：暴力打击胸壁下段时，除可造成肋骨骨折外，还可发生肝或脾破裂，特别在有脾大时更易破裂，造成严重内出血和休克。

（3）膀胱、尿道、直肠损伤：耻骨和坐骨支同时断裂时，容易导致后尿道损伤，若此时膀胱处于充盈状态，则可被移位的骨折端刺破，这种膀胱损伤多为腹膜外损伤。骶尾骨骨折还可并发直肠损伤。

4. 重要血管损伤　多见于严重的开放性骨折和移位较大的闭合性骨折。如肱骨髁上骨折伤及肱动、静脉（图7-3），股骨髁上骨折伤及腘动、静脉，胫骨上段骨折伤及胫前或胫后动、静脉。重要动脉损伤后，肢体远侧疼痛、麻木、冰冷、苍白或发绀，脉搏减弱或消失。

5. 缺血性肌挛缩 这是骨筋膜室综合征产生的严重后果。上肢多见于肱骨髁上骨折或前臂双骨折，下肢多见于股骨髁上或胫骨上段骨折。上、下肢的重要动脉损伤后，血液供应不足或因包扎过紧超过一定时限，前臂或小腿的肌群可因缺血而坏死。由于神经麻痹，以及肌肉坏死经过机化后形成瘢痕组织，肢体逐渐挛缩而形成特有的畸形爪形手、爪形足，可造成严重的残废（图7-4）。

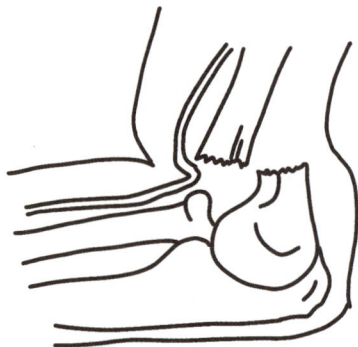

图 7-3　损伤肱动脉的肱骨髁上骨折

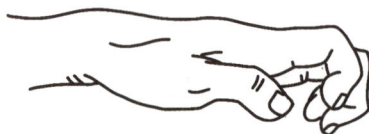

图 7-4　缺血性肌挛缩典型畸形

6. 脊髓损伤 多发生在颈段和胸、腰段脊柱骨折脱位时（图7-5），造成损伤平面以下截瘫。

7. 周围神经损伤 早期可因骨折时神经受牵拉、压迫、挫伤或刺激所致，后期可因外固定压迫、骨痂包裹或肢体畸形牵拉所致。肱骨髁上骨折可合并桡神经、正中神经损伤。腓骨小头上端骨折可合并腓总神经损伤。神经损伤后，其所支配的肢体范围即可发生感觉障碍和运动障碍，后期出现神经营养障碍（图7-6至图7-9）。

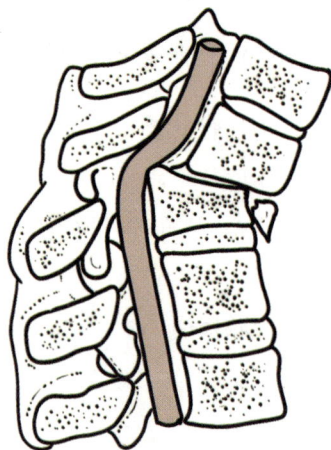

图 7-5　脊柱骨折脱位时损伤脊髓

8. 脂肪栓塞 是少见而严重的骨折并发症，近年来随着复杂损伤增多而发病率有所增加。成人骨干骨折，髓腔内血肿张力过大，骨髓脂肪侵入血流，形成脂肪栓塞堵塞血管，可以引起肺、脑等重要脏器或组织的缺血，甚至危及生命。

（二）晚期并发症

1. 坠积性肺炎 下肢和脊柱骨折须长期卧床，其易致肺功能减弱，痰涎积聚，咳出困难，引起呼吸系统感染。

①腕下垂，拇指
不能外展和背伸

②感觉障碍区

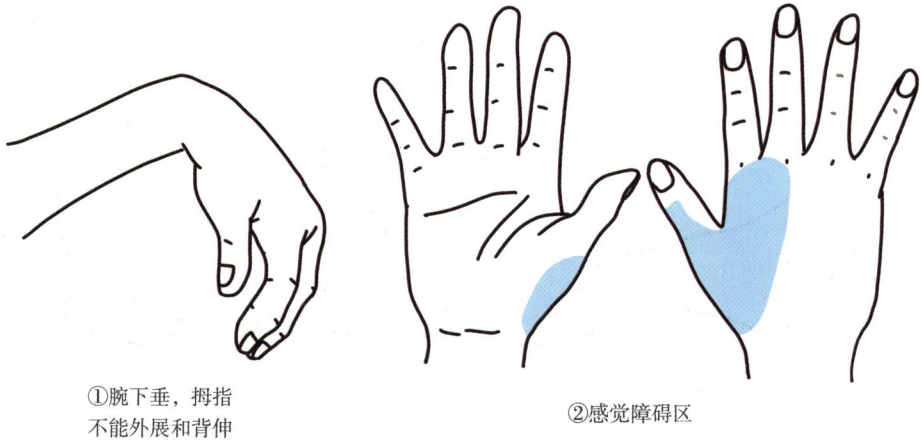

图 7-6 桡神经损伤

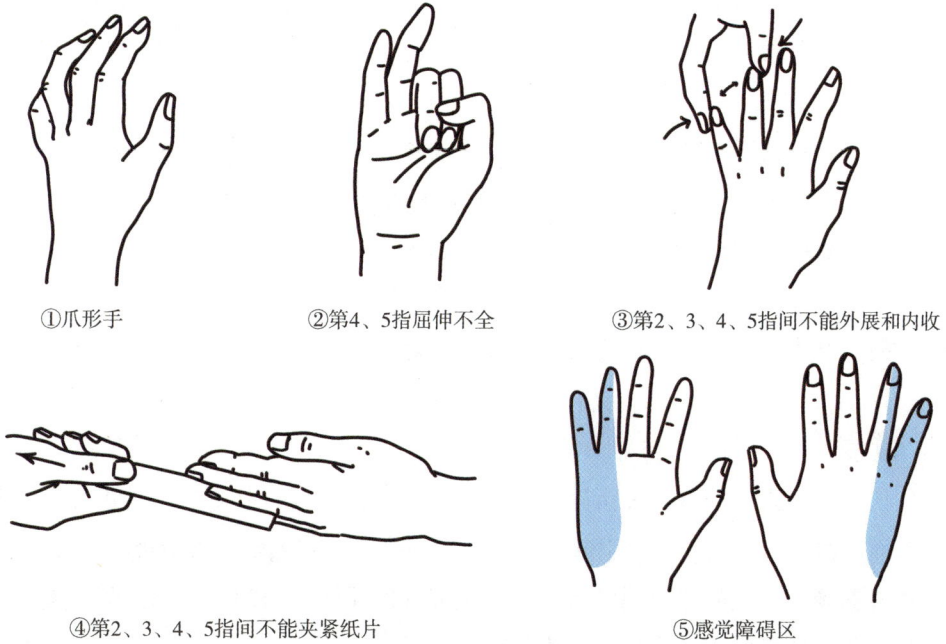

①爪形手

②第4、5指屈伸不全

③第2、3、4、5指间不能外展和内收

④第2、3、4、5指间不能夹紧纸片

⑤感觉障碍区

图 7-7 尺神经损伤

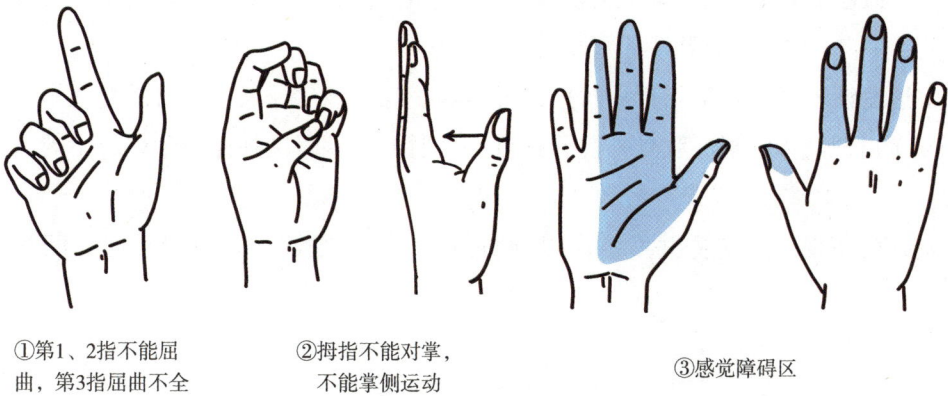

①第1、2指不能屈
曲，第3指屈曲不全

②拇指不能对掌，
不能掌侧运动

③感觉障碍区

图 7-8 正中神经损伤

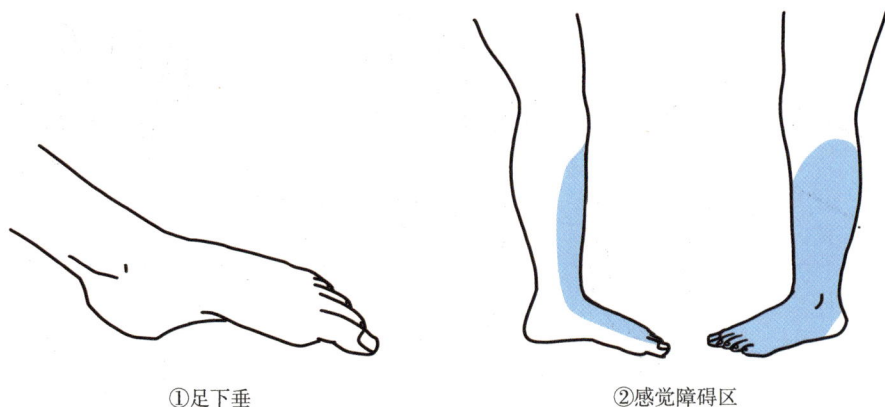

①足下垂　　　　　　　　　　　　　②感觉障碍区

图 7-9　腓总神经损伤

2. 压疮　严重损伤昏迷或脊柱骨折并发截瘫者，某些骨突部（如骶尾、后枕和足跟等处）受压，而致局部循环障碍，组织坏死，形成溃疡，经久不愈。故应加强护理，早做预防。

3. 尿路感染及结石　骨折长期卧床或合并截瘫者，会长时间留置导尿管，若处理不当，可引起逆行性尿路感染，发生膀胱炎、肾盂肾炎等。

4. 损伤性骨化（骨化性肌炎）　关节内或关节附近骨折脱位后，因损伤严重、急救固定不良、反复施行粗暴的整复手法和被动活动，可致血肿扩散或局部反复出血，并渗入被破坏的肌纤维之间，血肿机化后，通过附近骨膜化骨的诱导，逐渐变为软骨，然后再钙化、骨化。在 X 线片上可见到骨化阴影。临床上以肘关节损伤多见，常可严重影响关节活动功能。

5. 创伤性关节炎　关节内骨折整复不良或骨干骨折成角畸形愈合，以致关节面不平整或关节面压力状况改变，从而引起关节软骨面损伤，形成创伤性关节炎。

6. 关节僵硬　严重的关节内骨折可引起关节骨性僵硬。长期外固定可引起关节周围软组织粘连和肌腱挛缩，而致关节活动障碍。

7. 缺血性骨坏死　骨折段的血供障碍可发生缺血性骨坏死。以股骨颈骨折并发股骨头坏死、手舟骨腰部骨折并发近侧段坏死为多见。

8. 迟发性畸形　少年儿童骨骺损伤可影响该骨关节生长发育，日后会逐渐（常需若干年）出现肢体畸形。肱骨外髁骨折可出现肘外翻，因尺神经受牵拉而出现爪形手畸形。

治疗骨折时，对这些并发症应以预防为主，如果已经出现则应及时诊断和妥善治疗。

五、骨折的愈合

（一）骨折的愈合过程

其整个过程是持续的和渐进的，一般可分为血肿机化期、原始骨痂形成期和骨痂改造塑形期。

1. 血肿机化期（图 7-10）　骨折后，因骨折本身及邻近软组织的血管断裂出血，骨折部形成血肿，血肿于伤后 6～8 小时即开始凝结成血块，局部坏死组织引起无菌性炎性反应。骨折断端因血液循环中断而逐渐发生坏死，有数毫米长。随着纤维蛋白的渗出、毛细血管的增生及成纤维细胞、吞噬细胞的侵入，血肿逐渐机化，形成肉芽组织，并进而演变成纤维结缔组织，使骨折断端初步连接在一起，即纤维连接，这一过程在骨折后 2～3 周完成。同时，骨折端附近骨外膜的成骨细胞在伤后不久即活跃增生，1 周后即开始形成与骨干平行的骨样组织，并逐渐向骨折处延伸增厚。骨内膜亦发生同样改变，只是为时稍晚。这一时期若发现骨折对线对位不良，尚可再次用手法整复、调整外固定或牵引方向加以矫正，内服活血化瘀药物，以加强骨折断端局部血液循环，并清除血凝块及代谢中的分解产物。

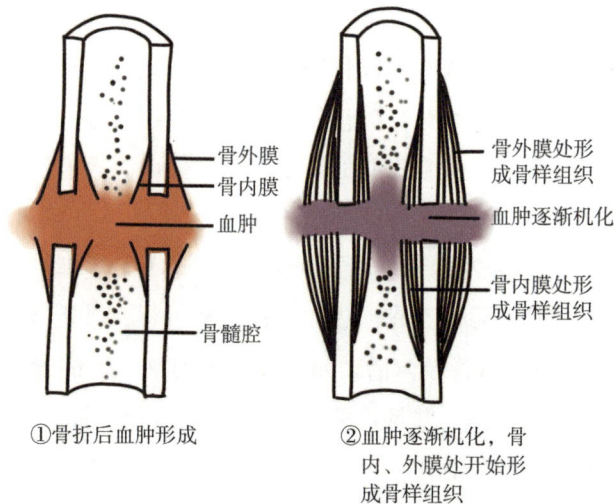

①骨折后血肿形成　　②血肿逐渐机化，骨内、外膜处开始形成骨样组织

图 7-10 骨折愈合过程的血肿机化期

2. 原始骨痂形成期　骨内膜和骨外膜的成骨细胞增生，在骨折端内、外形成的骨组织逐渐骨化，形成新骨，称为膜内化骨。随着新骨的不断增多，其紧贴骨皮质内、外面逐渐向骨折端生长，彼此会合形成梭形，称为内骨痂和外骨痂（图 7-11 ①）。骨折断端及髓腔内的纤维组织亦逐渐转化为软骨组织，并随软骨细胞的增生、钙化而骨化，称为软骨内成骨，而在骨折处形成骨痂和髓腔内骨痂（图 7-11 ②）。两部分骨痂会合后，这

些原始骨痂不断钙化而逐渐加强，当其达到足以抵抗肌肉收缩及成角、剪力和旋转力时，则骨折已达到临床愈合，一般需 4～8 周，此时 X 线片上可见骨折处四周有梭形骨痂阴影，但骨折线仍隐约可见。

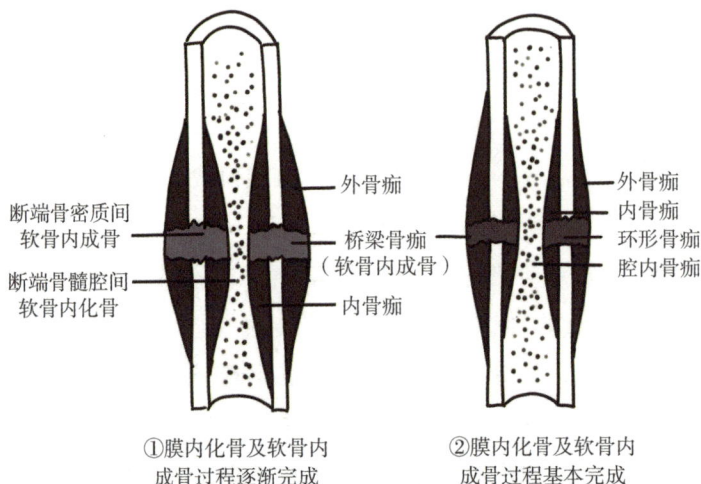

图 7-11　骨折愈合过程的原始骨痂形成期

骨折在愈合过程中，膜内化骨与软骨内成骨在其相邻处互相交叉，但前者远比后者为快，故应防止在骨折处形成较大的血肿，以减少软骨内成骨的范围，加速骨折愈合。骨性骨痂主要是经膜内化骨形成，并以骨外膜为主。因此，骨外膜在骨痂形成中具有重要作用，任何对骨外膜的损伤均对骨折愈合不利。如 X 线片显示骨折线模糊，周围有连续性骨痂，则可解除外固定，加强患肢的活动锻炼。但此时若发现骨折复位不良，则手法整复已相当困难，调整外固定亦难以改善骨折位置。

3. 骨痂改造塑形期（图 7-12）　原始骨痂中新生骨小梁逐渐增加，且排列逐渐规则和致密，骨折断端经死骨清除和新骨形成的爬行代替过程，骨折部位形成骨性连接。这一过程一般需 8～12 周。随着肢体活动和负重，应力轴线上的骨痂不断得到加强，应力轴线以外的骨痂逐渐被清除，并且骨髓腔重新沟通，恢复骨的正常结构，最终骨折的痕迹从组织学和放射学上完全消失。

（二）骨折的临床愈合标准和骨性愈合标准

1. 骨折的临床愈合标准

（1）局部无压痛，无纵向叩击痛。

（2）局部无异常活动。

（3）X 线片显示骨折线模糊，有连续性骨痂通过骨折线。

（4）功能测定，即在解除外固定的情况下，上肢能平举 1kg 达 1 分钟，下肢能连续徒手步行 3 分钟，并不少于 30 步。

（5）连续观察 2 周骨折处不变形，则观察的第一天即为临床愈合日期。

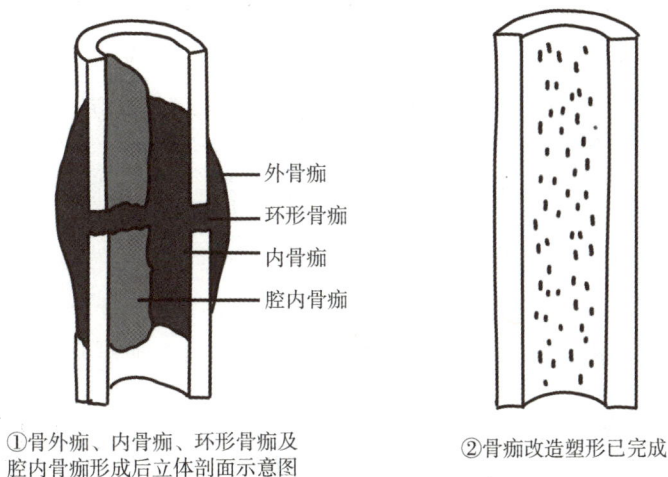

①骨外痂、内骨痂、环形骨痂及
腔内骨痂形成后立体剖面示意图
②骨痂改造塑形已完成

图 7-12 骨折愈合过程的骨痂改造塑形期

2. 骨折的骨性愈合标准

（1）具备临床愈合标准的条件。

（2）X 线片显示骨小梁通过骨折线。

3. 影响骨折愈合的因素

（1）全身因素

①年龄：骨折愈合速度与年龄关系密切。小儿的组织再生和塑形能力强，骨折愈合速度较快。如股骨干骨折的临床愈合时间，小儿仅需要 1 个月，成人往往需要 3 个月左右，老年人则更慢。

②健康情况：身体总是动员体内一切力量促进骨折愈合的。身体强壮，气血旺盛，对骨折愈合有利；反之，慢性消耗性疾病，气血虚弱，如糖尿病、重度营养不良、钙代谢障碍、恶性肿瘤或骨折后有严重并发症者，则骨折愈合迟缓。

（2）局部因素

①断面的接触：断面接触大则愈合较易，断面接触小则愈合较难，故整复后对位良好者愈合快，对位不良者愈合慢，螺旋形、斜形骨折往往也较横断骨折愈合快。

②断端的血供：组织的再生需要足够的血液供给，血供良好的松质骨部骨折愈合较快，而血供不良的部位骨折则愈合速度缓慢，甚至发生延迟连接、不连接或缺血性骨坏死。例如，胫骨干下 1/3 的血供主要依靠由上 1/3 进入髓腔的营养血管，故下 1/3 骨折后，远端血供较差，愈合迟缓。股骨头的血供主要来自关节囊和圆韧带的血管，故头下部骨折后，血供较差，就有缺血性骨坏死的可能。手舟骨的营养血管由掌侧结节处和背

侧中央部进入，其腰部骨折后，近段的血供就较差，愈合迟缓（图 7-13）。

③损伤的程度：有大块骨缺损，或软组织损伤严重、断端形成巨大血肿者，骨折的愈合速度较慢。骨痂的形成主要来自外骨膜和内骨膜，故骨膜的完整性对骨折愈合有较大的影响，骨膜损伤严重者，愈合也较困难。

④感染的影响：感染可引起局部长期充血、组织破坏、脓液和代谢产物的堆积，不利于骨折的修复，迟缓愈合和不愈合率大为增高。

⑤固定和运动：固定可以维持骨折端整复后的位置，防止软组织再受伤和血肿再扩大，保证修复顺利进行。但固定太过会使局部血运不佳，骨代谢减退，骨质疏松，肌肉萎缩，对愈合不利。如果能在保证骨折不再移位的条件下进行上下关节功能锻炼，使患肢肌肉有一定的生理舒缩活动，局部循环畅通，则骨折可以加速愈合。

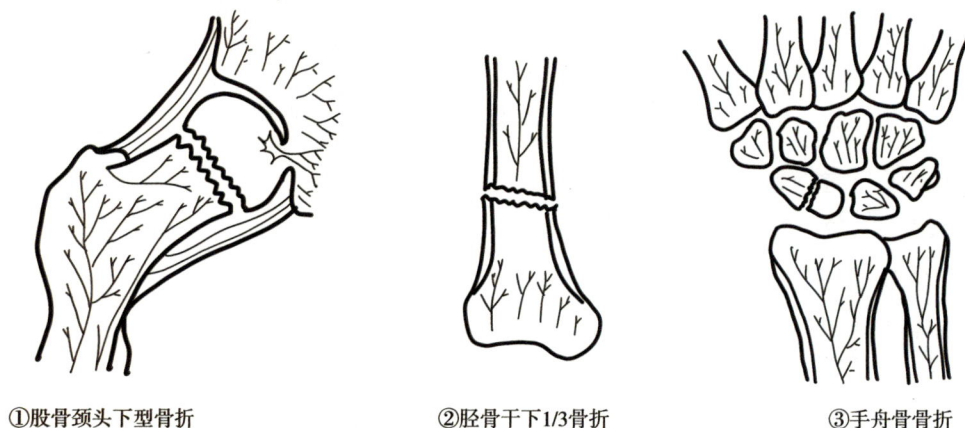

①股骨颈头下型骨折　　②胫骨干下1/3骨折　　③手舟骨骨折

图 7-13　因血液供应差而影响骨折愈合的常见部位

六、辨证施护

（一）辨证施膳

1. 早期　伤后 2 周内，筋骨脉络损伤，血离经脉，瘀积不散，气血凝滞，经络受阻，治宜活血化瘀、消肿止痛。

（1）血瘀气滞证：多见于闭合性骨折。症见局部肿胀、疼痛、活动受限，舌质淡红，苔薄白，脉弦紧。

膳食原则：行气活血，消肿止痛。

常用食材：三七、黑木耳、丹参等。

膳食方：三七陈皮瘦肉汤。组成：三七 10g，陈皮 5g，瘦肉 150g。

（2）血瘀气滞夹气血两虚证：常见于开放性骨折。症见伤肢肿胀、疼痛，伤口出血较多，兼面色苍白无华，神疲眩晕，纳差，盗汗，舌淡苔白，脉细数无力。

膳食原则：活血化瘀，补气养血。

常用食材：太子参、茯苓、白术、丹参。

膳食方：二参汤。组成：太子参 15g，丹参 20g，陈皮 5g，瘦肉 250g。

（3）血瘀气滞夹邪毒蕴结证：常见于开放性骨折合并伤口感染。症见伤口有分泌物渗出，色黄，质稠，味臭。

膳食原则：活血祛瘀，解毒祛湿。

常用食材：土茯苓、赤小豆、薏苡仁、蒲公英。

膳食方：土茯苓解毒汤。组成：鲜土茯苓 150g，粉葛 150g，赤小豆 50g，排骨 500g。

2. 中期　伤后 3～6 周，肿胀逐渐消退，疼痛明显减轻，瘀肿虽消而未尽，骨折初步稳定但未完全连接，治宜和营止痛、接骨续筋。

膳食原则：和营止痛，接骨续筋，健脾益气养血。

常用食材：猪蹄、猪尾巴、猪脚筋、鸡脚、枸杞子、龙眼肉、莲子、丹参、无花果等。

膳食方：续断和营汤。组成：续断 30g，丹参 30g，无花果 3 个，瘦肉 250g。

3. 后期　伤后 7 周以后，瘀肿已消，已有骨痂生长，但筋骨尚未坚实，功能尚未恢复，治宜以壮筋骨、养气血、补肝肾为主。

膳食原则：补益肝肾，调养气血，强筋壮骨。

常用食材：①补肝肾：黑豆、黑米、黄精、芡实、枸杞子等。②补气：高丽参、红参、党参、太子参、白术、黄芪等。③补血：红豆、红米、丹参、鸡血藤、当归、龙眼肉。

膳食方：骨碎补黄精鸡汤。组成：骨碎补 30g，黄精 30g，龙眼肉 30g，鸡 1 只。

（二）生活起居护理

病室环境应安静、舒适、阳光充足、空气新鲜流通，床边装有呼叫器。常用物品置于患者床旁易取到的地方，提供合适的就餐环境。协助患者洗漱、更衣、床上擦浴、洗头并及时提供便器，协助做好便后清洁卫生。指导患者使用拐杖、助行器、轮椅等，使其能进行力所能及的自理活动。鼓励患者逐步完成病情允许下的部分或全部自理活动。

（三）情志护理

1. 主动倾听安慰　与患者交谈时热情有耐心，了解其心理状态，因人施导。主动安慰患者，耐心解释病情，向患者介绍其所患疾病的发生、发展及转归，功能锻炼的方法及其重要性，取得患者的理解和配合，消除不良情绪。

2. 充分告知　告知患者一般骨折愈合的时间，以消除患者的不安，使其积极配合治疗和康复训练。

3. 介绍成功的病例　以帮助患者树立战胜疾病的信心。

（四）病情观察

1. 体位是否正确　肢体是否按治疗要求摆放与固定。如果患者的肌肉、骨骼、神经系统受创伤或疾病的损害以致功能失常，需根据病情，按恢复功能的治疗要求决定体位的放置。

2. 外固定情况　观察外固定装置是否有效。

3. 患肢肿胀与血运情况　观察有无血液循环障碍的表现。

4. 皮肤情况　观察皮肤有无受压及破损，牵引针眼有无红肿、渗出物。

5. 疼痛情况　了解疼痛的性质及程度，确定引起疼痛的原因。

6. 伤口情况　观察伤口有无渗血及感染征象。

7. 功能锻炼情况　关注锻炼时是否伴有疼痛、肿胀、麻木等不适。

（五）围手术期护理

1. 术前护理

（1）做好术前评估与告知：根据患者的既往史、身体情况及心理、社会状况，做好术前宣教与心理护理，告知手术注意事项及相关准备工作，根据麻醉方式，告知禁食、禁水时间，予情志护理。

（2）呼吸道准备：对于吸烟者劝其戒烟，预防感冒；指导患者练习深呼吸、咳嗽和排痰的方法。

（3）生活护理：指导患者便器的使用，教会患者术后如何下床。

（4）皮肤准备：常规进行术区皮肤准备、药物过敏试验等。

（5）保证充足的睡眠：必要时可予耳穴贴压等中医特色治疗，以达到安神镇静的作用。

2. 术后护理

（1）体位：根据手术方式，协助患者取舒适体位。

（2）饮食：根据不同的麻醉方式，正确指导患者进食。

（3）观察要点：注意患者生命体征的变化；观察患肢疼痛、感觉、运动、肌力等神经功能的变化；观察伤口引流管及敷料渗出情况，及时更换。

（4）积极进行护理干预：指导患者进行主动和被动功能锻炼，协助患者做好生活护理，满足各项需求。

（六）用药护理

1. 内服汤剂、颗粒剂

（1）服药时间：一般情况下每剂药分 2 次服用，饭后 30 分钟，早、晚各 1 次。

（2）服药温度：采用温服法。

（3）服药剂量：成人一般每次取用 200mL，心衰及限制入量的患者每次宜服 100mL，老年人、儿童应遵医嘱服用。

2. 内服中成药

（1）服药方法：一般情况下用温开水送服，散剂用水或汤药冲服。

（2）用药前仔细询问过敏史：对过敏体质者，提醒医生关注。

（3）密切观察用药反应：对婴幼儿、老年人、孕妇等特殊人群尤应注意，发现异常应及时报告医生并协助处理。

3. 外用中药 使用前注意皮肤干燥、清洁。应注意观察用药后的反应，如出现灼热、发红、瘙痒、刺痛等局部症状时，应及时报告医生，协助处理；如出现头晕、恶心、心慌、气促等症状，应立即停止用药，同时采取必要的处理措施，并报告医生。过敏体质者慎用。

（七）功能锻炼

1. 早期 功能锻炼以患肢肌肉的舒缩活动为主。伤后 2 周内，患肢局部肿胀、疼痛且容易发生再移位，此期功能锻炼的主要方式是使患肢肌肉做舒缩活动。例如前臂骨折时，可做轻微的握拳及手指伸屈活动，上臂仅做肌肉舒缩活动，而腕、肘关节不活动。原则上，骨折部上、下关节暂不活动，而身体其他各部关节均应进行功能锻炼，目的在于促进患肢血液循环，消肿，防止肌肉萎缩，避免关节僵硬。

2. 中期 功能锻炼应逐步活动骨折部的上、下关节，有条件者应多进行户外活动。2 周以后患肢肿胀消退，局部疼痛逐渐消失，骨折端已纤维连接，并正在逐渐形成骨痂，骨折部日趋稳定。此时除继续进行患肢肌肉的舒缩活动外，可在健肢或医护人员的帮助下逐步活动上、下关节。动作应缓慢，活动范围应由小到大，接近临床愈合时应增加活动次数，加大活动幅度和力量。有条件者应多进行户外活动。

3. 后期 加强患肢关节的主动活动锻炼及全身锻炼，鼓励患者多在户外做针对性的锻炼，多接触阳光，以促进骨折愈合及各关节功能的恢复。

第二节　骨折诊疗与专病护理

一、四肢骨折

（一）概述

四肢骨折是医学上常见的骨折类型，多因高能量创伤所致，如交通事故、暴力损伤、高处坠落等。上肢骨折和下肢骨折均属其范畴。患者常表现为骨折处剧烈疼痛、肿胀、畸形以及四肢活动受限等。

1. 上肢骨折　指上肢和上肢带骨的骨连续中断。常见的上肢骨折有锁骨骨折、肩胛骨骨折、肱骨骨折（肱骨近端骨折、肱骨干骨折、肱骨髁上骨折、肱骨外髁骨折、肱骨内上髁骨折及肱骨髁间骨折）、尺骨骨折（尺骨鹰嘴骨折、孟氏骨折、盖氏骨折）、桡骨骨折（桡骨头骨折、桡骨远端骨折）、尺桡骨双骨折、腕舟骨骨折、掌骨骨折、指骨骨折等。

2. 下肢骨折　是指下肢的骨骼中一处或多处发生骨折。常见的下肢有股骨颈骨折、股骨粗隆间骨折、股骨干骨折、股骨髁部骨折、髌骨骨折、胫骨平台骨折、胫骨骨折、踝关节骨折、跟骨骨折、距骨骨折、跗舟骨骨折、跖骨骨折、趾骨骨折等。

（二）诊断

1. 病史　创伤导致的四肢骨折多数有明显外伤史，其中主要包括直接暴力、间接暴力、积累应力等原因。

2. 症状与体征　四肢骨折一般只表现为局部症状，而严重骨折或多个部位骨折可能引起全身反应，例如失血性休克和发热等。局部症状与体征主要表现为骨折部位的局部肿胀、瘀血、压痛以及四肢活动受限。完全骨折患者可触摸到皮下移位的骨折端，有异常活动和骨擦音。对于合并损伤动脉血管的患者，患肢血液循环将受到影响，动脉的搏动可能会减弱或消失。合并损伤神经的患者，其受伤肢体可能出现麻木，感觉、反射均减弱。

（1）上肢骨折特殊症状与体征

1）锁骨骨折（图7-14）：锁骨上下窝变浅或消失，患者为缓解疼痛常用健手支撑患侧肘部，颈部倾向患侧。由于骨折重叠移位，患者肩部变窄，肩内收向下倾斜，上肢外展和上举活动受限。

2）肩胛骨骨折（图 7-15）：患
侧肩膀及上臂活动受限，不能充分
外展。

3）肱骨近端骨折（图 7-16）：肩
关节活动障碍，患肢不能抬举。肱骨
近端局部有环形压痛及纵轴叩击痛。

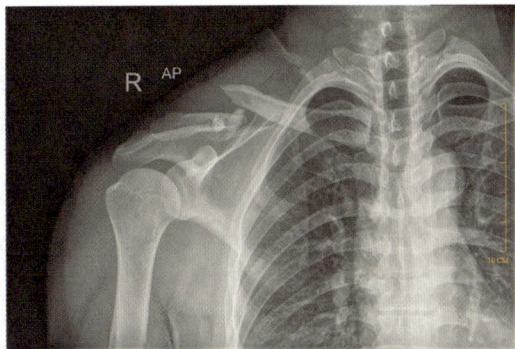

图 7-14　右锁骨骨折

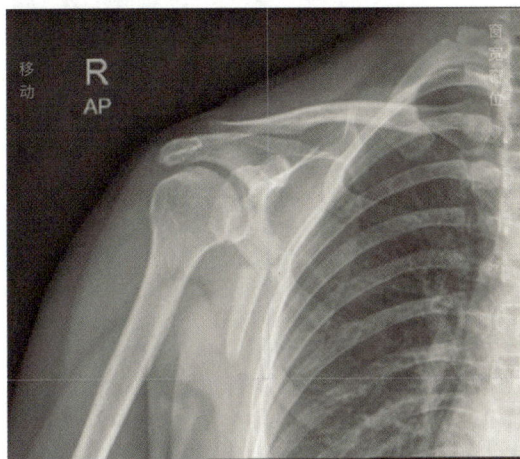

图 7-15　右肩胛骨骨折

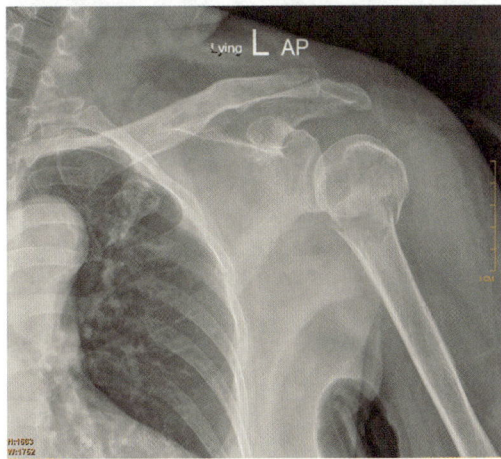

图 7-16　左肱骨近端粉碎性骨折

4）肱骨干骨折（图 7-17）：患肢有局部压痛、环形压
痛和纵轴叩击痛。合并桡神经损伤者，会出现典型的垂腕畸
形和伸拇及伸掌指关节功能障碍，第 1、2 掌骨间背侧皮肤
感觉丧失。

5）肱骨髁上骨折（图 7-18）：肘后三角关系正常，伸
直型肱骨髁上骨折易并发神经和血管损伤。合并血管损伤
者，可能会导致腕部桡动脉搏动减弱或消失，且可能引起骨
筋膜室综合征，严重者导致前臂缺血性挛缩，早期会出现
"5P"症，包括剧痛、桡动脉搏动消失、肿胀、手部皮肤苍
白、麻木等。

6）肱骨外髁骨折（图 7-19）：肘关节呈半屈伸位状态，
做伸屈或异常外展活动时疼痛加剧，若有移位骨折，可能会
引起轻度肘外翻，肘外侧可触及活动的骨折块和骨擦音，肘
后三角关系发生改变。

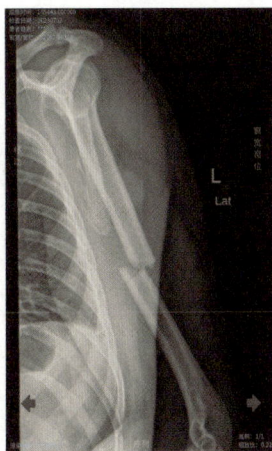

图 7-17　左肱骨干骨折

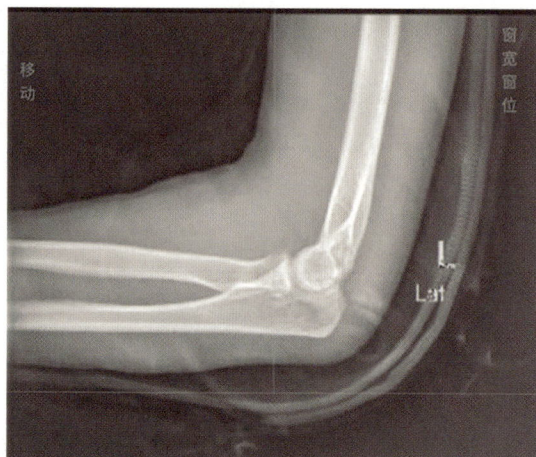

图 7-18 左肱骨髁上骨折

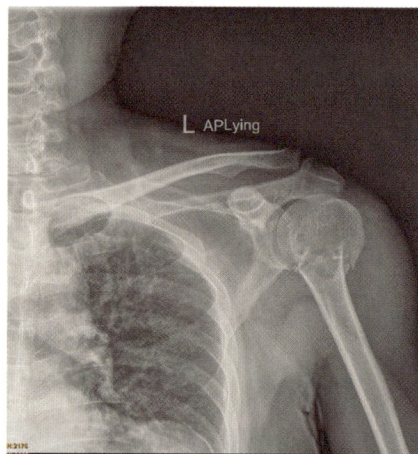

图 7-19 左肱骨外髁骨折

7）肱骨内上髁骨折（图7-20）：检查可见肘后三角关系存在，前臂旋前、屈腕、屈指无力。合并肘关节脱位者，肘关节外形明显改变，功能障碍进一步增加。此外，尺神经损伤症状常同时存在，患者可能会感觉小指或环指尺侧麻木和迟钝。

8）肱骨髁间骨折（图7-21）：肱骨远端局部有纵轴叩击痛，有敏锐压痛，鹰嘴部向后突出，肘关节呈半伸直位，肘部横径明显增宽，肘后三角关系发生改变。

9）桡骨头骨折（图7-22）：患肢往往呈旋前屈肘位，患者常需要健手支撑患肢前臂。

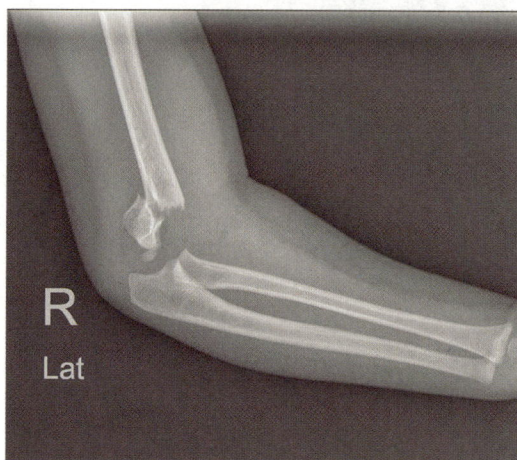

图 7-20 右肱骨内上髁骨折

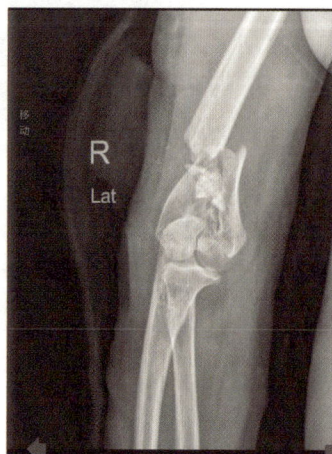

图 7-21 右肱骨髁间骨折

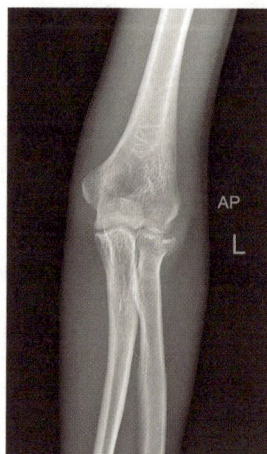

图 7-22 左桡骨小头骨折

10）尺骨鹰嘴骨折（图 7-23）：肘关节主动伸肘功能丧失，严重者可伴有肘关节脱位，肘后方可触及凹陷，可能出现骨擦音，若分离移位大，则可能无骨擦感，肘后三角关系发生改变。

11）孟氏骨折（图 7-24）：肘关节屈伸及前臂旋转运动功能不同程度障碍，肘部可以触及突出的桡骨头，同时尺骨可能出现畸形和骨擦音。移位明显者，则尺骨短缩、成角畸形；此外，下尺桡关节压痛，尺骨头膨出。

12）盖氏骨折（图 7-25）：桡骨下 1/3 及下尺桡关节压痛，桡骨可成角或重叠畸形。桡骨中下

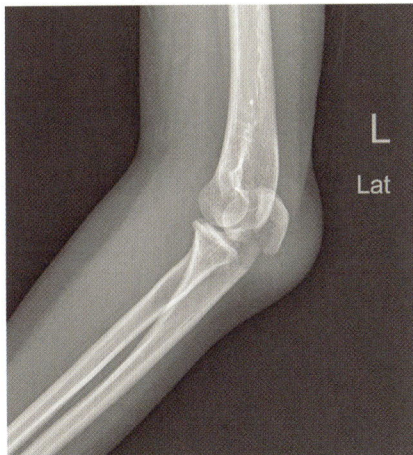

图 7-23　左尺骨鹰嘴骨折

段可扪及异常突起并出现骨擦感或骨擦音。腕横径增宽，下尺桡关节松弛，前臂旋转及腕屈伸功能障碍，尺骨小头突出。

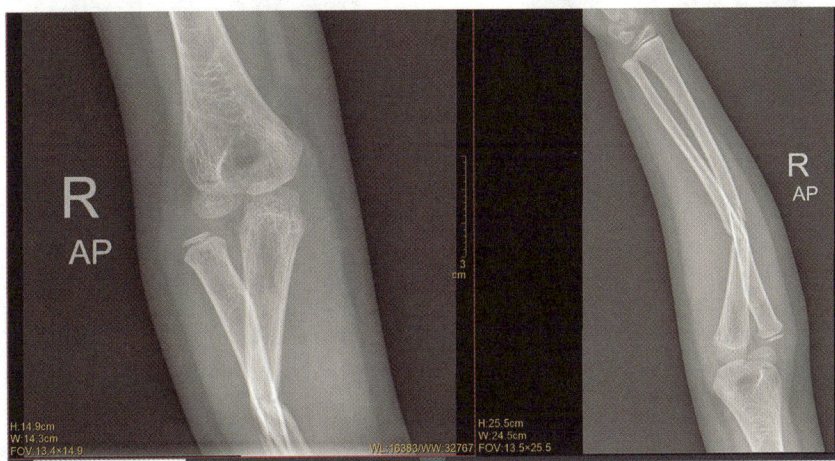

图 7-24　右孟氏骨折

13）桡骨远端骨折（图 7-26）：腕部剧烈疼痛，常波及手背和前下臂。移位严重者，可出现餐叉样畸形或锅铲样或枪刺状畸形，腕关节及前臂旋转活动障碍，手指活动因疼痛而受限。

14）腕舟骨骨折（图 7-27）：鼻烟窝处及舟骨结节处有压痛，握拳时第 2、3 掌骨头处有纵向叩击痛，拇指外展并沿拇指纵轴向腕部叩击时疼痛加剧。

15）掌骨骨折（图 7-28）：按压、纵轴叩击掌骨头时疼痛加剧。若存在重叠或成角移位，则该掌骨短缩，可见掌骨头凹陷，握拳时尤为明显。第 1 掌骨基底部骨折或骨折脱位，其拇指内收、外展、对掌等活动均受限，握力减弱。

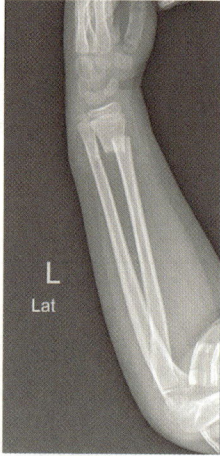

图 7-25　左盖氏骨折

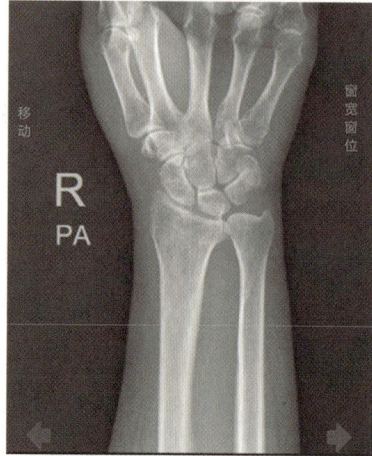

图 7-26　右桡骨远端骨折

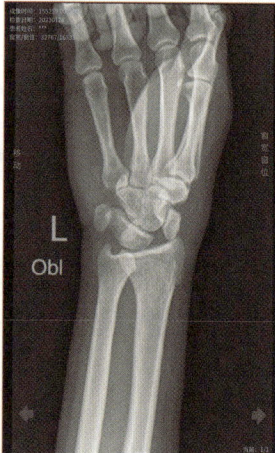

图 7-27　左腕舟骨骨折

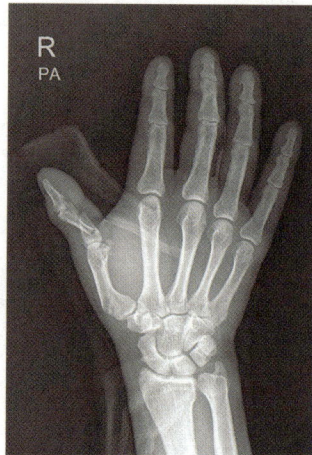

图 7-28　右手第 1 掌骨骨折

16）指骨骨折（图 7-29）：手指伸屈功能受限，若存在明显移位时，近节、中节指骨骨折会出现成角畸形，而末节指骨基底部背侧撕脱骨折会导致锤状指畸形，手指不能主动伸直。

（2）下肢骨折特殊症状与体征

1）股骨颈骨折（图 7-30）：伤后一般无法站立或行走，囊内骨折多无明显肿胀，但囊外骨折且移位明显者可见明显肿胀。患髋内收，轻度屈曲，下肢内收和外旋，伴缩短畸形，大粗隆上移并有叩击痛，腹股沟韧带中点处压痛，足跟纵轴叩击痛阳

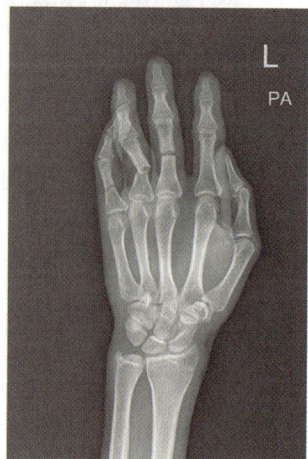

图 7-29　左手第 3、4、5 指骨骨折

性，骨传导音减弱。嵌插骨折或疲劳骨折的临床症状不明显，患肢无畸形，有时患者仍可步行，易漏诊。

2）股骨粗隆骨折（图7-31）：患侧下肢短缩、内收及外旋畸形明显。检查可见患侧大粗隆升高上移，患肢纵轴叩击痛阳性。

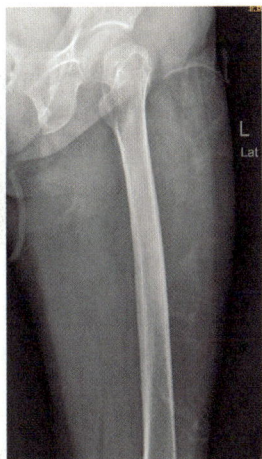

图7-30　左股骨颈骨折

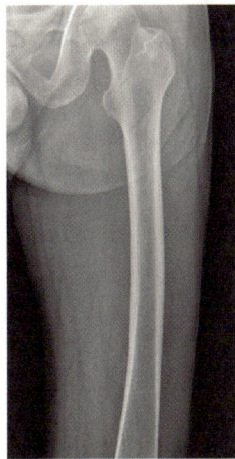

图7-31　左股骨粗隆骨折

3）股骨干骨折（图7-32）：伤肢肿胀严重，大腿明显增粗，多数伴有明显短缩、成角、旋转畸形和异常活动。严重移位的下1/3骨折，可能损伤腘窝部神经和血管，导致腘窝部出现巨大血肿，小腿感觉障碍，足背胫后动脉减弱或消失，末梢血液循环障碍等。由于疼痛和出血，可能会引起创伤性休克。

4）股骨髁骨折（图7-33）：股骨远端疼痛剧烈，肿胀明显，膝关节活动障碍。股骨髁增宽，可见短缩、成角或旋转畸形。应注意肢体远端有无合并神经、血管、韧带、半月板损伤的体征。

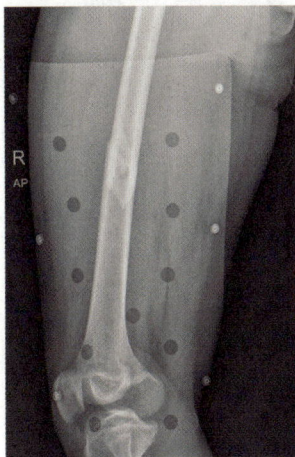

图7-32　右股骨干骨折

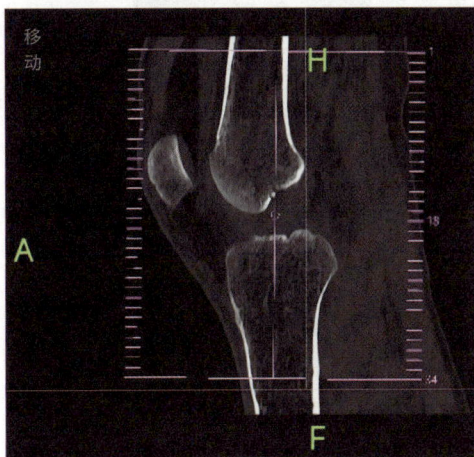

图7-33　右股骨外侧髁骨折

5）髌骨骨折（图7-34）：伤后膝关节疼痛剧烈，肿胀明显，可出现浮髌试验阳性，患肢常处于伸膝位，膝关节伸膝活动障碍。

6）胫骨平台骨折（图7-35）：胫骨平台压痛明显，可出现张力性水疱。伤膝可有内或外翻畸形，并可有横径或前后径增宽，骨折局部可出现不同程度的成角、短缩及旋转畸形。

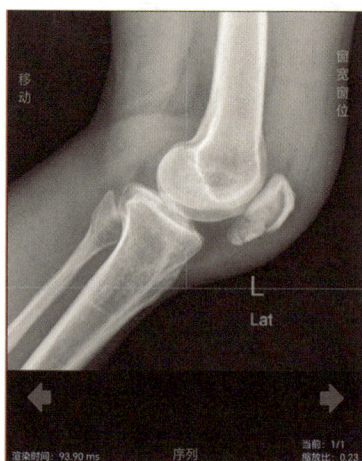

图7-34　左髌骨骨折

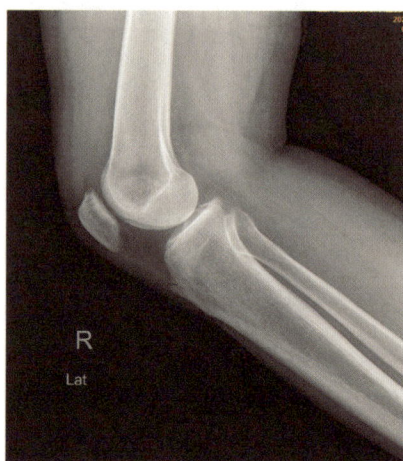

图7-35　右胫骨平台骨折

7）胫腓骨骨折（图7-36）：严重者可能导致局部软组织损伤严重，甚至破损，骨折断端自内向外刺破皮肤。若伴有血管、神经损伤，可出现相应的表现，严重软组织损伤者可出现骨筋膜室综合征表现。

8）踝关节骨折（图7-37）：踝部肿胀、疼痛、压痛明显，可见皮下瘀斑，踝部可呈内翻或外翻畸形，活动功能障碍。

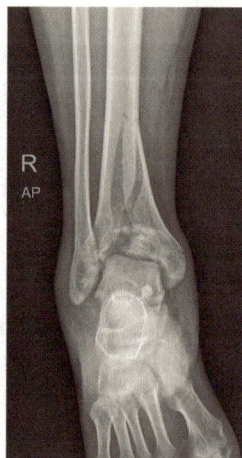

图7-36　右胫骨下段骨折

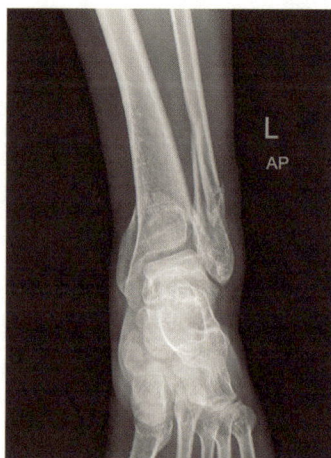

图7-37　左外踝、后踝骨折

9）跟骨骨折（图7-38）：严重者可能导致足跟部增宽，出现内翻或外翻畸形，足弓减小或消失呈扁平足，不能负重站立及行走。

10）趾骨骨折（图7-39）：足趾可有成角畸形，常并发趾甲周围软组织挫裂伤、甲床瘀血等。

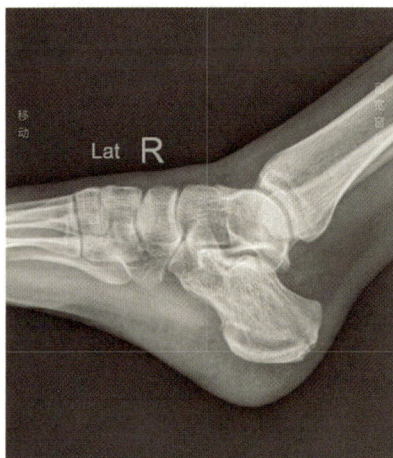

图 7-38　右跟骨骨折

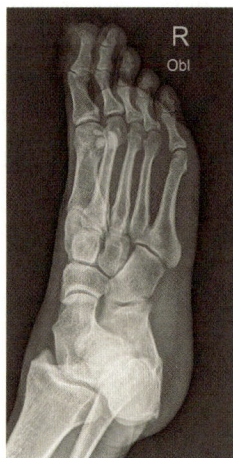

图 7-39　右第 2 趾骨骨折

3. 辅助检查

（1）X线检查：X线检查是骨折时首选且常规的检查方法。对怀疑骨折或临床表现已明确骨折者都应进行X线检查，以了解骨折的部位、类型及移位情况，有助于指导治疗。有些轻微的裂缝骨折在急诊拍片时未见明显骨折线，应于伤后2周拍片复查。此时骨折断端吸收，常可出现骨折线。

（2）计算机体层成像（CT）检查：CT检查对于早期、不典型病例和复杂解剖部位的骨折具有重要意义，能够弥补X线检查的不足，并清晰地显示骨折的部位和程度。

（3）磁共振成像（MRI）检查：MRI可提供横轴面、矢状位、冠状位或任意断层的扫描图像，所获图像清晰而精细，分辨率高，对比度好，信息量大，尤其是对软组织层次的显示较好。

（三）治疗

1. 非手术治疗

（1）手法复位、夹板外固定：根据骨折的部位及类型，利用手法整复，矫正骨折端重叠移位达到解剖复位。复位后进行包扎固定。根据外固定松紧度，定期复查换绑，固定时间6～8周。

（2）牵引复位：诊断明确后，患肢应立即制动，根据病情予以骨牵引或皮牵引。对骨折移位较明显者，可先行手法整复。

2. 手术治疗

（1）切开复位内固定术：根据骨折类型，可采用克氏针、吸收棒（钉）、接骨板、螺钉、髓内钉等材料进行切开复位内固定。

（2）非开放复位固定术：例如闭合复位经皮克氏针内固定、外固定支架固定等。

（3）截骨术：对于愈合较为困难或一些陈旧骨折可施行截骨术，例如股骨粗隆间内移截骨术、孟氏截骨术等，但目前已较少应用，逐步被关节置换术等治疗方法代替。

（4）关节置换术：例如肱骨近端骨折导致肱骨头坏死可考虑行肩关节置换术。

（5）关节融合术：累及关节的粉碎性骨折无法良好复位、较大面积的关节软骨剥脱损伤、陈旧性骨折畸形愈合或已发生创伤性关节炎者，适宜行关节融合术，如陈旧性踝关节骨折脱位超过3个月。

（四）护理

1. 疼痛

（1）评估：评估疼痛的程度、性质、原因、伴随症状，根据患者情况选择合适的疼痛评估工具评分，记录具体分值。

（2）情志护理：指导患者采用听音乐、深呼吸等松弛疗法，放松身体，舒畅情绪，转移注意力，缓解疼痛。

（3）用药护理：对疼痛剧烈且诊断明确者，按医嘱给予药物止痛剂以减轻痛苦，注意观察药物的疗效和反应。

（4）中医适宜技术：耳穴贴压、穴位敷贴等。

（5）观察患处伤口情况：若因伤口感染引起疼痛，应及时告知医生，尽早清创并遵医嘱应用抗生素治疗；若患肢除了疼痛，还有麻木、皮温降低、皮肤苍白或青紫、脉搏减弱或消失等血液灌注不足表现，应立即平放患肢，松解外固定，严禁局部按摩、热敷，并尽量减少活动以免加重组织缺血。在骨筋膜室综合征早期，患肢疼痛可进行性加重，镇痛药不能缓解时，应及时告知医生，做好肢体切开减压准备。

2. 肿胀

（1）评估：评估肿胀的程度、范围、伴随症状、肢端末梢血液循环情况，必要时观察生命体征的变化。若发现患肢青紫、发绀、肿胀、疼痛、麻木、动脉搏动减弱或消失，患侧和健侧皮肤感觉、运动不同等情况，应及时报告医生进行处理。

（2）冷疗：遵医嘱对骨折早期肿胀明显者局部进行冷疗，注意防止皮肤冻伤，观察治疗效果。

（3）用药护理：遵医嘱使用药物促进消肿，并监测肾功能、电解质等指标。对肿胀明显者局部予中药外敷，并观察疗效。

（4）骨筋膜室综合征护理：一旦出现骨筋膜室综合征表现，立即将患肢平放于心脏水平，并通知医生解开纱布、夹板、石膏等固定，严重者须拆除固定物，并做好肢体切开减压术前准备。

3. 术后出血

（1）严密观察患者手术切口情况：若切口敷料外观渗血明显或引流管引流血液在短时间内明显增多，可怀疑切口出血，应立即告知医生，检查切口以明确出血状况和原因。

（2）密切观察并记录引流液的性状、量和颜色的变化：术后密切观察患者生命体征、神志和尿量的变化，评估有无低血容量休克的早期表现。当切口少量出血时，一般经过更换敷料、加压包扎或遵医嘱使用止血药物即可止血；如果出血量大，应加快输液速度，遵医嘱输血或血浆，并做好再次手术止血的准备。

4. 感染

（1）皮肤准备：做好术前皮肤准备工作，严格执行无菌操作技术。

（2）告知：向患者讲解导致感染发生的危险因素，并指导患者掌握预防感染的措施。

（3）开放性骨折的伤口护理：应保持伤口清洁、敷料干燥，术后密切观察手术切口情况，如有伤口或切口疼痛加重，局部出现红、肿、热、痛等感染相关的早期征象，应立即告知医生进行处理。

（4）加强营养支持：增强患者抵抗力，建议并指导患者摄入富含蛋白质和维生素的食物，如瘦肉、鱼、蛋、牛奶和蔬菜等。

（5）遵医嘱合理使用抗生素：使用之前做好皮试，观察有无用药不良反应。

5. 预防深静脉血栓

（1）观察：观察患者肢体的皮肤颜色、温度、活动度、感觉及肿胀情况，同时观察患者呼吸系统的情况，有无胸闷气促、发绀等症状。

（2）告知：向患者讲解下肢深静脉血栓形成的相关知识；告知患者戒烟酒，鼓励患者多饮水，建议每天饮水量在2000mL以上；进食易消化、行气软坚润肠的食物，如橘子、香蕉等，保持大便通畅；鼓励患者尽早活动并进行功能锻炼，穿宽松衣裤，以保持全身气血通畅。

（3）积极保护静脉：通过静脉用药时，避免反复穿刺。尽量不使用下肢静脉进行输液。

（4）遵医嘱使用深静脉血栓物理防范措施：如使用下肢气压泵、穿弹力袜等，并密切观察不良反应。

（5）遵医嘱使用抗凝药物：观察治疗效果及药物不良反应。

6. 关节僵硬

（1）评估：评估患者骨骼、肌肉、运动系统功能退化的危险程度。

（2）告知：向患者反复讲解关节僵硬可能带来的不良后果，激发其主动参与功能锻炼的积极性。

（3）体位：将患肢处于功能位，上肢骨折可根据骨折部位，选择适合的肘关节屈曲角度，使用三角巾悬吊于胸前。卧床时患肢可用软枕垫起，减轻受伤组织的张力。

（4）功能锻炼：根据患者的病情，在不影响骨折愈合的前提下，遵医嘱制订并实施功能锻炼计划，锻炼时注意循序渐进，以防发生错位，影响功能恢复。按计划给予疼痛控制方法，以减少患者因痛苦而拒绝活动患肢情况的发生。

7. 便秘

（1）密切观察患者排便情况：评估患者每日排便的时间、次数、性质，以及腹胀、腹痛的情况，分辨实秘与虚秘。注意患者是否因排便用力过度而出现虚脱等并发症，防止年老患者因用力排便而诱发胸痛、中风等。

（2）定时排便：培养每日晨间，早餐后定时排便的习惯。卧床制动的患者，鼓励其在床上排便。

（3）功能锻炼：协助患者床上翻身和起坐等活动，指导患者顺时针方向按摩腹部以促进肠蠕动，每日 2～3 次，每次 10～15 分钟。

（4）饮食指导：宜清淡并且富含纤维素，晨起空腹可饮淡盐水，有助于预防便秘的发生。

（5）情志护理：向患者解释情志不和易导致肝气郁结，大便干结，指导患者采用自我调适的方法保持心情舒畅。

（6）辨证施术：如热秘者予生大黄敷贴神阙穴联合中药热罨包治疗；气虚秘者可艾灸气海、关元、脾俞、胃俞、天枢等穴；便秘严重者也可遵医嘱予通便润肠药物或行灌肠法，并观察用药后有无腹泻等情况，做好记录。

8. 尿潴留

（1）环境准备：保持病室整洁，提供舒适隐蔽的排尿环境。

（2）观察：观察患者小腹膨胀、尿量、尿色、尿液性质及次数等情况并详细记录。

（3）排尿护理：排尿点滴不畅，或欲尿而不得出或闭塞不通者，可行诱导排尿，如听水流声、用温水冲洗会阴部等措施。术前指导患者练习床上排尿，不习惯床上排尿者，在病情允许的情况下可协助其坐起排尿，或遵医嘱予留置导尿，并做好导尿管及会阴护理等，以防感染。

（4）饮食指导：饮食宜清淡、富有营养、易消化，多食新鲜水果、蔬菜，忌辛辣肥甘、助火生湿之品。留置导尿的患者，鼓励其多饮水，起到尿液冲洗的作用，减少尿路感染的发生。

（5）情志护理：给予解释安慰，疏导情绪，可通过听音乐、读书看报等方式转移注意力，解除焦虑、紧张等情绪，配合治疗和护理，以缓解尿潴留症状。

（6）辨证施术：遵医嘱予艾灸、穴位按摩等治疗。

9. 恶心呕吐

（1）评估：根据患者病情，评估其恶心呕吐症状。对使用麻醉药品或术后使用静脉自控镇痛泵的患者，必要时暂停使用。

（2）基础护理：若患者发生呕吐症状，应协助其将头偏向一侧，及时清除呕吐物，做好口腔护理与饮食调护。

（3）辨证施术：遵医嘱予中药热罨包联合循经取穴胶布疗法，敷贴双侧内关穴，以预防和治疗术后恶心呕吐症状；耳穴贴压可取神门、枕、食道、贲门、胃、十二指肠、肝、脾等穴，并观察治疗效果。

（4）用药护理：对于呕吐严重者，遵医嘱使用止吐药物，并观察有无不良反应。

（五）康复

骨折康复的目标是促进骨折肢体关节活动的恢复、保持肌肉力量，并恢复肢体日常生活及工作能力。早期阶段尽可能保持关节肌肉功能，后期则着重恢复肌肉关节功能至受伤前水平。

1. 锁骨骨折（保守治疗）康复

（1）早期康复训练：伤后 0～2 周，骨痂还未形成，患处疼痛感明显，通常不可做肩关节的活动。可进行手掌握拳、伸指、分指练习，还可进行握拳、腕关节掌屈背伸练习，以促进血液循环，防止关节粘连。

（2）中期康复训练：伤后 3～8 周，疼痛感减轻，骨痂逐渐形成，此时可解除吊带制动，开始进行被动肩关节外旋、内旋、外展、前屈等角度的练习，再逐渐过渡到主动锻炼。

（3）后期康复训练：伤后 9～12 周，骨折愈合时，可进行肩胛骨控制训练、体操棒肩上举活动度练习，以及屈肘 90°练习等，逐渐恢复关节的功能。此外，还可进行肩外展、外旋和内旋等训练，以锻炼肌力。具体训练需在医生的指导下进行。

2. 肱骨近端骨折康复

（1）术后解剖骨折复位及内固定牢固后：即可鼓励患者立即进行肘关节、腕关节和手的主动运动。

（2）术后第 1 天至第 1 次术后复诊：根据医嘱和患者疼痛数字评分，进行温和、患者主导、被动的关节训练和肩部钟摆运动（图 7-40）。

（3）术区拆线后：如内固定无松动，患者可在医生及康复师的指导和帮助下完成家庭训练，被动肩前屈达160°，被动肩外旋达40°。

（4）术后4～6周：可在康复师的帮助下开始辅助肩外展和屈曲活动。

（5）术后8～10周：加入三角肌等长训练和肩袖肌群力量训练，并使三角肌完成抗阻训练。

（6）术后11～12周：增加肩袖肌群力量训练。

3. 肱骨干骨折康复

（1）术后3周内：鼓励患者麻醉清醒后即可进行康复锻炼，在医生及康复师的指导下，进行肘、腕、手关节主动/被动训练，不训练时应用吊袖或吊带固定。开始钟摆训练及仰卧位下肩主动/被动训练，注意应避免旋转应力。

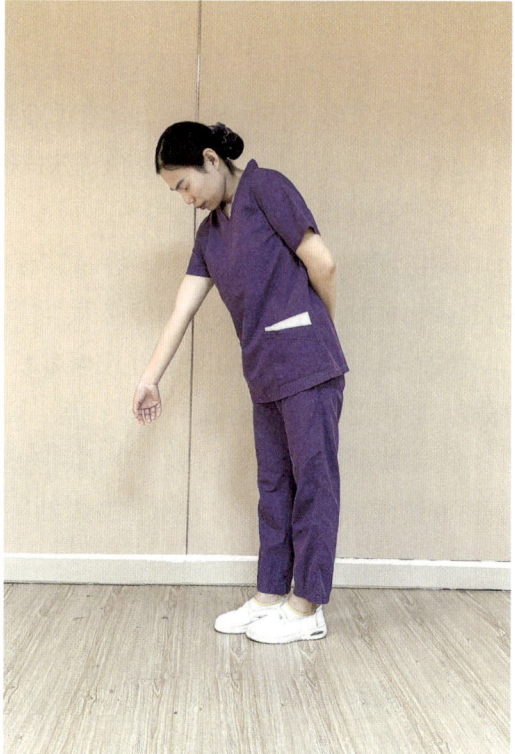

图7-40 肩部钟摆运动

（2）术后4～6周：可停止吊带及吊袖的使用。患者开始少量的日常生活活动，如进餐、梳头等。开始坐位或站位肩关节活动度训练及无阻力举、拉、推等，在康复师的指导下进行肩关节等长训练，如内旋、外旋、伸展、外展等。

（3）术后7周至2个月：患者可根据自身情况增加自理活动，并在康复师的指导下，进行少量功能性强化训练及肩关节内、外主动/被动训练。若术后10～12周X线检查显示有足够的骨折愈合，可进行抗阻训练和轻举。

4. 肘关节周围骨折康复

（1）伤后1周内：患肢勿负重，手术治疗患者根据医嘱及疼痛、肿胀情况，进行小幅度主动屈伸肘关节。

（2）伤后2～4周：患肢不应负重，手术治疗患者根据医嘱及疼痛、肿胀情况，逐渐增加主动屈伸肘关节幅度。无移位的稳定骨折保守治疗患者，可在医生或康复师的指导下小幅度主动屈伸肘关节。

（3）伤后5～6周：根据X线的复查结果，在康复师的指导下进行患肢肘关节肌肉力量锻炼及负重锻炼，并适度增加肘关节屈伸主动活动。

（4）伤后7～12周：如X线检查显示骨折正常愈合，锻炼可逐渐过渡至全负重。

同时，最大限度地进行各关节的主动与被动活动，并增强屈伸肌肉抗阻力锻炼。

5. 桡尺骨骨折康复

（1）术后解剖骨折复位及内固定稳定后：即可做伸屈指、掌、腕关节活动，患肢做主动肌肉收缩活动。

（2）伤后 2～4 周：肿胀消除后除继续以上训练外，应逐渐做肩、肘关节活动，其方法是：将健手托住患肢腕部，做肩、肘前屈、后伸，然后屈曲肘关节，同时上臂后伸。

（3）骨折愈合后：增加前臂旋转活动及用手推墙动作，使上、下骨折端产生纵轴挤压力。

6. 股骨颈骨折（空心钉内固定术后）康复

（1）术后 0～1 周：待麻醉消退后立即开始进行踝泵训练（图 7-41）；尽可能多做股四头肌和臀大肌的等长收缩；术后根据医嘱及患肢肿胀情况、疼痛数字评分等进行关节运动练习，在病情允许的情况下尽量活动上肢，增加上肢肌力；指导患者进行深呼吸、扩胸和拍背运动，以利于增加肺活量，减少呼吸道分泌物，预防感染及肺栓塞。

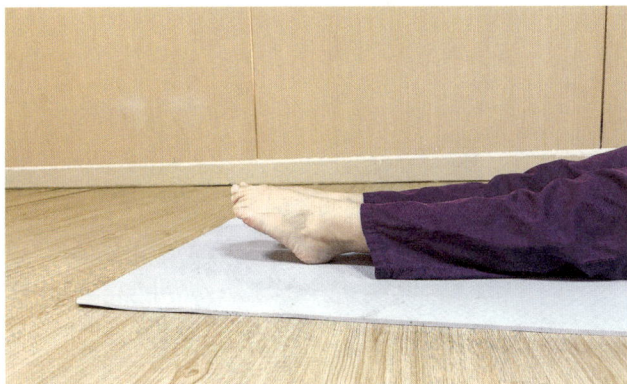

①

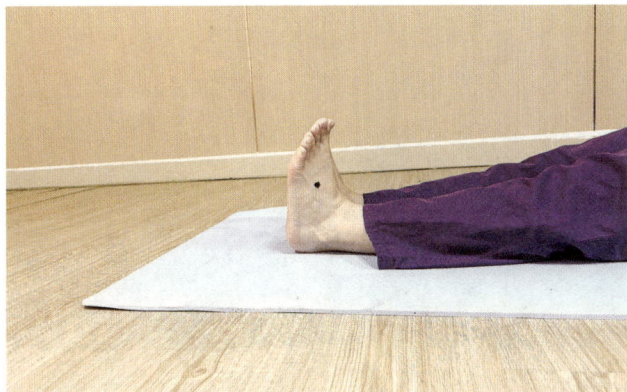

②

图 7-41　踝泵运动

（2）术后 2～4 周：继续前述练习，并增加强度。进行坐位勾脚练习（图 7-42），30 次 / 组，组间休息 30 秒，连续练习 4～6 组，2～3 次 / 日。进行主动髋伸屈练习：仰卧位，足不离开床面，足向臀部缓慢滑动屈膝，保持 10 秒后缓慢伸直。进行上肢支撑肌肉（胸大肌、背阔肌、肱三头肌等）的抗阻练习。

（3）术后 3～6 个月：经检查，在骨折愈合的前提下，进行负重及平衡练习。负重由 1/4 体重→1/3 体重→1/2 体重→2/3 体重→

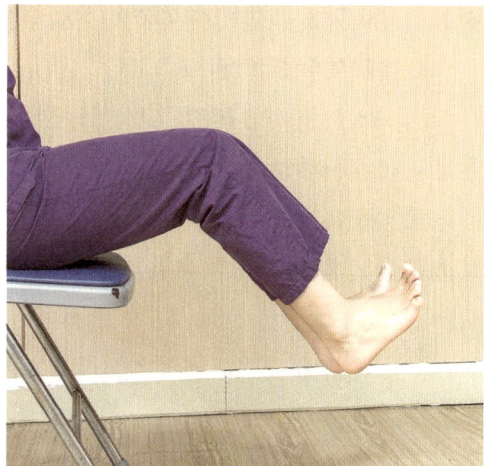

图 7-42　坐位勾脚练习

4/5 体重→100% 体重逐渐过渡；增加直腿抬高肌力练习（图 7-43），10 次 / 组，2 组 / 日；仰卧位时，患肢伸直进行主动髋内收、外展运动；俯卧位时，患肢伸直向后抬高，进行伸髋练习（图 7-44）。此期应加强患者的灵活性训练，强化肌力及关节的稳定性，增加

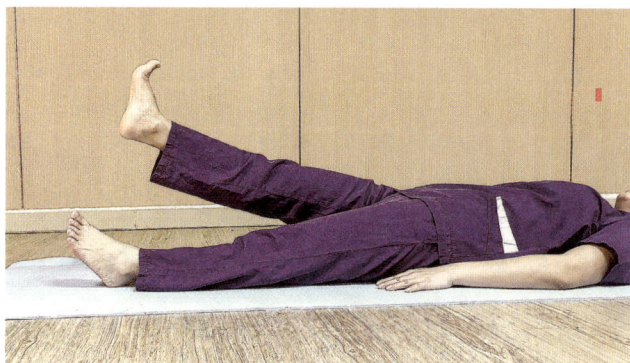

图 7-43　直腿抬高练习

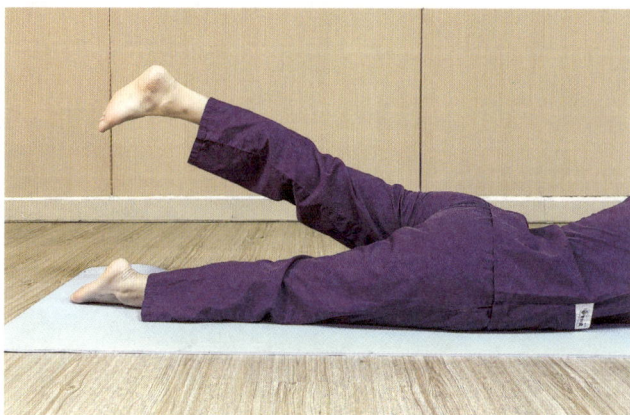

图 7-44　俯卧位伸髋练习

髋关节各组肌群的主动与抗阻练习、斜板站立练习和坐位与站位转换练习；进行静蹲练习（图 7-45），随着力量的增加而逐渐增加下蹲的角度，2 分钟 / 次，每次间隔 5 秒，连续练习 5 次，每日连续练习 2 组；进行跨步练习，包括侧向跨步（图 7-46）和前后跨步（图 7-47）练习，20 次 / 组，组间休息 45 秒，连续练习 4 ～ 6 组，每日重复 2 ～ 4 次；进行患侧单腿蹲起练习，要求缓慢、用力、有控制，20 ～ 30 次 / 组，组间间隔 30 秒，2 ～ 4 组 / 日。

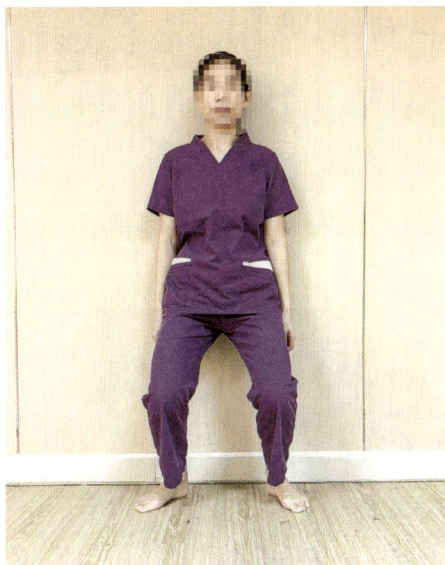

图 7-45　静蹲练习

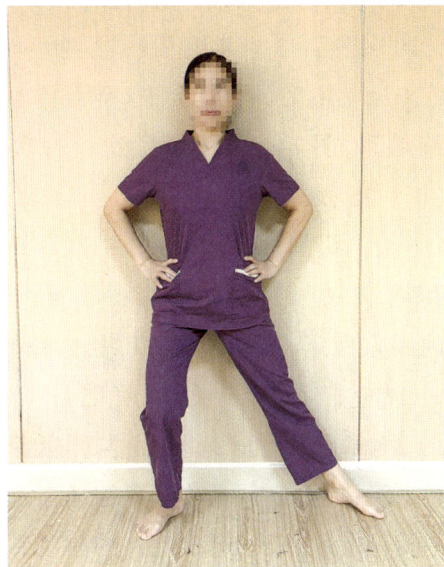

图 7-46　侧向跨步

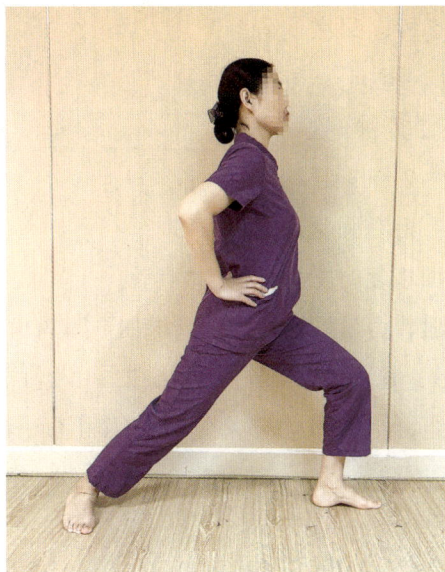

图 7-47　前后跨步

7. 股骨干骨折康复

（1）术后 0～2 周：麻醉消退后锻炼同股骨颈骨折术后康复，根据术式开始负重训练，负重由 1/4 体重→1/3 体重→1/2 体重→2/3 体重→4/5 体重→100% 体重逐渐过渡。

（2）术后 3～4 周：直腿抬高肌力练习，10 次/组，3～4 组/日；后抬腿练习，10 次/组，3～4 组/日；俯卧位"勾腿练习"（图 7-48），10 次/组，每次保持 10～15 秒，每次间隔 5 秒，连续练习 4～6 组，组间休息 30 秒；主动关节屈伸练习，10～20 次/组，1～2 组/日。如内固定稳定，骨折愈合良好，力求在 6～8 周左右完成髋膝关节全角屈曲。

（3）术后 5 周至 3 个月：监测患者肌力和平衡功能，加强肌力和平衡训练，坐位抱腿，在骨折愈合程度允许的前提下进行。在髋关节感到疼痛处保持 5～10 分钟/次，1～2 次/日；抗阻伸膝练习，10 次/组，每次保持 10～15 秒，每次间隔 5 秒，连续练习 4～6 组，组间休息 30 秒；提踵练习（图 7-49），2 分钟/次，每次休息 5 秒，3～5 次/组，2～3 组/日。

（4）术后 4～6 个月：旨在强化肌力及关节稳定性，逐渐、全面恢复日常生活

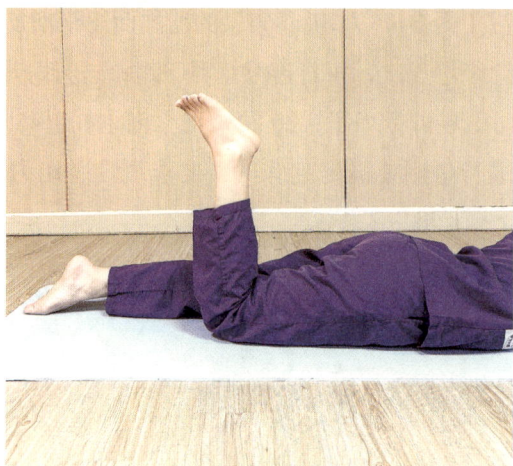

图 7-48　俯卧位勾腿练习

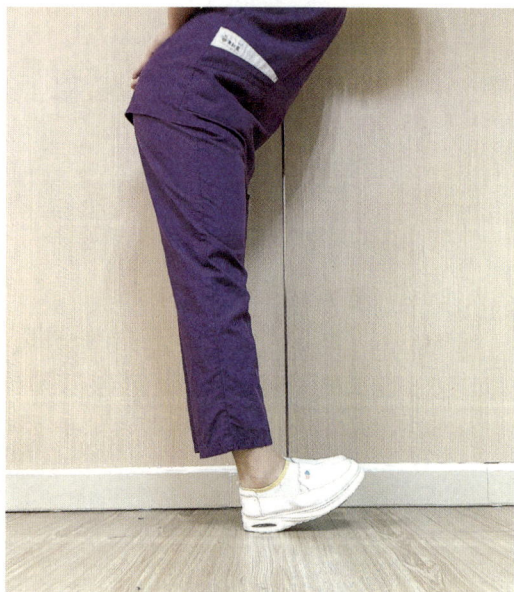

图 7-49　提踵练习

及各项活动。静蹲练习，随着力量的增加而逐渐增加下蹲的角度（角度在 90°～100°），2 分钟/次，每次间隔 5 秒，每组连续 5～10 次，2～3 组/日；跨步练习，包括前后和侧向跨步练习，20 次/组，组间休息 45 秒，连续练习 4～6 组，每日重复 2～4 次；患侧单腿蹲起练习，要求缓慢、用力、有控制，20～30 次/组，组间间隔 30 秒，2～4 组/日。

8. 股骨远端骨折康复

（1）术后 0～2 周：麻醉消退后的锻炼同股骨颈骨折术后康复，术后复查 X 线显示

内固定稳定后，即可开始关节活动练习，练习角度根据患者疼痛数字评分、肢体肿胀情况适度调整，关节活动度训练在术后 2 周内尤为重要；通过将踝关节垫高 10 ～ 20cm 进行膝关节伸直练习；同时引导患者进行深呼吸、扩胸和拍背运动，以利于增加肺活量，减少呼吸道分泌物，预防感染及肺栓塞。

（2）术后 3 ～ 4 周；直腿抬高训练，10 次 / 组，每次保持 10 ～ 15 秒，每次间隔 5 秒，连续练习 4 ～ 6 组，组间休息 30 秒，可根据情况适当增加阻力；膝关节主动屈曲练习；髌骨松动训练（图 7-50），使髌骨恢复其活动度，每个方向

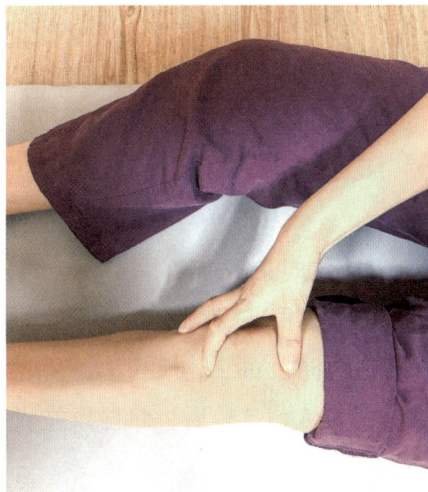

图 7-50　髌骨松动训练

20 次，2 ～ 3 次 / 日；主动辅助关节屈曲活动度，包括坐位垂腿（适用于 0° ～ 95°）、仰卧垂腿（屈曲角度大于 90°）、坐位抱腿（图 7-51），极限处保持 10 分钟，1 次 / 日。一般术后 4 周膝关节被动屈曲角度超过 90°，伸直 0°。

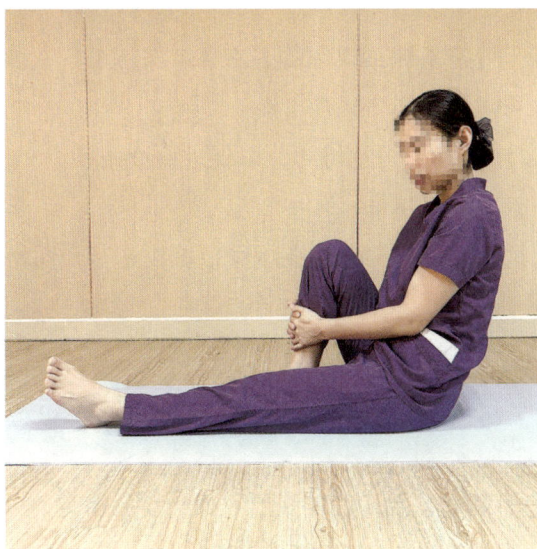

图 7-51　坐位抱腿

（3）术后 5 周至 3 个月：根据骨折愈合情况逐渐开始部分负重行走，负重练习一般为术后 6 周开始 1/4 ～ 1/3 负重，术后 8 周 1/3 负重，术后 10 周 1/2 负重，术后 12 周接近完全负重。患者完全负重后加强平衡训练，10 分钟 / 次，2 次 / 日；进行前后和侧向跨步练习，10 次 / 组，组间休息 45 秒，连续练习 4 ～ 6 组，每日重复 2 ～ 4 次；进行肌力练习，包括勾腿练习及抗阻伸膝练习，10 次 / 组，每次保持 10 ～ 15 秒，每次间隔

5 秒，连续练习 4 ～ 5 组，组间休息 30 秒。

9. 髌骨骨折康复

（1）阶段一（0 ～ 2 周）

1）术后 48 ～ 72 小时内：当患者麻醉清醒后，予患处冰敷，每天 3 次，每次 20 分钟。

2）使用支具：使用铰链式支具将膝关节固定在伸展位，并借助腋杖在患者可承受范围内进行负重练习。

3）仰卧位足跟滑动训练：患者仰卧，使用健侧腿或毛巾辅助患侧膝关节屈曲。保持屈曲最大位 5 秒后，伸直膝关节，重复 10 次为 1 组，每天 2 组，目标为在 2 周内屈曲角度达到 90°。

4）坐位足跟滑动训练：患者坐在椅子上，将足跟向椅子下面滑动直到最大限度屈曲，同时保持双足不动，上半身在椅子上向前滑动，增加膝关节屈曲范围，保持 5 秒，然后伸直腿重复以上动作，每组 10 次，每天 2 组，目标为在 2 周内屈曲角度达到 90°。

5）股四头肌激活训练：患者仰卧或坐位，用力收缩股四头肌并用力将膝关节伸直保持 5 秒。足跟下方可放置毛巾卷让膝关节更进一步伸展和激活股四头肌。每组 10 次，每天 2 组。

6）直腿抬高训练：将整条腿抬离床面，在 45° 保持 1 ～ 2 秒，然后缓慢降低，每组 10 次，每天 2 组。

7）踝泵运动：每天 500 次，分组练习，以促进血液循环。

（2）阶段二（3 ～ 6 周）

1）使用膝关节支具固定在伸膝位，在承受范围内进行负重练习，逐渐过渡到脱离拐杖。

2）不佩戴支具进行运动康复训练。

①继续阶段一的训练：每组 20 次，每天 3 组，目标是在 6 周内膝关节屈曲角度达到 120°。

②站立位提踵：患者站立，收缩股四头肌，保持膝关节伸直，脚尖站立，抬起足跟保持 1 秒，然后慢慢回落。每组 20 次，每天 3 组。

③站立位屈膝：患者面向墙壁站立，以墙为支撑，缓慢屈曲患侧膝关节，使足跟靠近臀部。每组 20 次，每天 3 组。

④髋关节外展运动：健侧卧位，保持患侧膝关节伸直位并抬高到 45°，保持 1 秒，然后慢慢回落，每天 20 次。

（3）阶段三（7 ～ 12 周）

1）停止使用支具。

2）继续进行运动康复训练。

①继续仰卧位足跟滑动训练、坐位足跟滑动训练，当恢复到完全屈曲范围后可停止训练。每组 20 次，每天 3 组。

②继续股四头肌激活训练，每组 20 次，每天 3 组。

③继续直腿抬高训练，可在踝关节处增加 0.5 ～ 2.5kg 的负荷。每组 10 次，每天 3 组。

④继续站立位提踵、站立位屈膝训练，每天 3 组，每组 20 次。

⑤继续进行髋关节外展运动，每天 20 次。

⑥靠墙蹲训练。患者背靠墙站立，脚尖朝前，足跟离墙 15 ～ 30cm。屈髋屈膝至 45° 时暂停 5 秒，然后向上滑回起始站立位置。每组 20 次，每天 3 组。

⑦除了肌力训练，牵伸训练也十分重要。牵伸动作主要是俯卧位股四头肌牵伸、腘绳肌牵伸和腓肠肌牵伸。每个牵伸动作维持 15 ～ 20 秒，每组重复 5 次，每天 2 组。

（4）阶段四（13 ～ 20 周）

1）继续阶段三的训练：减少组数和重复次数（2 组，每组 10 ～ 15 次），以便有更多的时间进行肌力训练、心血管训练和运动专项训练。肌力训练、心血管训练和运动专项训练隔天交替进行。

2）肌力训练：每周练习 3 天，每天 2 组，每组重复 10 ～ 15 次，可适当减少阻抗。

①座椅蹲站：患者站于座椅前，缓慢蹲下直到臀部接触座椅后立即站起回到起始站立位。每天 3 组，每组 20 次。

②上下台阶：患者将患肢置于一个低平且稳定的踏板上，健肢离开地面，缓慢屈曲患侧膝关节，使健肢轻触地面，随后伸直患侧下肢回到起始位置。注意训练过程中保持平衡，踏板的高度随患者的情况逐渐增加。每组 10 ～ 15 次，每天 2 组。

3）心血管训练 / 运动专项训练：每周练习 3 天。在平稳的地面缓慢跑动，跑步时间从 5 分钟起，在 4 周时间内逐渐增加至 30 分钟。当患者能轻松完成 30 分钟直线跑步，且不会引起疼痛或肿胀时，可开始考虑速度和敏捷性训练。

（5）阶段五（20 周后）：重返正常的旋转运动。

10. 胫骨平台骨折康复

（1）术后 0 ～ 1 周：踝泵练习，用力、缓慢、全范围屈伸踝关节，5 分钟 / 组，1 小时内做 1 ～ 2 组，以促进下肢血液循环；股四头肌及腘绳肌等长收缩练习，在不增加疼痛的前提下尽可能多做，每日多于 500 次；抬腿练习，包括直抬腿练习、侧抬腿练习和后抬腿练习，10 次 / 组，每次保持 10 ～ 15 秒，每次间隔 5 秒，4 ～ 6 组 / 日。术后复查 X 线显示内固定稳定后，即可开始关节活动练习，练习角度根据患者疼痛数字评分、肢体肿胀情况适度调整，1 ～ 2 小时 / 次，1 ～ 2 次 / 日，练习后即刻冰敷 20 ～ 30 分钟；

可以开始扶双拐下地行走，但患肢不可落地负重。

（2）术后2～4周：髌骨松动训练，使髌骨恢复其活动度，每个方向20次，2～3次/日；主动辅助关节屈曲活动度，包括坐位垂腿（适用于0°～95°）、仰卧垂腿（屈曲角度大于90°）和坐位抱腿，极限处保持10分钟，1次/日，一般术后3个月膝关节被动屈曲角度与健腿完全相同即可；坐位伸膝，足垫高，于膝关节以上处加重物，完全放松肌肉，保持30分钟，1～2次/日。

（3）术后5周至3个月：负重练习，一般在术后6周开始1/4～1/3负重，术后8周1/3负重，术后10周1/2负重，术后12周接近完全负重。平衡练习，5分钟/次，2次/日；前后、侧向跨步练习，10次/组，组间休息45秒，连续练习4～6组，每日重复2～4次；肌力练习，包括勾腿练习及抗阻伸膝练习，10次/组，每次保持10～15秒，每次间隔5秒，连续练习4～6组，组间休息30秒。

（4）术后4～6个月：静蹲练习，随着力量的增加而逐渐增加下蹲的角度（小于90°），2分钟/次，每次间隔5秒，每组连续5～10次，2～3组/日；日常生活练习，包括变速行走、跨越障碍、拾取落地物件、上下楼梯。

11. 胫腓骨骨折康复

（1）术后0～2周：术后麻醉清醒即可开始活动足趾，用力、缓慢、尽可能大范围地活动，5分钟/组，1小时内做1组；开始直抬腿练习，30次/组，组间休息30秒，连续练习4～6组，每日重复2～3次；进行膝关节屈曲练习，15～20分钟/次，1～2次/日；进行膝关节伸直练习，15～20分钟/次，1～2次/日。术后复查X线显示解剖骨折复位且内固定稳定，在无韧带损伤的情况下，患者可在医生及康复师的指导下，可进行踝关节屈伸主动训练及踝关节内外翻活动度练习，根据患者疼痛、肿胀情况，在无痛或微痛范围内，逐渐增加角度和活动力度，10～15分钟/次，2次/日。

（2）术后3～4周：逐渐增加踝关节主动活动度练习，20～30分钟/次，3次/日，目标为在6～8周内使踝关节的活动度（即活动范围）达到与健侧相同。

（3）术后5～8周：开始踝关节及下肢负重练习，包括前后、侧向跨步练习，20次/组，组间间隔30秒，连续练习2～4组，每日重复2～3次，要求动作缓慢、上体不晃动，力量增强后可双手提重物作为负荷或在踝关节处加沙袋作为负荷；强化踝关节周围的肌肉力量，包括抗阻勾脚、抗阻绷脚、坐位重腿勾脚、抗阻内外翻等练习，30次/组，组间休息30秒，连续练习4～6组，每日重复2～3次，逐渐由抗橡皮筋阻力增加到扛沙袋等物为阻力完成动作。

（4）术后9～12周：静蹲练习，加强腿部力量，以强化下肢功能和整个下肢的控制能力，2分钟/次，每次休息5秒，10次/组，2～3组/日；提踵练习，即用脚尖站立，2分钟/次，每次休息5秒，10次/组，2～3组/日，逐渐由双脚提踵过渡到单脚提踵：台阶前向下练习，力量增强后可双手提重物作为负荷或在踝关节处加沙袋作为负荷，要求动作缓慢、有控制、上体不晃动，20 次 / 组，组间间隔 30 秒，连续练习 2 ～ 4 组，每日重复 2 ～ 3 次；下蹲训练，牵伸跟腱，患者下蹲时双侧足跟完全着地。

12. 踝部骨折康复

（1）术后 0 ～ 2 周：术后麻醉清醒即可开始活动足趾，用力、缓慢、尽可能大范围地活动，5 分钟 / 组，1 小时内做 1 组；开始直抬腿练习，30 次 / 组，组间休息 30 秒，连续练习 4 ～ 6 组，每日重复 2 ～ 3 次；进行膝关节屈曲练习，15 ～ 20 分钟 / 次，1 ～ 2 次 / 日；进行膝关节伸展练习，15 ～ 20 分钟 / 次，1 ～ 2 次 / 日。术后复查 X 线显示解剖骨折复位且内固定稳定，在无韧带损伤的情况下，患者可在医生及康复师的指导下，进行踝关节屈伸主动训练及踝关节内外翻活动度练习（图 7-52、图 7-53），根据患者疼痛、肿胀情况，在无痛或微痛范围内，逐渐增加角度和活动力度，10 ～ 15 分钟 / 次，2 次 / 日。

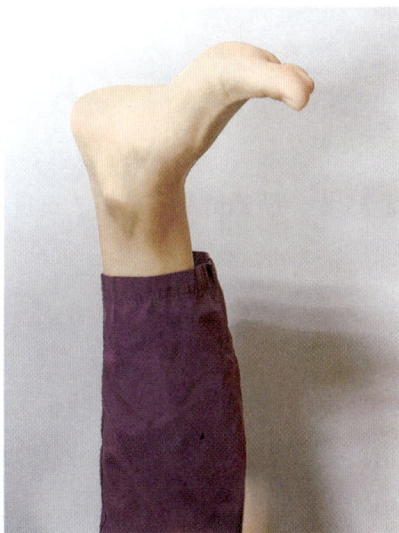

图 7-52　踝关节外翻　　　　　　　图 7-53　踝关节内翻

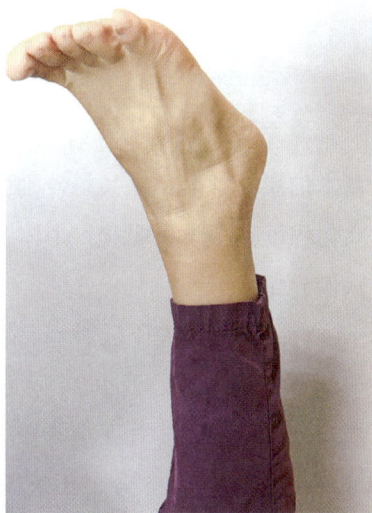

（2）术后 3 ～ 4 周：逐渐增加踝关节主动活动度练习，10 ～ 15 分钟 / 次，3 次 / 日，目标为在 6 ～ 8 周内使踝关节的活动度（即活动范围）达到与健侧相同。

（3）术后 5 ～ 8 周及术后 9 ～ 12 周：同胫腓骨骨折康复。

13. 跟骨骨折康复

（1）术后 0 ～ 2 周：术后 24 小时开始足趾的被动活动，用力、缓慢、尽可能大范围地活动足趾；术后 48 小时开始趾间关节和踝关节的主、被动活动，以屈伸活动为主并逐渐加强，5 分钟 / 组，1 小时内做 1 组：开始直抬腿练习，30 次 / 组，组间休息 30 秒，连续练习 4 ～ 6 组，每日重复 2 ～ 3 次；进行膝关节屈曲及伸展练习，15 ～ 20 分钟 / 次，

1～2次/日；进行踝关节背屈和跖屈的等长收缩练习。

（2）术后3～8周：继续踝关节和足的活动训练，10～15分钟/次，2次/日；强化踝关节周围的肌肉力量，包括抗阻勾脚、抗阻绷脚、坐位垂腿勾脚、抗阻内外翻等练习，30次/组，组间休息30秒，连续练习4～6组，每日重复2～3次，逐渐由抗橡皮筋阻力增加到扛沙袋等物为阻力完成动作。

（3）术后9～12周：骨折愈合后允许患足开始负重，进行踝关节及下肢负重练习，包括前后、侧向跨步练习，20次/组，组间间隔30秒，连续练习2～4组，每日重复2～3次，要求动作缓慢、有控制、上体不晃动，力量增强后可双手提重物作为负荷或在踝关节处加沙袋作为负荷；静蹲练习，加强腿部力量，以强化下肢功能和整个下肢的控制能力，2分钟/次，每次休息5秒，10次/组，2～3组/日；台阶前向下练习，力量增强后可双手提重物作为负荷或在踝关节处加沙袋作为负荷，要求动作缓慢、有控制、上体不晃动，20次/组，组间间隔30秒，连续练习2～4组，每日重复2～3次。

（4）3个月后：可以开始由慢走过渡至快走练习。

（5）6个月后：开始恢复体力劳动及运动。

（六）典型病例

1. 基本信息　姓名：王某。性别：男。年龄：55岁。婚姻情况：已婚。籍贯：广东惠州。文化程度：小学。职业：个体。

2. 病例介绍

（1）主诉：摔伤致左下肢肿痛、活动不利5小时。

（2）简要病史：患者于2024年1月8日11：08摔伤致左下肢疼痛、肿胀、活动受限，X线检查提示左胫腓骨下端骨折。入院时评估：生命体征正常，体重52kg，疼痛数字评分6分，跌倒评分15分，压疮风险评估（Braden）评分18分，基本日常生活活动（BADL）评分65分，静脉血栓栓塞症风险评估（Caprini）评分10分。专科检查：左下肢畸形，肿胀明显，压痛及叩击痛阳性，可及骨擦音，踝关节活动受限，足背动脉搏动良好，足趾感觉正常、活动正常、末梢血液循环正常。

（3）入院诊断：①中医诊断：骨折病（血瘀气滞）。②西医诊断：胫腓骨骨折累及踝关节（左）。

（4）中医四诊：①望：患者神志清，精神差，面色少华，左踝部瘀血明显，肢体肿胀Ⅱ度，踝关节畸形、活动受限，足趾活动正常。舌淡白，苔薄腻，中焦偏黄，齿痕明显，舌下脉络色暗紫。②闻：患者说话声音如常，对答切题，左踝部可及骨擦音。③问：左踝部疼痛数字评分6分，余正常。④切：脉弦，触诊脘腹正常，左踝部压痛及叩击痛阳性，双下肢足背动脉搏动正常，末端血液循环、感觉正常。

（5）中医辨证分析：患者跌仆挫伤，致骨断筋伤，骨为人体支架，故骨断则局部关节功能受限；脉络受损，血不循经，溢于脉外，聚于皮下，血瘀气滞，"不通则痛"，"气伤痛，形伤肿"，故局部肿胀疼痛。

病因：跌仆挫伤，骨断筋伤，肌肉筋膜挫伤肿胀。

病机：骨断筋伤，血离经脉，瘀积不散，而致血瘀，气滞不畅，气血互结，经脉痹阻，气血不得宣通，不通则痛。

病位：病位在踝，与肾、肝、脾有关。

病性：实证。

证型：血瘀气滞。

（6）辅助检查：①X线检查（2024年1月8日）：左胫腓骨远端骨折，骨片移位，关节间隙欠对称，左胫腓骨远端骨折伴踝关节不稳。②血液检查（2024年1月9日）：D- 二聚体 10.05μg/mL，白蛋白 36.3g/L，其余指标正常。

3. 治疗护理

（1）治疗护理经过

1）西医治疗：患者入院后予消瘀酊及芒硝外敷，石膏托外固定，抬高患肢；指导患者活动足趾，屈伸膝、髋关节及股四头肌锻炼等，予患处冰敷，静脉滴注消肿、止痛药物。完善术前各项检查，患者于2024年1月12日在腰麻下行左胫腓骨骨折切开复位内固定术，术后予抗炎、消肿、止痛、抗凝等对症处理，指导患者进行患肢功能锻炼。

2）中药治疗：活血化瘀、消肿止痛，以桃红四物汤加减。

3）中医护理特色技术治疗：根据患者病情予耳穴贴压止痛，芒硝中药外敷、消瘀酊外敷、火龙罐治疗以活血化瘀、消肿止痛、预防关节僵硬。

（2）主要护理问题及措施

1）疼痛：与骨折损伤、手术有关。

护理目标：患者主诉疼痛减轻或消除，疼痛数字评分小于3分。

辨证施护要点：①密切观察患者疼痛的部位、性质、程度、发生及持续时间、伴随症状、诱发及影响因素等。②保持病房安静整洁，做好情志护理，指导患者深呼吸放松身体，或听轻音乐分散注意力，以流通舒畅周身气血，缓解疼痛。③术后告知患者镇痛泵使用方法，观察药物不良反应及局部静脉情况。④遵医嘱使用止痛药物，密切观察药物不良反应及疗效。⑤辨证施术。耳穴贴压：隔日1次，3次为一疗程。每次每穴按压1～2分钟，每天按压3次。取穴：踝（主穴），神门、枕、皮质下、交感、肝、脾、肾（配穴）。⑥辨证施教。练习中医养生六字诀中的吹（肾）、嘘（肝）、呼（脾）三字。练习要领：在吸气时气沉丹田，呼气时发吹、嘘、呼音。

护理评价：患者主诉疼痛减轻，疼痛数字评分≤3分。

2）潜在并发症：关节僵硬。

护理目标：患者未出现关节僵硬；患者能主动进行康复训练。

辨证施护要点：①评估患者引起骨骼、肌肉、运动系统功能退化的危险因素与程度，以预测关节僵硬的发生情况。②向家属及患者反复讲解关节僵硬的不良后果，使之积极主动参与康复锻炼。③遵医嘱给予止痛药物，减少患者因疼痛不愿锻炼的发生。④术前遵医嘱予芒硝中药外敷，术后予火龙罐治疗以减轻患肢组织水肿。⑤辨证施术。a.遵医嘱予火龙罐治疗患侧肢体。取穴：阳陵泉、阴陵泉。每日1次，每次20分钟。b.遵医嘱予穴位按摩，每日1次，每次每穴1～2分钟，3日为一疗程，连续治疗2个疗程。取穴：涌泉、三阴交、足三里、委中、承山、太冲。⑥辨证施教。a.指导患者正确使用下肢抬高垫、沙袋等工具，预防足下垂，保持踝关节功能位。b.功能锻炼。术后麻醉清醒即可开始活动足趾，用力、缓慢、尽可能大范围地活动，5分钟/组，1小时1组；术后第1天开始直抬腿练习，30次/组，组间休息30秒，连续练习4～6组，每日重复2～3次；膝关节屈曲练习，15～20分钟/次，1～2次/日；膝关节伸展练习，15～20分钟/次，1～2次/日。

护理评价：患者能主动进行康复训练且住院期间未出现关节僵硬。

3）潜在并发症：深静脉血栓形成。

护理目标：患者住院期间未发生深静脉血栓。

辨证施护要点：①观察患者双下肢的皮肤颜色、温度、活动度、感觉及肿胀情况，观察患者呼吸系统情况，有无胸闷气促、发绀等。②鼓励患者多饮水，建议每天饮水量在2000mL以上。进食易消化、行气软坚润肠的食物，如橘子、香蕉等，保持大便通畅。③鼓励患者尽早活动并进行功能锻炼，穿宽松衣裤，保持全身气血通畅。④遵医嘱使用抗凝药物，观察药物的不良反应。⑤根据患者体形选择合适型号的弹力袜，并指导患者正确穿脱弹力袜，观察记录皮肤情况。⑥遵医嘱使用下肢气压泵治疗。⑦辨证施术。a.雷火灸，取双足涌泉穴，每个穴位20分钟，每日1次，注意防烫伤。b.四子散热熨敷，取双足涌泉穴，每个穴位20分钟，每日2次，注意防烫伤。⑧辨证施教。指导患者按脾经、肝经、肾经走行，从小腿内侧向大腿内侧拍打，每日2次，每次20分钟。⑨辨证施膳。骨折早期，宜食健脾益胃化瘀之品，如桃仁、山楂、黑木耳、莲子，忌生冷、油腻、辛辣刺激之品，如凉瓜、冰激凌、肥肉等。

护理评价：患者住院期间未出现深静脉血栓。

4.患者转归 患者于2024年1月23日出院。出院时患者神志清，精神好，呼吸平稳，脉弦，舌淡白，苔薄，齿痕明显，舌下脉络迂曲暗紫较前好转，胃纳正常，二便调，左踝部手术切口干燥，患肢肢体肿胀Ⅰ度，足趾活动自如，末梢血液循环正常、感觉正常。患者护理评分：疼痛数字评分1分，跌倒评分60分，Braden评分22分，

BADL 评分 70 分，Caprini 评分 5 分。护士进行出院指导，患者能按康复计划进行各项功能锻炼。1 月 29 日电话回访，患者手术切口局部皮肤正常，未出现红、肿、热、痛等异常情况；患者能在微痛范围内进行踝关节小幅度旋转活动。

二、脊柱骨折

（一）概述

脊柱创伤包括脊柱椎体骨折、脊柱椎体脱位、脊柱椎体骨折伴脱位。脊柱骨折占全身骨折的 5% ~ 6%，多发生在脊柱活动度较大、应力相对集中的部位，以胸腰段骨折多见。脊柱骨折可并发脊髓或马尾神经损伤，严重影响患者的劳动力和生存能力。

（二）诊断

1. 病史 脊柱创伤患者多有外伤史，如高处坠落、背部重物压砸、突发臀部着地等。

2. 症状与体征 脊柱创伤患者局部症状严重，常伴有局部疼痛、活动障碍、肌肉痉挛，以及广泛压痛和纵轴叩击痛。颈椎骨折、颈椎脱位、颈椎骨折伴脱位的患者，除少数幸运者外，一般均有不同程度的瘫痪，脊髓完全性损伤的比例也相对较高。第 1 颈椎、第 2 颈椎骨折脱位所致的高位颈脊髓损伤，如该处生命中枢直接受压，而且超过其代偿限度，患者往往会立即死亡，少数存活者则可出现四肢瘫痪。第 3 颈椎以下的高位颈脊髓损伤不仅会导致四肢截瘫，还可出现胸式呼吸消失，或因肋间肌瘫痪而出现反式呼吸。胸腰椎骨折的患者除局部肿痛和压痛外，脊柱可出现后突畸形和功能障碍。胸腰椎损伤后，因腰背部肌肉痉挛和局部疼痛，患者站立及翻身困难，或站立时腰背部无力，并且疼痛加剧；伤椎棘突压痛，椎旁肌紧张或伴有胸腹不适，严重者可合并脊髓马尾神经损伤。部分脊柱损伤会引起腹膜后血肿，刺激腹腔神经节，使肠蠕动减慢，出现腹痛、腹胀甚至肠麻痹等症状。

3. 辅助检查

（1）X 线检查：X 线前后位、侧位、斜位及张口位片可以显示脊椎骨折或脱位、椎前阴影增宽等，但 X 线检查对椎体骨折脱位有其局限性，其漏诊率相对较高。

（2）CT 检查：CT 检查能清晰地显示寰枢椎是否脱位，能清晰显示椎管的完整性，椎管内有无骨碎片、脊髓外血肿和脊髓受压的情况，以及损伤对脊髓、神经根和椎体周围结构的影响等。

（3）MRI 检查：MRI 检查在显示脊髓以及韧带等周围软组织结构方面优于 CT 及 X 线检查，不仅能清晰显示硬膜外血肿和突出椎间盘髓核等脊髓受压性改变，而且能明确

实用中医骨伤护理学

显示髓内出血、水肿和变性等情况。

（4）神经电生理检查：神经电生理检查对提高脊髓损伤的伤情判断、评价脊髓残存功能、监测手术、评定治疗及预测预后具有重要且必不可少的价值。

（三）治疗

1. 非手术治疗 对各类稳定性损伤可分别采取卧床休息、牵引、支具、石膏固定、中药及功能锻炼等方式进行治疗。颈椎损伤可使用颈椎围领、颈胸矫形支具、Halo 装置、枕颌带牵引、颅骨骨牵引等方式进行牵引和固定。

脊髓损伤除固定和制动外，可使用甲泼尼龙冲击疗法（适用于受伤 8 小时内的患者）减轻外伤后神经细胞变性，降低组织水肿，改善脊髓血流量，预防缺血的加重，促进新陈代谢和预防神经纤维变性。

2. 手术治疗 多数不稳定性骨折或脊柱骨折伴有脊髓神经损伤者多采取手术减压、内固定和植骨融合等治疗，其目标是解除脊髓神经压迫，重建脊柱序列，恢复并维持脊柱的稳定性。

（四）护理

1. 疼痛

（1）评估疼痛的程度、性质、诱因、腰部活动、下肢感觉和运动情况等，根据患者情况选择合适的疼痛评估工具进行评分，并记录具体分值。

（2）疼痛剧烈且诊断明确者，按医嘱给予药物止痛剂以减轻痛苦，并密切观察药物的疗效和反应。

（3）急性期，患者应严格卧硬板床休息，保持脊柱平直。恢复期，下床活动时佩戴腰托加以保护和支撑，注意起床姿势，忌腰部用力，避免体位的突然改变，做好腰部、腿部保暖，防止受凉。

（4）遵医嘱使用耳穴贴压以减轻疼痛，常用穴位有颈椎、胸椎、腰骶椎、神门、枕、交感、皮质下、肝、肾等。

2. 呼吸道衰竭或感染 颈脊髓损伤会导致肋间神经支配的肋间肌完全麻痹，从而使胸式呼吸消失。患者能否生存，很大程度取决于腹式呼吸是否幸存，腹式呼吸依靠膈肌运动，而支配膈肌的膈神经由 C3～C5 节段组成，若有 C3～C5 节段损伤将引起膈肌运动障碍，从而导致呼吸衰竭。另外，由于呼吸肌力量不足，或患者因疼痛不敢深呼吸或咳嗽，导致分泌物不易排出，加之脊柱创伤须久卧，因此患者易发生肺部感染。

（1）观察：严格观察患者的呼吸功能，并监测血氧饱和度。

（2）气道支持：遵医嘱予吸氧，必要时协助医生行气管插管、气管切开或呼吸机辅

· 182 ·

助呼吸等，并做好相应的护理。

（3）遵医嘱给药：以减轻脊髓水肿，避免进一步抑制呼吸功能。

（4）呼吸道护理：指导和协助患者深呼吸、咳嗽咳痰、翻身拍背、雾化吸入、吸痰等，以促进肺膨胀和有效排痰。

3. 肢体麻木

（1）评估麻木的部位、程度以及伴随的症状，并做好记录。

（2）协助患者按摩拍打麻木肢体，力度适中，增进患者舒适度，并询问其感受。

（3）麻木肢体做好保暖措施，并指导患者进行双下肢关节屈伸运动，以促进血液循环。

（4）遵医嘱局部予中药熏蒸等治疗，注意防止皮肤损伤，并观察记录治疗效果。

（5）遵医嘱使用营养神经的药物，观察药物的不良反应。

4. 下肢活动受限

（1）评估：评估患者双下肢肌力及步态，对肌力下降及步态不稳者采取安全防护措施，以防止跌倒及其他意外事件的发生。

（2）健康教育：告知患者起床及活动时的注意事项，并指导使用辅助工具行走。

（3）运动训练：卧床期间或活动困难的患者，指导其进行四肢关节主动运动及腰背肌运动，以提高肌肉的强度和耐力。根据患者的病情，遵医嘱制订并实施功能锻炼计划，并告知患者及其家属锻炼时需循序渐进，早期锻炼过程中忌弯腰或者腰部旋转活动，避免久站、久坐、久蹲。

（4）生活护理：保持病室环境安全，物品放置有序，协助患者生活护理。

（五）康复

遵医嘱指导和鼓励患者进行早期腰背肌功能锻炼，注意循序渐进。此外，定期进行全身各关节的全范围被动或主动活动，以助于促进血液循环，预防废用综合征的发生。

1. 稳定性颈椎骨折脱位康复　一般采取牵引复位＋固定＋功能锻炼的保守治疗。在不影响颈部稳定性的前提下，康复治疗应尽早开始。

（1）伤后 3 周内：此时患者一般卧床行颈椎牵引，可行四肢的主、被动运动，保持关节活动度，改善血液循环，防止肌肉萎缩，预防卧床并发症的发生。

（2）伤后 3 周至 3 个月：此期患者颈椎复位成功，已行石膏或支具固定，可在外固定的保护下逐渐下地活动，以四肢的主动运动恢复肌力和耐力为主，同时逐渐增加颈肩部肌群的等长收缩训练。伤后 2 个月左右，较轻的颈椎骨折可每日定时取下外固定，进行卧位减重颈部肌群的等张训练。

（3）受伤 3 个月后：患者颈椎外固定已去除，可以增加颈部肌群的等张收缩练习，并逐渐增加练习强度；同时开始做颈部关节活动度的恢复性训练，包括颈椎前屈、后伸及侧屈练习，适当进行旋转运动，以恢复头颈部的柔韧性和灵活性。

2. 稳定性胸腰椎骨折脱位康复

（1）伤后1周内：应卧床休息至局部疼痛减轻时开始腰背肌及腹肌的练习。此期以无痛的腰背肌等长收缩训练为主，通过腰背肌的等长收缩增加脊柱周围力量，稳定脊柱；可辅以四肢的主动运动；逐渐增加训练的强度和时间，并避免局部明显疼痛，同时避免脊柱前屈和旋转。

（2）伤后2～3周：此时疼痛基本消失，可开始做躯干肌的等张收缩。通过增加躯干肌的肌力，改善脊柱稳定性，减少组织纤维化或粘连，防止骨质疏松、腰背肌失用性萎缩和后遗慢性腰背疼痛。

腰背肌的等张练习，自仰卧位挺腹动作开始，逐渐增加至桥式运动。翻身时，腰部应维持伸展位，肩与骨盆成一条直线做轴式翻身。翻身后，可做俯卧位腰部过伸练习，从俯卧抬头开始，逐渐增加俯卧抬腿练习，直至无痛时再增加俯卧位"燕飞"练习。伸直型脊椎骨折患者禁止做"燕飞"练习。

①仰卧位挺腹（图7-54）：仰卧位，双腿自然伸直，双手置于体侧，以头、双肩、双足为支撑点，吸气时挺腹，尽量将腰背部抬离床面，呼气时放下。

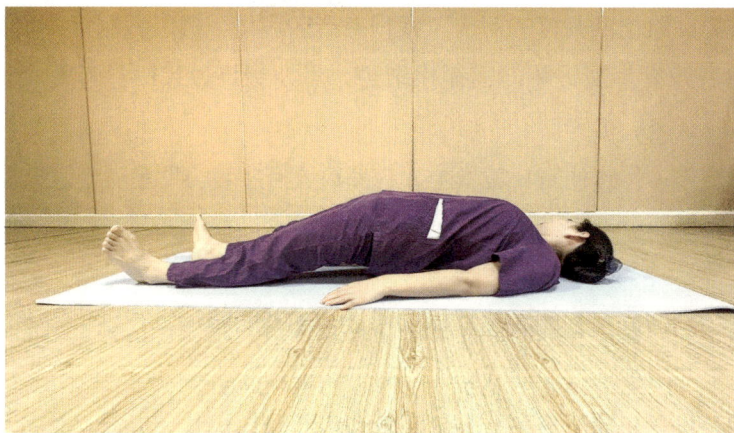

图7-54 仰卧位挺腹

②半桥（图7-55）：仰卧位，双腿屈曲，足置于床面上，双手置于体侧，以头、双肘、双足为支撑点，将腰背部抬高床面，坚持5～10秒后放下。注意不能憋气，待呼吸均匀后再进行下一拍。如该动作可轻松完成，可将双手置于腹部，以头、双足支撑做桥式动作；或将一侧下肢置于另一侧之上做桥式运动，以增加难度。

③俯卧位"燕飞"（图7-56）：轴式翻身至俯卧位，以腹部为支撑点，将头、上胸部、双上肢及双腿尽量抬起，坚持5～10秒后放下。如该动作不能完成，可进行分解动作，例如进行俯卧抬头动作或俯卧抬腿动作。

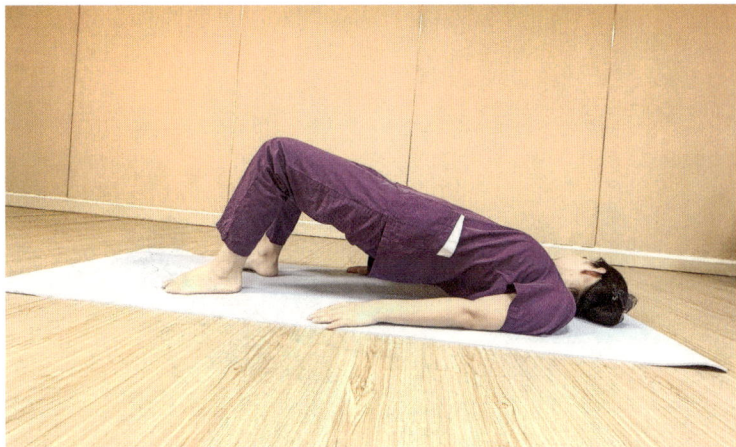

图 7-55　半桥

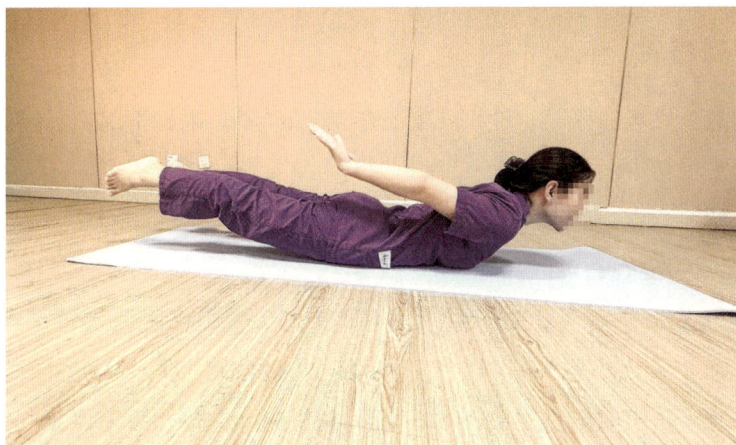

图 7-56　俯卧位"燕飞"

④腹肌锻炼（图 7-57）：腹肌无力可使生理前凸增加、骨盆倾斜而造成下腰椎不稳。腹肌锻炼时，在仰卧屈膝、屈髋姿势下抬起头及肩部，或在仰卧位腰下垫高的姿势时抬起头及肩部至水平位。

（3）伤后 4～5 周：此时如做卧位练习时无痛感，可在支具的保护下起床站立行走。骨折基本愈合后可取坐位，仍需保持腰椎前凸，避免弯腰驼背的坐姿。

（4）伤后 8～12 周：此时骨折基本愈合，支具去除后可进行腰背肌与腹肌的结合练习，以保持屈、伸肌平衡，改善腰椎的稳定性。骨折部遗留成角畸形时，在愈合牢固后更应着重加强腹肌练习，以控制腰椎前凸弧度，防止下腰痛。腰椎活动度的训练主要为屈曲、后伸和侧屈 3 个方面，在此基础上可适当增加旋转动作的训练。胸腰段骨折后还需终身注意各种相关动作时腰背部所持的正确姿势。

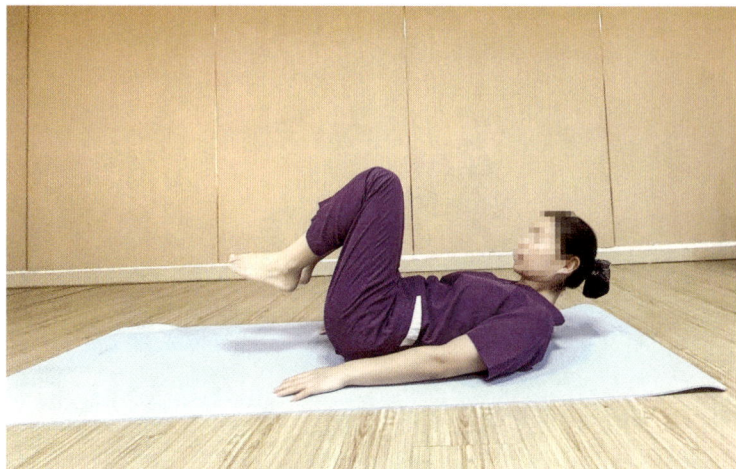

图 7-57 腹肌锻炼

（六）典型病例

1. 基本信息 姓名：张某。性别：女。年龄：67 岁。婚姻情况：已婚。籍贯：湖南郴州。文化程度：初中。职业：无。

2. 病例介绍

（1）主诉：摔伤致腰背部疼痛活动受限 2 天。

（2）简要病史：患者于 2024 年 3 月 14 日 9:30 不慎跌伤致腰背部疼痛，行走受限，无恶心呕吐，无大小便失禁等，于 3 月 16 日来我院门诊，诊断为第 2 腰椎椎体骨折，从而收入院。入院时患者生命体征正常，体重 44kg，疼痛数字评分 6 分，跌倒评分 60 分，Braden 评分 16 分，BADL 评分 35 分，Caprini 评分 8 分。患者既往体健，专科检查显示腰椎主动活动受限，约平第 2 腰椎棘突压痛及叩击痛（＋），双下肢等长，无水肿、畸形及纵向叩击痛，肌力、感觉、肌张力、腱反射正常，鞍区感觉无减退，肛门括约肌肌张力无减退，双侧髋、膝、踝活动度正常，双侧胸廓挤压试验（－），双侧骨盆分离挤压试验（－），双侧病理征（－）。

（3）入院诊断：①中医诊断：骨折病（血瘀气滞）。②西医诊断：第 2 腰椎椎体骨折。

（4）中医四诊：①望：患者神志清，精神差，面色少华，腰背部转侧欠利，双下肢活动正常，足趾活动正常。舌淡红，舌苔薄白。②闻：患者说话声音如常，对答切题，无恶心呕吐，无咳嗽咳痰，肺部呼吸音清晰，呼吸平稳，二便气味无异常，心率规律，肠鸣音正常。③问：腰背部静息时疼痛 6 分，余正常。④切：脉弦，触诊脘腹正常，腰部压痛，约平第 1 腰椎棘突压痛及叩击痛阳性，双下肢足背动脉搏动正常，末端血液循环、感觉正常。

（5）中医辨证分析：患者跌仆挫伤，致骨断筋伤，骨为人体支架，故骨断则局部关节功能受限；脉络受损，血不循经，溢于脉外，聚于皮下，气滞血瘀，"不通则痛"，"气伤痛，形伤肿"，故局部肿胀疼痛。

病因：跌仆挫伤，骨断筋伤，肌肉筋膜挫伤肿胀。

病机：骨断筋伤，血离经脉，瘀积不散，阻滞气机，气滞不畅，气血互结，经脉痹阻，气血不得宣通，不通则痛。

病位：病位在腰背部，与肾、肝、脾有关。

病性：实证。

证型：血瘀气滞。

（6）辅助检查：CT 检查（2024 年 3 月 14 日）示第 2 腰椎退行性改变。

3. 治疗护理

（1）治疗护理经过

1）西医治疗：患者入院后，予卧床休息、止痛等对症处理，完善术前准备，患者于 2024 年 3 月 15 日在全麻下行第 2 腰椎后路椎弓根螺钉内固定＋伤椎内人工骨植骨术，术后予二级护理，予抗炎、消肿、止痛、抗凝等对症处理。指导、协助家属如何进行轴线翻身，预防压疮；告知家属如何进行被动功能训练，预防关节废用、肌肉萎缩等。

2）中药治疗：活血化瘀、消肿止痛，以桃红四物汤加减。

3）中医护理特色技术治疗：根据患者病情需要予耳穴贴压止痛，四子散热敷涌泉穴预防深静脉血栓，紫草油中药涂搽骨突处预防压疮。

（2）主要护理问题及措施

1）疼痛：与骨折损伤、手术有关。

护理目标：患者主诉疼痛减轻或消除。

辨证施护要点：①密切观察患者疼痛的部位、性质、程度、发生及持续时间、伴随症状、诱发及影响因素等。②指导患者深呼吸放松身体，或听轻音乐分散注意力，以流通舒畅周身气血，缓解疼痛。③指导患者绝对卧床、腰部垫枕，关注患者的四肢感觉、运动，同时指导患者做下肢肌肉的功能锻炼。④遵医嘱使用止痛药物，密切观察药物不良反应及疗效。⑤辨证施术。耳穴贴压，每穴每次按压 1～2 分钟，每天按压 3 次，隔日治疗 1 次，7 日为一疗程。取穴：腰骶椎、坐骨神经（主穴）；神门、枕、皮质下、交感、肾、肝、脾（配穴）。⑥辨证施教。练习中医养生六字诀中的吹（肾）、嘘（肝）、呼（脾）三字。练习要领：在吸气时气沉丹田，呼气时发吹、嘘、呼音。

护理评价：患者主诉疼痛减轻，疼痛数字评分≤ 3 分。

2）便秘：与长期卧床有关。

护理目标：患者主诉便秘症状减轻或消失，能建立自行排便的习惯。

辨证施护要点：①评估患者每日排便的时间、次数、性质，以及腹胀、腹痛的情况，分辨实秘与虚秘。注意患者是否因排便用力过度而出现虚脱等并发症，防止年老患者因用力排便而诱发胸痛、中风等。②培养每日晨间，早餐后定时排便的习惯。卧床制动的患者，鼓励其在床上排便。③指导患者顺时针方向按摩腹部以促进肠蠕动，每日2～3次，每次10～15分钟。④向患者解释情志不和易导致肝气郁结，大便干结，指导患者采用自我调适的方法保持心情舒畅。⑤辨证施术。患者久卧，脾肺气虚，运化失司，大肠传导无力，故虽有便意但难以排出，又见舌淡、苔薄白，脉弱，肢倦懒言，故辨为虚秘。砭石灸治疗，每日1次，每次15～20分钟，3日为一疗程，以调畅气机，健脾助运。神阙穴大黄穴位敷贴联合中药热罨包治疗，每日1次，3日为一疗程。⑥辨证施膳。患者为虚秘，告知患者进食益气润肠之物，如黄芪粥、山药粥等。

护理评价：患者能建立自行排便的习惯，住院期间未发生便秘症状。

3）躯体移动障碍：与腰椎骨折有关。

护理目标：卧床期间，患者生活需要能够得到满足；患者在指导下能独立进行非制动肢体的躯体活动。

辨证施护要点：①评估与指导：评估患者躯体移动障碍的程度，指导和鼓励患者最大限度地完成自理活动。根据患者病情，协助患者取舒适体位，移动患者时保证患者安全。指导患者及其家属功能锻炼的方法等。②树立信心：向患者介绍本疾病的发生、发展及转归，提供有关疾病、治疗和预后的可靠信息，帮助患者树立战胜疾病的信心。③积极预防并发症：协助患者翻身、更换体位，严密观察受压部位的皮肤情况。

护理评价：患者在指导下能独立进行四肢功能锻炼。

4）潜在并发症：深静脉血栓形成。

护理目标：患者能自述预防血栓形成的预防措施；住院期间，患者未发生深静脉血栓。

辨证施护要点：①观察患者肢体的皮肤颜色、温度、活动度、感觉及肿胀情况，观察患者呼吸系统情况，有无胸闷气促、发绀等情况。②向患者讲解下肢深静脉血栓形成的相关知识及预防措施。鼓励患者尽早活动并进行功能锻炼，穿宽松衣裤，保持全身气血通畅。③保护静脉。通过静脉用药时，避免反复穿刺。尽量不使用下肢静脉进行输液。④遵医嘱使用深静脉血栓物理防范措施，如使用下肢气压泵、穿弹力袜等，观察不良反应。⑤遵医嘱使用抗凝药物，观察治疗效果及药物不良反应。⑥鼓励患者多饮水，建议每天饮水量在2000mL以上，以保持大便通畅。⑦辨证施术。穴位按摩，取穴涌泉、太冲、三阴交、足三里、阳陵泉、阴陵泉、梁丘、血海，每个穴位每次2～3分钟，每日2次，以患者感觉酸胀为宜，3日一疗程，连续治疗2个疗程。⑧辨证施教。术后

1 周时指导患者进行腹背部肌肉的等长收缩练习以及四肢的主动运动。

护理评价：患者能自述预防血栓形成的预防措施，且住院期间未出现深静脉血栓。

5）潜在并发症：皮肤受损。

护理目标：患者能自述预防皮肤损伤的措施，且住院期间未发生皮肤损伤。

辨证施护要点：①评估：评估患者的压疮风险，建翻身卡、挂警示标识，加强交接班。②生活护理：保持床单平整、干燥、清洁，协助患者翻身，正确使用便盆。③营养支持：告知患者多食肉类、鸡蛋、牛奶等蛋白质丰富食物。④辨证施术：受压部位给予紫草油中药涂搽以保护皮肤，局部组织受压部位选择合适的减压贴。

护理评价：患者能自述预防皮肤损伤的措施，住院期间未发生皮肤损伤。

4. 患者转归　患者于 2024 年 3 月 30 日切口拆线后出院。出院时患者神志清，精神好，呼吸平稳，脉弦，舌淡红，舌苔薄白，胃纳正常，二便调，双下肢无麻木，足趾活动自如，末梢血液循环正常，体重 44kg。患者护理评分：跌倒评分 20 分，Braden 评分 16 分，BADL 评分 40 分，Caprini 评分 10 分，患处静息时疼痛数字评分 2 分。进行出院指导，嘱咐患者定期复查。护士于 4 月 8 日电话回访，患者切口干燥，无红、肿、热、痛等异常，能在家属的协助下轴线翻身，未出现压力性损伤及胸闷、胸痛等异常。患者于 4 月 19 日来医院复查时，已能在支具的保护下下地活动。

三、其他躯干骨骨折

其他躯干骨骨折常见的有肋骨骨折、骨盆骨折、髋臼骨折等。

（一）诊断

1. 病史

（1）肋骨骨折：肋骨骨折好发于第 4 ～ 7 肋，主要由直接暴力、间接暴力或肌肉收缩力造成，如交通意外、撞击、摔倒、高处坠落等。

（2）骨盆骨折：有外伤史，多见高能量创伤引起的骨折，如车祸、高处坠落、压砸等。

（3）髋臼骨折：通常有明确外伤史，绝大多数由直接暴力引起，即股骨大粗隆受到暴力撞击，经股骨颈、股骨头传导至髋臼发生骨折。也有因间接暴力引起者，如屈髋 90° 时，暴力作用于髋臼后缘，导致髋臼后缘骨折。

2. 症状与体征

（1）肋骨骨折：通常表现为局部疼痛、肿胀、畸形、骨摩擦感，当深呼吸、咳嗽或改变体位时疼痛加剧，还可伴血气胸、连枷胸，部分患者可出现皮下气肿等症状。多根多处肋骨骨折可出现反常呼吸和连枷胸等典型体征。肋骨骨折常伴有胸腔积液、肺挫伤等并发症，严重者甚至可损伤脏腑内各个器官。肋骨骨折患者体检时可有胸廓挤压试验阳性。

（2）骨盆骨折：表现为髋部疼痛，功能完全丧失，不能运动。患髋腹股沟处或会阴部、髂骶部肿胀，可有青紫瘀斑。伴尿路损伤者可有排尿障碍，伴直肠损伤者可有便血，伴腹腔脏器损伤者可有腹肌紧张及腹膜刺激征。严重骨折大出血时，患者往往出现严重失血征象，甚至伴发失血性休克的表现。

（3）髋臼骨折：合并髋关节脱位时，患肢外展、外旋和轻度屈曲畸形，比健侧稍长，髋关节功能完全丧失，被动检查时，患髋有疼痛、肌肉痉挛并有弹跳感，在闭孔或腹股沟附近可摸到脱位的股骨头；髋臼骨折合并髋关节后脱位时，患肢呈典型的屈曲、内收、内旋和短缩畸形，患侧臀部隆起，可扪及股骨头，被动活动可出现疼痛和肌痉挛。

3. 辅助检查

（1）X线检查：有助于明确骨折部位并初步判断骨折类型。

（2）CT检查：CT检查和CT三维重建对诊断非常有价值，能更好地显示骨折情况，包括血气胸、腹腔盆腔内出血等。

（3）MRI检查：复杂骨折可行MRI扫描，进一步明确骨折范围和类型，且能发现X线片上显示不清的韧带结构损伤。

（4）B超检查：能明确有无合并内脏损伤及胸腹腔内、腹腔后膜出血情况。

（5）胸腹腔穿刺检查：可明确胸腹腔内出血及脏器破裂情况。

（二）治疗

1. 急诊处理　骨盆骨折的急诊处理如下。

（1）急救治疗：积极治疗威胁生命的颅脑、胸、腹部损伤，保持呼吸道通畅，纠正缺血和休克状态，补充血容量，吸氧、保温等支持治疗。

（2）膀胱破裂：应进行手术探查修补，尿道损伤患者可通过尿管留置处理。

（3）神经损伤：主要见于骶骨骨折，多可自行修复，如果非手术治疗无法达到理想效果，可行手术探查减压。

（4）腹腔穿刺：协助医生进行诊断性腹腔穿刺，判断有无腹腔内脏器破裂。

（5）直肠损伤：应予修补，尽可能彻底清创、广泛充分引流，低位损伤强调局部引流，并合理使用抗生素。

2. 非手术治疗　稳定性骨折可采取制动、卧床休息、牵引、手法复位、固定等保守治疗。

3. 手术治疗　对手法复位、牵引复位失败，或伴有血管、神经、内脏损伤的患者，应选择合适的手术时机进行治疗。

（三）护理

1. 清理呼吸道低效

（1）病室环境：保持病室清洁，维持室温在 18 ～ 22℃，湿度在 50% ～ 60%。

（2）观察患者咳嗽和咳痰情况：记录患者痰液的性质、量、是否易咳出，观察患者肺部干、湿啰音和痰鸣音的变化情况。注意患者是否有呼吸困难、发绀加重、烦躁不安、意识障碍等呼吸道阻塞的症状。

（3）呼吸道护理：对于吸烟者，劝其戒烟，预防感冒；指导患者练习深呼吸、咳嗽和排痰的方法。对于咳嗽时感到疼痛的患者，指导患者在咳嗽时可用双手捂住疼痛部位。对于痰液黏稠的患者，应保证摄入足够的水分，若患者不伴有心、肾功能障碍，每日摄水量应在 2000mL 以上。

（4）遵医嘱用药：观察治疗效果及药物不良反应。

2. 躯体移动障碍

（1）评估：评估患者躯体移动障碍的程度，指导和鼓励患者最大限度地完成自理活动。

（2）体位：根据患者病情和手术方式，协助患者取舒适体位，在移动患者时确保患者的安全。

（3）树立信心：向患者介绍本疾病的发生、发展及转归，并提供患者有关疾病、治疗和预后的可靠信息，帮助患者树立战胜疾病的信心。

（4）积极预防并发症：将患肢安置功能位，协助患者翻身、更换体位，严密观察患侧肢体血运和受压情况。

3. 腹膜后血肿 骨盆各骨主要为松质骨，邻近又有许多动脉和静脉丛，血液循环丰富。骨折后巨大血肿可沿腹膜后疏松结缔组织间隙蔓延至肾区或膈下，患者可出现腹痛、腹胀等腹膜刺激症状。大出血可造成失血性休克，甚至迅速危及生命。应密切观察患者的生命体征和意识变化，立即建立静脉通路，遵医嘱进行输血输液，纠正血容量不足。

4. 盆腔内脏器损伤 骨盆骨折或髋臼骨折可合并有盆腔内脏器损伤的可能。尿道的损伤远比膀胱损伤多见。耻骨支骨折移位容易引起尿道损伤、会阴部撕裂，可造成直肠损伤或阴道壁撕裂。直肠破裂如发生在腹膜反折以上可引起弥漫性腹膜炎；如在反折以下，则可发生直肠周围感染。应注意观察有无血尿、无尿或急性腹膜炎等表现。遵医嘱禁食补液，合理应用抗生素。

（四）康复

1. 稳定性骨盆骨折 卧床休息 1～2 周，双下肢暂不负重，卧床时以仰卧与健侧卧位交替为宜。

（1）如无严重并发症，伤后即可在床上进行上肢主动运动、下肢肌肉等长收缩训练及踝泵练习。

（2）伤后 1 周，可行半卧位和坐位练习及髋、膝关节的伸屈运动。

（3）伤后 2～3 周，如全身情况尚好，可从部分负重过渡到全负重，并逐渐增加负重时间。

（4）受伤 3～4 周后，如骨折愈合正常，可逐渐进行重心转移训练。

2. 不稳定性骨盆骨折

（1）伤后无并发症者：即可行双上肢的主动运动和肌力训练。

（2）使用外固定架固定者：需要在固定期间进行下肢肌肉等长收缩训练及下肢关节的主、被动活动，以保持关节活动度和下肢肌力。

（3）3～4 周去除外固定后：渐行进行坐位训练。根据骨折的愈合情况，一般单环骨折 6～8 周后可拄拐下地行走，患侧下肢逐渐负重；双环骨折 12 周后逐渐进行负重站立训练。

（4）手术内固定者：术后即可行双下肢等长收缩训练及踝泵运动，以预防卧床的并发症。由于骨折复杂程度、手术方式和愈合情况不同，其负重时间变化较大，应根据具体情况进行选择。

（五）典型病例

1. 基本信息 姓名：王某。性别：男。年龄：49 岁。婚姻情况：已婚。籍贯：广东东莞。文化程度：高中。职业：个体。

2. 病例介绍

（1）主诉：高处坠落伤致髋部肿痛、活动不利 2 小时。

（2）简要病史：患者于 2023 年 10 月 11 日 16：00 从 3m 高处坠落，臀部着地，自感髋部疼痛，活动受限，行走站立不能，无肢体麻木，无大小便失禁，CT 检查提示"左耻骨粉碎性骨折，骶骨骨折"。入院时患者生命体征平稳，体重 60kg，疼痛数字评分 4 分，跌倒评分 20 分，Braden 评分 12 分，BADL 评分 35 分，Caprini 评分 8 分。患者既往体健，专科检查显示左髋部压痛，耻骨联合处肿胀、压痛，骨盆挤压试验阳性，伤肢末梢血运正常、感觉正常、足趾活动正常。

（3）入院诊断：①中医诊断：骨折病（血瘀气滞）。②西医诊断：骨盆骨折。

（4）中医四诊：①望：患者神志清，精神软，面色少华，耻骨联合处肿胀Ⅰ度，形体正常，左下肢活动受限，足趾活动正常。舌红，舌苔薄白。②闻：患者说话音调低，余正常。③问：左髋部静息时疼痛数字评分4分，余正常。④切：脉弦，触诊脘腹正常，左髋部压痛，耻骨联合处肿胀Ⅰ度，骨盆挤压试验阳性，双下肢足背动脉搏动正常，末端血液循环、感觉正常。

（5）中医辨证分析：患者从高处坠落，致骨断筋伤，骨为人体支架，故骨断则局部关节功能受限；脉络受损，血不循经，溢于脉外，聚于皮下，气滞血瘀，"不通则痛"，"气伤痛，形伤肿"，故局部肿胀疼痛。

病因：跌仆挫伤，骨断筋伤，肌肉筋膜挫伤肿胀。

病机：骨断筋伤，血离经脉，瘀积不散，阻滞气机，气滞不畅，气血互结，经脉痹阻，气血不得宣通，不通则痛。

病位：病位在髋，与肾、肝、脾有关。

病性：实证。

证型：血瘀气滞。

（6）辅助检查：①X线检查（2023年10月10日）：骶椎、左耻骨上下支骨折。②血液检查（2023年10月12日）：D-二聚体6.43μg/mL，红细胞计数$2.98×10^{12}$/L，血红蛋白90g/L，其余指标正常。③CT检查（2023年10月12日）：两肺少许纤维灶，两肺尖少许肺气肿。

3. 治疗护理

（1）治疗护理经过

1）西医治疗：患者入院后予平卧气垫床制动，镇痛、消肿、抗凝等对症处理。指导患者双下肢功能锻炼，预防静脉血栓形成。患者入院后出现尿潴留，遵医嘱予留置导尿，告知患者及其家属留置导尿注意事项，记录尿液的性质、色、量。

2）中药治疗：活血化瘀、消肿止痛，以桃红四物汤加减。

3）中医护理特色技术治疗：予以耳穴贴压止痛；穴位敷贴，促进肠蠕动，治疗便秘；雷火灸治疗双足底、火龙罐治疗双下肢，促进下肢血液循环，减轻肿胀；紫草油中药涂搽受压部位，预防压疮。

（2）主要护理问题及措施

1）疼痛：与骨折损伤有关。

护理目标：患者主诉疼痛减轻或消除。

辨证施护要点：①密切观察患者疼痛的部位、性质、程度、发生及持续时间、伴随症状、诱发及影响因素等。②指导患者深呼吸放松身体，以流通舒畅周身气血，缓解疼痛。③遵医嘱使用止痛药物，密切观察药物不良反应及疗效。④辨证施术。遵医嘱进行耳穴贴压，观察疗效，隔日 1 次。每次每穴按压 1～2 分钟，每日按压 3～4 次。取穴：腰骶椎、髋、盆腔、臀、坐骨神经（主穴）；神门、枕、皮质下、交感、肾、肝、脾（配穴）。⑤辨证施教：练习中医养生六字诀中的吹（肾）、嘘（肝）、呼（脾）三字。练习要领：在吸气时气沉丹田，呼气时发吹、嘘、呼音。

护理评价：患者主诉疼痛减轻，疼痛数字评分 ≤ 3 分。

2）便秘：与长期卧床有关。

护理目标：患者主诉便秘症状减轻或消失，能建立自行排便的习惯。

辨证施护要点：①评估患者每日排便的时间、次数、性质，以及腹胀、腹痛的情况，分辨实秘与虚秘。注意患者是否因排便用力过度而出现虚脱等并发症，防止年老患者因用力排便而诱发胸痛、中风等。②培养患者养成每日排便的习惯，注意腹部保暖。③指导患者顺时针方向按摩腹部以促进肠蠕动，每日 2～3 次，每次 10～15 分钟。④向患者解释情志不和易导致肝气郁结，大便干结，指导患者采用自我调适的方法保持心情舒畅。⑤辨证施术。遵医嘱予砭石灸治疗腹部，每日 1 次，每次 15～20 分钟，3 日为一疗程。通过辨证，该患者为热秘，可遵医嘱予神阙穴大黄穴位敷贴治疗，每日 1 次，3 日为一疗程。⑥辨证施膳。饮食宜清淡、富含纤维素；晨起空腹可饮淡盐水，有助于预防便秘的发生；患者热秘，宜多食清凉润滑之物，如黄瓜、梨、苦瓜等。

护理评价：患者能建立自行排便的习惯，住院期间未发生便秘症状。

3）躯体移动障碍：与骨盆骨折有关。

护理目标：卧床期间，患者生活需要能够得到满足；患者在指导下能独立进行非制动肢体的躯体活动。

辨证施护要点：①评估与指导：评估患者躯体移动障碍的程度，指导和鼓励患者最大限度地完成自理活动。根据患者病情，协助患者取舒适体位，移动患者时保证患者安全。②树立信心：向患者介绍本疾病的发生、发展及转归，提供有关疾病、治疗和预后的可靠信息，帮助患者树立战胜疾病的信心。③积极预防并发症：将患肢安置功能位，协助患者翻身、更换体位，严密观察患侧肢体血运和受压情况。④功能锻炼：指导患者及其家属功能锻炼的方法。

护理评价：患者在指导下能独立进行双上肢、健侧下肢及患侧膝关节以下的躯体活动；患者独立完成洗漱、进食动作。

4）潜在并发症：深静脉血栓形成。

护理目标：患者能自述预防血栓形成的预防措施；患者住院期间未发生深静脉血栓。

辨证施护要点：①观察患者肢体的皮肤颜色、温度、活动度、感觉及肿胀情况，观察患者呼吸系统情况，有无胸闷气促、发绀等情况。②向患者讲解下肢深静脉血栓形成的相关知识及预防措施。鼓励患者尽早活动并进行功能锻炼，穿宽松衣裤，保持全身气血通畅。③保护静脉。通过静脉用药时，避免反复穿刺。尽量不使用下肢静脉进行输液。④遵医嘱使用深静脉血栓物理防范措施，如使用下肢气压泵、穿弹力袜等，观察不良反应。⑤遵医嘱使用抗凝药物，观察治疗效果及药物不良反应。⑥鼓励患者多饮水，建议每天饮水量在 2000mL 以上，以保持大便通畅。⑦辨证施术。穴位按摩，取穴涌泉、太冲、三阴交、足三里、阳陵泉、阴陵泉、梁丘、血海，每个穴位每次 2～3 分钟，每日 2 次，以患者感觉酸胀为宜，3 日为一疗程，连续治疗 2 个疗程。雷火灸治疗，取双足底涌泉穴，每日 1 次，每次 20 分钟，3 日为一疗程，连续治疗 2 个疗程。⑧辨证施教。卧床休息 1～2 周，双下肢暂不负重；卧床时以仰卧与健侧卧位交替为宜。如无严重并发症，伤后即可在床上做上肢主动运动、下肢肌肉等长收缩及踝泵练习。

护理评价：患者能自述预防血栓形成的预防措施，且住院期间未出现深静脉血栓。

5）潜在并发症：皮肤受损。

护理目标：患者能自述预防皮肤损伤的措施，且住院期间未发生皮肤损伤。

辨证施护要点：①评估：评估患者的压疮风险，建翻身卡、挂警示标识，加强交接班。②生活护理：保持床单平整、干燥、清洁，协助患者翻身，正确使用便盆。③营养支持：告知患者多食肉类、鸡蛋、牛奶等蛋白质丰富食物。④辨证施术：受压部位给予紫草油中药涂搽以保护皮肤，局部组织受压部位选择合适的减压贴。

护理评价：患者能自述预防皮肤损伤的措施，住院期间未发生皮肤损伤。

4. 患者转归　该患者于 2023 年 11 月 3 日出院。出院时患者神志清，精神好，呼吸平稳，脉弦，舌红，舌苔薄白，胃纳正常，双下肢无麻木，足趾活动自如，末梢血液循环正常。患者经过康复锻炼，能半卧位进食，能在家属的搀扶下坐于床边屈伸膝关节。出院时，患者生命体征正常，体重 60kg。患者护理评分：跌倒评分 30 分，Braden 评分 15 分，BADL 评分 50 分，Caprini 评分 7 分，患处静息时疼痛数字评分 2 分。护士予出院健康宣教。护士于 11 月 12 日电话回访，患者双下肢活动正常，未出现胸闷、胸痛等异常，能借助助行器在平地上行走。

第三节　手足损伤诊疗与专病护理

手足损伤包括双手、双足皮肤、血管、神经、肌腱、骨和关节的损伤。

一、手足外伤

手足外伤通常由刺伤、切割伤、钝器伤、挤压伤、火器伤等引起，可造成手足皮肤、血管、神经、肌腱、骨和关节不同程度的损伤，严重者可导致深部组织感染坏死、断指、断肢等。

（一）诊断

1. 病史、症状与体征

（1）刺伤：尖锐物体，如钉、针、小玻片等刺伤。其特点是伤口小，损伤深，可伤及深部组织，并将污物带入深部组织内，导致异物存留于腱鞘或深部组织而引起感染。

（2）切割伤：因刀、玻璃、切纸机、电锯等切割所致。伤口一般较整齐，污染较轻，出血较多。伤口深浅不一，常造成重要的深部组织如神经、肌腱、血管的切断伤，严重者导致指端缺损、断指或断肢。

（3）钝器伤：钝器砸伤引起组织挫伤和皮肤裂伤，严重者可导致皮肤撕脱，肌腱、神经损伤和骨折；重物的砸伤可造成手指/足趾或全手/全足各种组织严重毁损；高速旋转的叶片，如轮机、电扇、螺旋桨等，常造成断肢或断指。

（4）挤压伤：门窗挤压可引起指/趾端损伤，如甲下血肿、甲床破裂、远节指/趾骨骨折等；车轮、机器滚轴挤压，可致广泛的皮肤撕脱甚至全手、全足皮肤脱套伤，多发性开放性骨折和关节脱位，以及深部组织严重破坏，有时甚至发生手指/足趾或全手/全足毁损性损伤。

（5）火器伤：由鞭炮、雷管爆炸伤和高速弹片伤所致。伤口极不整齐，损伤范围广泛，常致大面积皮肤及软组织缺损和多发性粉碎性骨折。由于污染严重、坏死组织多，容易发生感染。

2. 辅助检查　急诊止血包扎后，需要行 X 线检查，明确有无骨折损伤及损伤的严重程度。如有需要，还可行 CT 检查以明确诊断。

（二）治疗

1. 现场急救　事故现场局部进行止血和加压包扎，局部固定，并迅速转运至医院。

2. 早期清创　一般争取在事故发生后 6～8 小时内进行彻底清创，清创后尽可能一期修复受损的组织。手术时避免损伤重要组织。注意判断损伤皮肤的活力，以便决定是否需要切除或保留。受伤时间超过 12 小时，伤口污染严重，组织损伤广泛，或缺乏必要的条件者，仅做清创，再行延期或二期修复。

3. 闭合伤口　手足损伤患者可采取直接缝合、Z 成形术、自体游离皮肤移植修复等方式进行伤口闭合。

（三）护理

手足外伤患者疼痛、肿胀、术后出血、感染、深静脉血栓预防、关节僵硬、睡眠形态紊乱等可参考本章第二节骨折诊疗与专病护理中的相关内容。其他特色护理根据患者不同病情主要有以下内容。

1. 焦虑 / 恐惧

（1）保持病室环境安静：无噪声和强光等刺激。

（2）理解并耐心倾听患者的诉说：对患者提出的问题要给予明确、有效和积极的回复，并建立良好的治疗性联系。帮助患者总结以往面对挫折的经验，探讨正确的应对方式。

（3）舒缓情绪：协助患者及其家属通过听音乐、阅读等方式舒缓情绪；也可通过头面部推拿、穴位按摩放松身体，缓解焦虑情绪。

2. 废用综合征　患者由于肢体长期固定和缺乏功能锻炼导致肌肉萎缩，同时大量钙流失可导致骨质疏松，关节内纤维粘连致关节僵硬等都可导致废用综合征的发生。

（1）观察患肢末端的皮肤颜色、温度、局部感觉和运动情况。

（2）评估患者引起骨骼、肌肉、运动系统功能退化的危险程度。

（3）向患者讲解有关废用综合征的不良后果，鼓励其尽早活动，术后第 3 天开始进行手指、指掌关节及肘关节、肩关节的被动和主动活动。

（四）康复

指导患者抬高患肢，尽早活动，术后第 3 天开始进行手指、足趾的功能锻炼，指掌关节的伸屈，肩关节的上举外展及内收屈曲活动，肘关节的屈伸活动，踝泵运动，直腿抬高，膝关节屈伸活动，髋关节外展、内收屈曲活动等。功能锻炼时注意活动度，避免血管、神经、肌腱吻合口撕裂。

二、断肢 / 指再植

断肢 / 指再植是对离断的肢体 / 指体采用显微外科技术对其进行清创、血管吻合、骨骼固定以及修复肌腱和神经，将肢体 / 指体重新缝合到原位，使其完全存活并恢复一定功能的精细手术。

（一）诊断

肢体 / 指体离断多有明显外伤史，根据组织离断程度分为完全性断肢 / 指体和不完全性离断肢 / 指体。完全性断肢 / 指是指没有任何组织相连或虽有残存的少量组织相连，但无法存活或修复，清创时须切除者；不完全性断肢/指是指伤肢/指断面有主要血管断裂合并骨折脱位，伤肢/指远端将发生坏死者。

（二）治疗

1. 现场急救

（1）止血包扎：肢体离断后由于血管发生回缩痉挛及血凝块常堵塞血管，所以断肢/指完全离断者应先控制出血。根据出血部位选择合适的止血方法，一般选择加压包扎止血法。若大动脉出血则应使用止血带止血，为避免发生肢体缺血性坏死，止血带应每隔1小时放松5分钟。如果离断部位较高，无法使用止血带，加压包扎后出血仍严重者，可用止血钳夹住血管断端。

（2）断肢/指保存：完全离断的肢/指体，原则上不做任何处理，禁用任何液体冲洗、浸泡或涂药。断肢/指送达医院后应立即检查，刷洗消毒后用肝素盐水从动脉端灌注冲洗后，用无菌敷料包好，放置在无菌盘内，置入4℃冰箱冷藏。

（3）迅速转运：发生肢/指体离断后，应迅速将患者和断肢/指送到医院，尽力在6小时内进行再植手术。运送过程中注意检查患者的生命体征，积极预防并发症、防休克。

2. 断肢/指再植

（1）彻底清创。

（2）重建骨的连续性。

（3）缝合肌腱。

（4）重建血液循环。

（5）缝合神经。

（6）闭合伤口。

（7）包扎。

（三）护理

断肢/指再植出现的疼痛、肿胀、术后出血、感染、深静脉血栓预防、关节僵硬、睡眠形态紊乱、焦虑/恐惧、废用综合征等可参考前几部分护理的相关内容。其他护理主要有以下内容。

1. 休克 患者因创伤出血量多、手术时间长，容易出现低血容量性休克。

（1）密切监测患者生命体征，观察患者神志、神经系统体征、面色、肢端温度和色泽、尿量及尿比重等变化，以便尽早发现休克迹象。

（2）遵医嘱迅速建立2条以上静脉通路，补充血容量。

（3）积极采取抗休克的措施，如中凹卧位、吸氧、输血、输液等。

（4）当患者发生中毒性休克而危及生命时，应及时告知医生，做好截除再植肢体的术前准备。

2. 潜在并发症：血管危象 术后 48 小时内，由于血管痉挛或栓塞可导致血管危象的发生，影响再植肢 / 指体的成活。长时间静脉危象可导致动脉危象，影响再植肢 / 指体存活。

（1）预防：①术后绝对卧床休息 1～2 周，抬高患肢 10～20cm，使之略高于心脏水平，以促进静脉回流，减轻肢体肿胀。②勿侧卧及起坐，以防患肢血管受压而影响血流速度，危及血供。③术后 24 小时内疼痛最为剧烈，之后逐渐缓解，术后的镇痛不仅可以止痛，还可以防止血管痉挛。可采用耳穴贴压止痛。④适当应用抗凝解痉药物，如低分子右旋糖酐、复方丹参注射液、山莨菪碱等。⑤严禁吸烟，以防刺激患肢 / 指血管发生痉挛。

（2）病情观察：术后 48 小时内易发生血管危象，因此应密切观察。观察患者皮肤温度及颜色、毛细血管回流试验、指 / 趾腹张力和指 / 趾端侧方切开出血等。

（3）处理：对于动脉危象，一旦发现应立即解压，遵医嘱应用解痉药物如山莨菪碱、妥拉唑林等，并予高压氧治疗，经短时间观察仍未见好转者应立即手术探查取出血栓，切除吻合口重新吻合，以确保再植肢 / 指体存活。对于静脉危象，首先解除血管外的压迫因素，完全松解包扎，如血液循环无好转，再拆除部分缝线，清除积血，降低局部张力，指腹侧方切开放血，必要时行手术探查。

（四）康复

1. 伤后 0～4 周 为软组织愈合期，康复的重点是预防和控制感染，为软组织愈合创造条件。将患肢放于功能位，未制动的关节做轻微的伸屈活动。

2. 伤后 5～6 周 为无负荷功能恢复期，康复的重点是预防关节僵直和肌肉、肌腱粘连及肌肉萎缩。由于骨折端愈合尚不牢固，应以主动活动为主，做再植指 / 趾主动伸屈功能锻炼。

3. 伤后 7～12 周 康复的重点是促进神经功能的恢复，软化瘢痕，减少粘连，加强运动和感觉训练，可用捏的方法锻炼再植指屈伸、内收及对掌肌力。

4. 伤后 13 周及以后 强化日常生活的手功能锻炼，如拧瓶盖、解衣扣、系鞋带、练习写字、开门等日常生活动作，以提升手指的灵活性、握力、捏力，每天练习 3～5 次，每次 10～20 分钟，并逐渐加大活动量。

（五）典型病例

1.基本信息 姓名：张某。性别：女。年龄：52 岁。婚姻情况；已婚。籍贯：广东梅州。文化程度：高中。职业：工人。

2.病例介绍

（1）主诉：重物砸伤致右足第 3 趾出血疼痛、活动困难 2 小时。

（2）简要病史：患者于 2023 年 6 月 22 日 15：30 劳作时不慎被重物砸伤致右足第 3 趾末节基本离断，出血不止，可见少许污物，残端血供差，余四趾、关节无疼痛及活动障碍，局部肿胀、疼痛，遂至我院急诊，X 线检查提示"右足第 3 趾骨末节缺损"，以"开放性足骨折（右足第 3 趾末节）"收入院。入院时患者生命体征正常，体重 54kg，疼痛数字评分 7 分，跌倒评分 50 分，Braden 评分 18 分，BADL 评分 55 分，Caprini 评分 8 分。患者既往体健，专科检查显示右足第 3 趾末节基本离断，创面渗血不止，活动受限，余四趾活动正常，肿胀Ⅰ度，压痛及叩击痛阳性，可及骨擦音，足背动脉搏动良好，末梢血液循环正常。

（3）入院诊断：①中医诊断：骨折病（气滞血瘀）。②西医诊断：开放性足骨折（右足第 3 趾末节）。

（4）中医四诊：①望：患者神志清，精神可，面色少华，右足第 3 趾肿胀Ⅰ度，形体正常。右足第 3 趾末节基本离断，活动受限，余四趾活动正常。舌暗红，舌苔薄白。②闻：患者声音如常，对答切题，无恶心呕吐，无咳嗽咳痰，呼吸平稳，二便气味无异常。③问：患者寒热无异常，无自汗盗汗，无头晕头痛，右足疼痛数字评分 7 分，二便正常，饮食、睡眠正常，听力、视力正常，无特殊嗜好。④切：脉弦，触诊脘腹正常，右足第 3 趾压痛及叩击痛阳性，双下肢足背动脉搏动正常，末端血液循环、感觉正常。

（5）中医辨证分析：患者重物砸伤致骨断筋伤，气滞血瘀。骨断则筋伤，气血运行不畅，不通则痛。血脉破损，离经之血溢于脉外，故见出血，渗于肌腠之间则肿胀。舌质暗红，苔薄白主其证尚表，脉弦主痛。四诊合参，其属中医学"骨折病"之范畴，证属气滞血瘀。

病因：重物砸伤，骨断筋伤，肌肉筋膜挫伤肿胀。

病机：骨断筋伤，血离经脉，瘀积不散，阻滞气机，气滞不畅，气血互结，经脉痹阻，气血不得宣通，不通则痛。

病位：病位在足，与肾、肝、脾有关。

病性：实证。

证型：气滞血瘀。

（6）辅助检查：X 线检查（2023 年 6 月 22 日）示右足第 3 趾骨末节缺损。

3. 治疗护理

（1）治疗护理经过

1）西医治疗：患者 2023 年 6 月 22 日入院后，予破伤风抗毒素注射剂注射，于当日 18：00 在麻醉下行右第 3 趾开放性骨折清创＋截趾＋局部皮瓣转移术，术后予心电监护、低流量吸氧，抬高患肢，遵医嘱予一级护理，低脂饮食，抗炎、消肿、止痛、抗凝、抗血管痉挛等对症处理。指导患者进行患肢的功能锻炼，医生予术区切口换药。

2）中药治疗：活血化瘀、消肿止痛，以身痛逐瘀汤加减。

3）中医护理特色技术治疗：根据患者病情需要予耳穴贴压止痛；火龙罐治疗，以活血化瘀、消肿止痛；开天门按摩、肉桂贴穴位敷贴，以缓解焦虑，促进睡眠；雷火灸艾灸涌泉穴，以预防深静脉血栓形成。

（2）主要护理问题及措施

1）疼痛：与骨折损伤、手术有关。

护理目标：患者主诉疼痛减轻或消除。

辨证施护要点：①密切观察患者疼痛的部位、性质、程度、发生及持续时间、伴随症状、诱发及影响因素等。②指导患者深呼吸放松身体，或听轻音乐分散注意力，以流通舒畅周身气血，缓解疼痛。③遵医嘱使用止痛药物，密切观察药物不良反应及疗效。④辨证施术。耳穴贴压，每穴每次按压 1～2 分钟，每天按压 3 次，隔日治疗 1 次，7 日为一疗程。取穴：神门、皮质下、交感（主穴）；肝、肾、心、脾、趾（配穴）。

2）焦虑与恐惧。

护理目标：患者焦虑、恐惧有所减轻，生理和心理上的舒适感有所增加。

辨证施护要点：①保持病室环境安静，无噪声、强光等刺激。②理解、同情患者的感受，和患者一起分析其焦虑与恐惧产生的原因及表现，并对其焦虑、恐惧程度做出评价。③协助患者及其家属通过听音乐、阅读等方式舒缓情绪；也可通过头面部推拿、穴位按摩放松身体，缓解焦虑、恐惧。④辨证施术。开天门按摩，每日睡前 1 次，3 日为一疗程；遵医嘱予每日睡前涌泉穴肉桂穴位敷贴，3 日为一疗程，评估患者睡眠情况。

护理评价：患者焦虑与恐惧有所减轻，能自主入睡。

3）潜在并发症：关节僵硬。

护理目标：患者能说出关节僵硬的后果，能正确使用康复训练器具，能主动进行康复训练；患者住院期间不出现关节僵硬。

辨证施护要点：①评估患者引起骨骼、肌肉、运动系统功能退化的危险因素与程度，以预测关节僵硬的发生情况。②向家属及患者反复讲解关节僵硬的不良后果，使之积极主动参与康复锻炼。③计划并实施锻炼。④辨证施术。遵医嘱予火龙罐治疗，每日 1 次，每次 30 分钟，3 日为一疗程，连续治疗 2 个疗程。重点取穴：阳陵泉、阴陵泉、三阴交、犊鼻、足三里、委中。⑤辨证施教。指导患者抬高患肢，尽早活动，待麻醉清醒后即开始健趾活动、踝泵运动、直腿抬高、膝关节屈伸活动及髋关节外展、内收屈曲活动等。

护理评价：目标均已达到。

4）潜在并发症：深静脉血栓形成。

护理目标：患者能自述预防血栓形成的预防措施；住院期间，患者未发生深静脉血栓。

辨证施护要点：①观察患者双下肢的皮肤颜色、温度、活动度、感觉及肿胀情况，观察患者呼吸系统情况，有无胸闷气促、发绀等情况。②向患者讲解下肢深静脉血栓形成的相关知识及预防措施。鼓励患者尽早活动并进行功能锻炼，穿宽松衣裤，保持全身气血通畅。③遵医嘱使用抗凝药物，观察治疗效果及药物不良反应。④鼓励患者多饮水，建议每天饮水量在 2000mL 以上，以保持大便通畅。⑤辨证施术。雷火灸艾灸涌泉穴，每次 20～30 分钟，每日 1 次，3 日为一疗程，连续治疗 2 个疗程。⑥辨证施教。指导患者按脾经、肝经、肾经走行，从小腿内侧向大腿内侧拍打，每日 2 次，每次 20 分钟。⑦辨证施膳。骨折早期，宜食健脾益胃化瘀之品，如桃仁、山楂、黑木耳、莲子，忌生冷、油腻、辛辣刺激之品，如凉瓜、冰激凌、肥肉等。

护理评价：患者能自述预防血栓形成的预防措施，且住院期间未出现深静脉血栓。

4. 患者转归　患者于 2023 年 6 月 30 日出院。出院时患者神志清，精神好，情志平和，呼吸平稳，舌质淡红，苔薄白，脉弦，胃纳正常，二便调，术区敷料外观干洁，患肢肢体肿胀Ⅰ度，右足第 3 趾活动欠利，其余四趾活动正常，末梢血液循环正常、感觉正常，体重 54kg。患者护理评分：疼痛数字评分 2 分，跌倒评分 45 分，Braden 评分 20 分，BADL 评分 85 分，Caprini 评分 8 分。患者于 7 月 6 日来院复查，术区局部皮肤正常，未出现红、肿、热、痛等异常情况，医生予拆除切口缝线。

第四节　脱位诊疗与专病护理

脱位又称"脱臼""出臼"，是以构成关节的骨端关节面脱离正常位置，引起的关节功能障碍。其临床上以关节疼痛和压痛、肿胀、功能障碍为主要表现，关节畸形、关节盂空虚、脱出骨端等为特有体征。本节重点讨论肩关节脱位、肘关节脱位、髋关节脱位。

一、诊断

（一）病史

1. 创伤　有外伤史，主要由于外来直接或间接暴力作用于正常关节而引起的脱位，是导致脱位的最常见原因，多见于青壮年。

2. 病理改变　关节结构发生病变，骨端遭受破坏，不能维持关节面的正常对合关系，如关节结核或类风湿关节炎导致的脱位。

3. 先天性关节发育不良　指出生后就发生脱位且逐渐加重，如由于髋臼和股骨头先天发育不良或异常导致的先天性髋关节脱位。

4. 习惯性脱位　由于创伤后关节囊及韧带松弛或在骨附着处被撕脱，使关节结构不稳定，轻微外力即可导致其再脱位，如此反复，形成习惯性脱位，如习惯性颞下颌关节脱位、习惯性肩关节脱位等。

（二）症状与体征

患者常出现局部疼痛、压痛、关节肿胀、功能障碍等。早期全身可合并复合伤、休克等，局部可合并骨折和神经血管损伤。晚期可发生骨化性肌炎、缺血性骨坏死和创伤性关节炎等。

1. 肩关节脱位　伤肢呈弹性固定于轻度外展30°～40°内旋位，肘屈曲，肩外观呈"方肩"畸形，肩峰明显突出，肩峰下空虚。腋下、喙突下或锁骨下可触及肱骨头。搭肩试验和直尺试验阳性。

2. 肘关节脱位　后脱位者，肘关节弹性固定于半屈曲位，呈"靴样"畸形，肘窝部饱满，肘后方空虚，鹰嘴向后突出，肘后三角关系改变。侧方脱位者，肘部呈内翻或外翻畸形，肘外径增宽。前脱位者，肘关节过伸，屈曲受限，肘窝部隆起，可触及脱出的尺桡骨上端。

3. 髋关节脱位　后脱位者，患侧肢体较健侧缩短，呈屈曲、内收、内旋和短缩畸形；髋关节可有弹性固定，在臀部可触及上移的股骨头。前脱位者，患肢呈典型外展、外旋及轻度屈曲畸形，通常患侧肢体较健侧变长；大转子处平坦，腹股沟中1/3处或闭孔附近可触及股骨头；伤肢呈弹性固定，被动活动时可出现疼痛和肌痉挛。中心性脱位者，可伴有骨盆骨折症状，如腹痛、下肢痛、大小便不利等，骨盆挤压分离试验阳性；移位明显的脱位肢体明显短缩，内旋或外旋畸形，股骨大粗隆较健侧平坦或轻度内陷，大腿纵轴叩击痛阳性。

（三）辅助检查

X 线检查可明确脱位类型，并确定有无合并骨折、有无骨化性肌炎或缺血性骨坏死等情况。必要时可行 CT 检查明确诊断，MRI 检查了解软组织受伤情况。

二、治疗

（一）非手术治疗

1. 早期复位　根据脱位的部位，选择适合的正骨手法进行手法复位，最好在脱位 3 周内进行。

2. 固定　肩关节脱位，根据脱位情况将患肢保持在特定位置，用前臂吊带固定于胸前。肘关节脱位者，可用杉树皮夹板外固定于屈肘 90° 位。髋关节脱位后，患肢可行皮肤牵引，将伤肢保持于屈髋、屈膝 20° ～ 40°，中立或稍内收，牵引持续 2 ～ 3 周。

（二）手术治疗

手法复位失败或手法难以复位，合并有神经、血管损伤和明显移位的骨折，或者脱位后关节腔内有骨折碎片或软组织嵌顿影响复位，习惯性脱位患者，可考虑手术切开复位或行关节置换或关节融合手术。

三、护理

1. 评估患者的自理能力。
2. 将呼叫器和常用物品放在患者容易拿到的地方。
3. 为患者提供适合就餐的体位。
4. 鼓励患者逐步完成各项自理活动，如梳头、洗脸和使用餐具等。
5. 脱位需手术治疗的护理内容，可参照骨折的护理相关内容。

四、康复

固定期间，进行关节周围肌肉收缩活动和邻近关节主动或被动运动；拆除固定后，逐步进行肢体全范围的关节功能锻炼，以防止关节粘连和肌肉萎缩。习惯性脱位的患者，必须保持有效固定并严格遵医嘱坚持功能锻炼，避免再次发生脱位。

（一）肩关节脱位

1. 肩关节脱位固定期间，严禁上臂外旋。患者可主动活动腕部及手指，待肿胀消退后，可用健肢缓慢推动患肢行外展和内收活动，活动范围以不引起患肩疼痛为宜。

2.解除固定后，患者可在康复师的指导下，主动进行肩关节各方向的活动。

（二）肘关节脱位

肘关节脱位固定期间，可做伸掌、握拳、手指屈伸等活动；解除固定后，可练习肘关节的屈伸、前臂旋转活动和锻炼肘关节周围的肌肉，坚持 3 ～ 6 个月。

1.伸掌、握拳法　伸掌时尽可能地伸展五指，保持 5 ～ 10 秒，慢慢收拢用力握拳，保持 5 ～ 10 秒，如此反复为 1 次，20 次为 1 组，每天 3 组。

2.肘关节屈伸法　肘部尽量伸直，然后尽力内收使肘关节屈曲，如此反复练习5 ～ 20 次。

3.前臂旋转法　抬起前臂与肩同高，上肢尽量伸直，然后握拳做前臂内外旋转动作5 ～ 20 次。

（三）髋关节脱位

髋关节脱位固定后，在卧床期间做踝泵运动、股四头肌收缩动作，2 ～ 3 周后开始活动髋关节，4 周后可借助助行器下地活动，3 个月后可完全承重。

第五节　筋伤诊疗与专病护理

筋伤分急性筋伤和慢性筋伤。筋伤的病因复杂多样，但归纳起来分为两大类：内因和外因。前者包括年龄、体质以及解剖结构等；后者以外力作用与外感邪气为主，如跌打、撞伤、闪扭、牵拉等。

一、韧带损伤

韧带主要分布在关节周围，其主要作用是维持关节稳定。韧带是致密的结缔组织，分布有大量的本体感觉装置，当韧带损伤后未能及时处理导致韧带愈合处于拉长位置，这些本体感觉装置反馈关节活动状态将发生延误，从而使机体不能及时通过相应肌肉收缩来保持关节正确位置，从而发生关节的反复扭伤。

（一）诊断

1.病史

患者一般有外伤史，如膝关节韧带损伤常发生在膝关节各个方向超生理负荷的过度活动部位，踝关节韧带损伤一般有明确的踝部扭伤病史。

2. 症状与体征

（1）膝关节韧带损伤：损伤后膝关节剧烈疼痛，肿胀明显，活动障碍。侧方应力试验、旋转试验、前后应力试验等可为阳性。

（2）踝关节韧带损伤：损伤后踝关节即出现疼痛，局部肿胀，皮下瘀斑，伴跛行。局部压痛明显，若内翻扭伤者，将足做内翻动作时，外踝前下方剧痛；若外翻扭伤者，将足做外翻动作时，内踝前下方剧痛；下胫腓联合损伤者，胫腓前韧带处多有明显压痛。若伴有踝关节脱位，则可见足踝部畸形。

3. 辅助检查

（1）X 线检查：单纯韧带损伤在 X 片一般无明显表现，但正侧位片可显示因韧带牵拉而造成的撕脱骨折块。应力位 X 线检查可以做出明确诊断。

（2）CT 检查：CT 检查或螺旋 CT 三维重建有助于判断较复杂的伤情，关节造影对内侧结构损伤可以有较好的显示。

（3）MRI 检查：对韧带损伤的诊断具有重要意义。

（二）治疗

1. 非手术治疗　韧带不完全损伤、韧带撕脱性骨折无移位等，可采用保守治疗，在手法整复后，局部活血消痛酊外敷，以杉树皮夹板外固定治疗，固定时放置棉垫。根据外固定的松紧度，每 5～7 天进行复查换绑，一般固定时间 4～6 周。

2. 手术治疗

（1）关节镜手术：膝关节韧带损伤可采用关节镜手术，既能提高诊断的准确率，又能减小手术创伤。一般在关节镜下可完成韧带探查、修补、加强、重建、撕脱骨折复位固定等治疗。

（2）开放性手术治疗：对严重的韧带损伤，如复杂韧带、骨损伤及关节外损伤等，可采用开放性手术治疗。

（三）护理

1. 损伤初期注意夹板外固定的松紧度，密切观察患处的皮肤颜色、温度、动脉搏动、末梢血液循环及足趾活动和感觉等。

2. 膝关节外固定期间应注意观察保护腓总神经，防止继发性损伤。

3. 患肢肿胀明显，出现张力性水疱者，应及时告知医生，并观察有无继发性感染征象。

4. 需要做好围手术期护理等。

5. 韧带损伤需手术治疗的护理内容，参照骨折的护理相关内容。

（四）康复

1. 踝关节韧带损伤术后

（1）术后第 1 天：用力、缓慢、尽可能大范围地活动足趾，但绝对不可引起踝关节活动，5 分钟 / 组，1 小时内做 1 组。股四头肌等长收缩练习，在不增加疼痛的前提下尽可能多做，> 500 次 / 日。

（2）术后 2～3 周：继续以上练习；可扶双拐、脚不着地行走，但只限于如厕等必要的日常活动；开始进行直抬腿练习，30 次 / 组，组间休息 30 秒，连续练习 4～6 组，每日重复 2～3 次；逐渐开始腿部肌力练习，旨在恢复固定期萎缩的大腿肌肉，练习腿部绝对力量，20 次 / 组，连续练习 2～4 组，组间休息 60 秒，直至疲劳为止。

（3）术后 4～6 周：开始踝关节主动屈伸练习，在无痛或微痛范围内，缓慢、用力、最大限度地绷脚尖和勾脚尖，10～15 分钟 / 次，2 次 / 日。可由专业医生根据情况决定被动踝关节屈伸练习的开始时间，逐渐加力并增大活动度，10～15 分钟 / 次，2 次 / 日。活动度练习应循序渐进，在 1～2 个月内使踝关节的活动度达到与健侧相同。

（4）术后 7 周及以后：经专业医生复查评定认为韧带愈合良好，可逐渐恢复运动。

踝关节内外翻活动度练习，缓慢、用力、最大限度地内外翻踝关节，必须在无痛或微痛范围内，并逐渐增加角度和活动强度，10～15 分钟 / 次，2 次 / 日。

全面恢复踝关节肌力和控制能力。提踵练习，即用脚尖站立，2 分钟 / 次，休息 5 秒，10 次 / 组，2～3 组 / 日。坐位垂腿勾脚练习，即通过对抗沙袋等重物的重量为阻力完成动作，30 次 / 组，组间休息 30 秒，连续练习 4～6 组，每日重复 2～3 次。抗阻内外翻练习，即抗橡皮筋阻力完成动作，30 次 / 组，组间休息 30 秒，连续练习 4～6 组，每日重复 2～3 次。强化下肢功能，在保护下全蹲，双腿平均分配体重，尽可能使臀部接触足跟，3～5 分钟 / 次，1～2 次 / 日。

开始单腿蹲起练习，要求动作缓慢，并控制上体不晃动，必要时可双手提重物以增加练习难度，3～5 分钟 / 次，2～3 次 / 组，2～3 组 / 日；台阶前向下练习，力量增强后可双手提重物作为负荷或在踝关节处加沙袋作为负荷以强化练习，20 次 / 组，组间间隔 30 秒，连续练习 2～4 组，每日重复 2～3 次。

2. 膝关节前交叉韧带损伤术后

（1）阶段一（0～2 周）

1）术后 48～72 小时：当患者麻醉清醒后，予患处冷敷。

2）在拐杖的支撑下逐渐增加负重：在医生的指导下进行，以患者可耐受为宜。

3）仰卧位足跟滑动训练：患者仰卧，利用健侧腿或毛巾辅助膝关节屈曲，保持屈曲最大位 5 秒后，伸直膝关节，重复 10 次为 1 组，每天 2 组，目标在 2 周内膝关节屈曲达到 90°。

4）坐位足跟滑动训练：患者坐在椅子上，将足跟向椅子下面滑动直到最大限度屈曲，保持双足不动，上半身在椅子上向前滑动，增加膝关节屈曲范围，保持 5 秒，然后伸直腿，重复以上动作，每组 10 次，每天 2 组，目标在 2 周内膝关节屈曲达到 90°。

5）股四头肌激活训练：患者仰卧或坐位，用力收缩股四头肌并用力将膝关节伸直保持 5 秒。足跟下方可放置毛巾卷让膝关节更进一步伸展和激活股四头肌，每组 10 次，每天 2 组。

6）直腿抬高训练：每组 10 次，每天 2 组。

7）踝泵运动：应尽可能多做，以促进血液循环。

（2）阶段二（3～6 周）

1）佩戴膝关节支具，进行可耐受的负重训练，逐渐过渡到脱离拐杖。

2）继续仰卧位足跟滑动训练、坐位足跟滑动训练、股四头肌激活训练、直腿抬高训练，每组 10 次，每天 3 组，目标是在 6 周内膝关节屈曲角度达到 120°。

3）站立位提踵训练。患者站立位，收缩股四头肌，同时保持膝关节伸直，脚尖站立抬起足跟保持 1 秒，然后慢慢回落。每组 20 次，每天 3 组。

4）站立位屈膝训练。患者面向墙壁站立，以墙为支撑，缓慢屈曲患侧膝关节，使足跟靠近臀部。每组 20 次，每天 3 组。

5）靠墙蹲训练。患者背靠墙站立，脚尖朝前，足跟离墙 15～30cm，屈髋屈膝至 45° 时暂停 5 秒，然后向上滑回起始站立位置。每组 20 次，每天 3 组。

（3）阶段三（7～12 周）

1）继续仰卧位足跟滑动训练、坐位足跟滑动训练、股四头肌激活训练、直腿抬高训练，每组 20 次，每天 3 组，目标是在 12 周内膝关节完全屈曲。

2）继续站立位提踵训练、站立位屈膝训练、髋关节外展运动、靠墙蹲训练。

3）座椅蹲站。患者站于座椅前方，缓慢蹲下直到臀部接触座椅后立即站起回到起始站立位。每天 3 组，每组 20 次。

4）除了肌力训练，牵伸训练也十分重要。牵伸动作主要是俯卧位股四头肌牵伸、腘绳肌牵伸和腓肠肌牵伸。每个牵伸动作维持 15～20 秒，每组重复 5 次，每天 2 组。

（4）阶段四（13～24 周）

1）继续第三阶段的训练，每天 2 组，每组重复 10～15 次，以便有更多的时间进行肌力训练、心血管训练和运动专项训练。肌力训练与心血管训练或运动专项训练隔天交替进行。

2）肌力训练（3 天/周）：①上下台阶：每组 10～15 次，每天 2 组。②单腿靠墙蹲：每组重复 5～10 次，每天 3 组。③单腿座椅蹲站：每组重复 5～10 次，每天 3 组。

3）心血管训练 / 运动专项训练（3 天 / 周）：①在软质、平稳的地面缓慢跑动：跑步时间从 5 分钟起，在 4 周时间内逐渐增加至 30 分钟。②速度和敏捷性训练：当患者能轻松完成 30 分钟直线跑步，且不引起疼痛或肿胀时，可开始考虑速度和敏捷性训练。

（5）阶段五（25 周及以后）：推荐使用前交叉韧带支具，恢复正常的旋转活动。

3. 膝关节后交叉韧带损伤

（1）炎性反应期（0 ～ 1 周）：康复治疗同膝关节前交叉韧带损伤术后阶段一的内容。

（2）术后 2 ～ 4 周：继续并加强活动度及肌力练习，提高关节控制能力及稳定性，逐步改善步态。根据情况决定屈曲练习的开始时间，在微痛范围内，屈曲角度小于 60°，练习时不佩戴支具，练习完毕再佩戴支具，1 次 / 日。

（3）术后 3 周：被动屈曲角度应接近 90°，根据膝关节的稳定程度，调节支具角度至 30° ～ 50° 范围活动。

（4）术后 4 周：①膝关节被动屈曲练习：被动屈曲角度大于 90°，逐渐接近 100°。②后抬腿练习：30 次 / 组，组间休息 30 秒，连续练习 2 ～ 4 组，每日练习 1 ～ 2 次。③负重及平衡练习：5 分钟 / 次，2 次 / 组，2 ～ 3 组 / 日，练习至术后 6 周可患侧单腿站稳 1 分钟，即可脱拐行走。调整支具角度至 0° ～ 50° 范围屈伸。每 4 ～ 5 天加大角度，术后 6 周时调节至 0° ～ 110°。

（5）术后 5 ～ 12 周：强化关节活动度及肌力，改善关节稳定性，使其达到与健侧相同水平；恢复日常生活的各项活动能力。

（6）术后 3 ～ 6 个月：全面恢复日常生活各项活动；强化肌力及关节稳定；逐渐恢复运动及日常生活活动，如条件允许，关节情况较好，可以开始游泳（早期禁止蛙泳）、跳绳及慢跑。

（7）术后 7 个月至 1 年：全面恢复运动或剧烈活动；强化肌力及跑跳中关节的稳定性；逐渐恢复剧烈活动，或专项训练。

二、半月板损伤

（一）诊断

1. 病史　患者一般有外伤史，多为间接暴力引起，常见于膝关节半屈状态伴小腿内外旋或内外翻运动损伤者。

2. 症状与体征　伤后关节疼痛，疼痛往往发生在运动的某种体位，改变体位后疼痛可消失。关节有弹响和交锁现象，交锁往往在半月板纵裂，特别是桶柄状撕裂时，或半月板游离端翻折时发生。沿关节内外间隙有固定而局限的压痛，在患者伸膝的过程中，检查压痛有时更为明显。旋转挤压试验、半月板弹响试验、研磨试验可阳性，慢性期股四头肌萎缩，以内侧尤为明显。

3. 辅助检查

（1）X线检查：X线片显示通常无异常，但能排除骨软骨游离体、剥脱性骨软骨炎和可能类似于半月板撕裂的其他膝关节紊乱疾患。

（2）MRI检查：是目前诊断半月板损伤敏感性和准确率最高的影像学检查手段。

（3）关节镜检查：关节镜检查可确诊，但为有创检查，通常与治疗同时进行。

（二）治疗

1. 非手术治疗 关节有交锁固定者，应用手法整复解除交锁，之后用杉树皮夹板固定膝关节于伸直位4周。如关节有明显积液（或积血），应首先在严格无菌操作下抽出积液。

2. 关节镜手术治疗 根据患者半月板损伤的区域，进行不同方式的修复。

（1）半月板血液供应区损伤：半月板血液供应区的损伤，特别是纵行裂伤，可行缝合手术使其愈合，该手术预后良好。

（2）半月板无血液供应区损伤：半月板无血液供应区较小而规整的损伤，如桶柄样撕裂等，往往行部分切除术。

（3）半月板严重损伤：行全切手术，在关节镜手术操作上应注意减少对滑膜的刺激，以免术后引起滑膜炎，并应注意勿误伤关节软骨。术中及缝合前应注意止血，并在术后加压包扎，减少关节血肿的发生概率。

（三）护理

外固定后或加压包扎后，密切观察外固定包扎的松紧度，皮肤的颜色、温度，动脉搏动，末梢血液循环及足趾活动和感觉等。关节有积血、积液的患者，注意观察有无继发性感染征象。此外，还需做好围手术期护理。半月板损伤需手术治疗者，其护理内容请参照骨折的护理相关内容。

（四）康复

根据本院接收的半月板损伤患者情况及手术方式，这里详细介绍半月板损伤成形术后的康复内容。

1. 手术当天麻醉消失后 即指导患者锻炼股四头肌等长收缩及踝泵运动，每次30次，每天2～3次。

2. 术后第 1 ～ 3 天　开始可做直腿抬高运动，每次坚持 3 ～ 5 秒，10 次 / 组，3 ～ 5 组 / 日。指导患者扶拐下地活动。

3. 术后第 5 天及以后　可被动进行膝关节屈曲锻炼，每次 30 ～ 60 分钟，每日 1 ～ 2 次，每天增加屈膝 5° ～ 10°，循序渐进。

（五）典型病例

1. 基本信息　姓名：刘某。性别：女。年龄：58 岁。婚姻情况：已婚。籍贯：广东深圳。文化程度：高中。职业：退休。

2. 病例介绍

（1）主诉：不慎扭伤致右膝部肿痛伴活动不利 1 个月。

（2）简要病史：患者 1 个月前不慎扭伤出现右膝部肿痛、活动不利，行走或深蹲时疼痛明显，休息时可缓解，经保守治疗效果欠佳，于 2023 年 12 月 21 日以"右膝半月板损伤"收入院。入院时患者生命体征平稳，体重 52kg，疼痛数字评分 2 分，跌倒评分 25 分，Braden 评分 23 分，BADL 评分 95 分，Caprini 评分 1 分。患者既往体健，专科检查显示右膝稍有肿痛，局部压痛（－），浮髌试验（＋），半月板弹响试验（＋），双侧髌骨内推＜ 1cm，双下肢纵叩痛（－），右膝活动欠利，右股四头肌内侧萎缩，双侧足背搏动可触及，双足末梢血运正常。

（3）入院诊断：①中医诊断：筋伤（肝肾亏虚）。②西医诊断：右膝半月板损伤。

（4）中医四诊：①望：患者神志清，精神可，面色少华，右膝部肿胀Ⅰ度，活动不利，右股四头肌内侧萎缩。舌淡红，苔薄白。②闻：无异常。③问：右膝部疼痛数字评分 2 分，余正常。④切：脉弦细，触诊脘腹正常，局部压痛（－），浮髌试验（＋），半月板弹响试验（＋），双下肢纵叩痛（－），足背搏动可触及，末梢血运正常。

（5）中医辨证分析：患者年过半百，膝部劳损过度，外伤肌肉筋骨，内伤肝脾肾，以致精血不足，筋脉失养，经络不通，不荣不通则痛，故见膝部肿痛，关节屈伸不利，动则加重。

病因：劳损过度。

病机：患者年过半百，膝关节劳损过度，肝肾亏虚，筋骨失养，气血运行不畅，不荣不通则痛。

病位：病位在膝，与肾、肝、脾有关。

病性：虚证。

证型：肝肾亏虚。

（6）辅助检查：MRI 检查（2023 年 12 月 21 日）示双膝退行性变、右膝半月板撕裂。

3. 治疗护理

（1）治疗护理经过

1）西医治疗：患者入院后完善术前准备，于 2023 年 12 月 22 日在腰硬联合麻醉下行右膝关节镜下关节清理术＋半月板成形术，术后予静脉滴注镇痛消炎、消肿药物，指导患者行患肢功能锻炼及防跌倒健康宣教，协助患者下地活动。

2）中药治疗：术后为损伤早期，气滞血瘀，治宜活血化瘀、消肿止痛，以桃红四物汤加减，配以温补肝肾药。

3）中医护理特色技术治疗：根据患者病情，入院时予耳穴贴压止痛；术后予雷火灸活血化瘀、消肿止痛。

（2）主要护理问题及措施

1）疼痛：与手术有关。

护理目标：患者主诉疼痛减轻或消除。

辨证施护要点：①密切观察患者疼痛的部位、性质、程度、发生及持续时间、伴随症状、诱发及影响因素等。②辨证施术。遵医嘱进行耳穴贴压，隔日 1 次，7 日为一疗程，每次每穴按压 1～2 分钟，每日按压 3 次。取穴：神门、皮质下、交感（主穴）；肝、肾、心、脾、膝（配穴）。

护理评价：患者主诉疼痛减轻，疼痛数字评分 ≤ 3 分。

2）有外伤的危险：与肢体活动障碍有关。

护理目标：患者及其家属能描述潜在的危险因素；患者住院期间未发生意外。

辨证施护要点：①向患者及其家属详细介绍医院、病房及周围环境，以及如何使用呼叫系统。②对患者进行跌倒评分。③保持病室光线充足，地面干燥无积水，无障碍物。④予患者及其家属防跌倒宣教，告知患者改变体位时，宜动作缓慢，避免发生直立性低血压而发生坠床、跌倒等意外；指导患者正确使用扶拐，离床活动、上厕所或外出时应有人陪伴。

护理评价：患者及其家属能描述潜在的危险因素；患者住院期间未发生意外。

4. 患者转归　该患者于 2023 年 12 月 25 日康复出院。出院时患者神志清，精神好，呼吸平稳，脉弦，舌质淡红，苔薄白，胃纳正常，二便调，患肢足趾活动自如、末梢血液循环正常、感觉正常，体重 52kg。患者护理评分：患肢活动时疼痛数字评分 1 分，跌倒评分 25 分，Braden 评分 23 分，BADL 评分 95 分，Caprini 评分 3 分。予出院指导。护士于 2024 年 1 月 10 日电话回访，患者右膝部术区皮肤正常，未出现红、肿、热、痛等异常情况；患者能自行平地行走及上下楼梯，并按计划进行功能锻炼。

第六节　骨病诊疗与专病护理

骨病是许多骨科疾病的总称，是一种疾病诊断。临床上最常见的骨病有肩关节周围炎、颈椎病、腰椎间盘突出症、肱骨外上髁炎、膝关节骨性关节炎、成人股骨头缺血性坏死、骨质疏松症和慢性骨髓炎等。

一、肩关节周围炎

肩关节周围炎即"肩周炎"，好发于 50 岁以上的中老年人，女性发病率略高于男性，多见于体力劳动者，与肩部受凉、劳累、扭伤、慢性劳损有关。肩关节周围炎是肩周软组织（包括肩周肌、肌腱、滑囊和关节囊等）病变引起的以肩关节疼痛和功能障碍为特征的疾病。

（一）诊断

1. 病因病机　肩周炎属于中医学"痹证"范畴，为本虚标实或虚实夹杂之证，主要病理因素为风寒、水湿、气滞、血瘀等，主要病机为风寒邪气侵入筋脉，遂致气血阻滞，筋脉凝滞或脾虚生湿，湿凝为痰，湿痰流注肩背，或因动作失度，提重伤筋，经筋受损，气滞血瘀，不通则痛。

2. 病位　肩关节周围炎病位在肩部，与肝、肾有关。

3. 辨证分型

（1）风寒湿阻证：肩部窜痛，遇风寒痛增，得温而痛缓，畏风恶寒，或肩部有沉重感。舌质淡，苔薄白或腻，脉弦滑或弦紧。此型多见于疾病急性期或早期。

（2）气滞血瘀证：肩部肿痛，疼痛固定不移，拒按，以夜间为甚。舌质暗或有瘀斑，苔白或薄黄，脉弦或细涩。此型多见于疾病中期。

（3）气血亏虚证：肩部酸痛日久，肌肉萎缩，关节活动受限，劳累后疼痛加重，伴头晕目眩，气短懒言，心悸失眠，四肢乏力。舌质淡，苔少或白，脉细弱或沉。此型多见于疾病的末期、晚期或恢复期。

（二）治疗

肩关节周围炎虽大多可自愈，但病程较长，甚至可以长达 3 年，积极治疗可缓解患者痛苦。治疗主要针对关节疼痛、关节僵硬及功能障碍。

1. 药物治疗

（1）内服药：风寒湿阻证患者治宜祛风散寒、通络宣痹，方用独活寄生汤加减；气滞血瘀证患者治宜活血化瘀、行气止痛、舒筋通络，方用身痛逐瘀汤加减；气血亏虚证患者治宜补气养血、舒筋通络，方用当归黄芪五物汤加减。西药一般可用布洛芬、双氯芬酸钠等消炎止痛药物。

（2）外用药：可外用三黄膏敷贴。

2. 注射、封闭治疗

（1）肌内或肌腱注射。

（2）腔内注射。

3. 肩关节粘连松解术　患者取坐位，予臂丛神经阻滞麻醉后，进行肩关节外展、上举、内外旋等各方向手法松解活动，以不超过肩关节活动范围为限。

（三）护理

1. 一般护理

（1）环境：病室宜整洁、安静，空气流通，温度、湿度适宜。

（2）病情观察：注意患者患肩的疼痛、肿胀情况，肩关节活动度；注意观察患肢末端的肤温、肤色、桡动脉搏动情况。

2. 辨证施护

（1）火龙灸治疗：每日1次，6次为一疗程。

（2）中药熏蒸联合拔罐治疗：拔罐取肩井、肩贞、肩髃、肩髎、大椎，每次每穴10分钟，隔日1次；中药熏蒸患侧肩部，每日1次，每次30分钟，7日为一疗程。

（3）耳穴贴压治疗：隔日1次，7日为一疗程。取穴：肩、枕、神门、皮质下、交感、肝、肾。根据肩关节疼痛及放射痛的方向，选择相应经络对应的耳穴，如肺经、大肠经、小肠经、三焦经等。

3. 生活起居护理　避风寒湿邪入侵，注意局部保暖。加强对肩关节的保护，以免关节过度负重。

4. 饮食护理　在指导患者饮食期间，应动态观察患者胃纳情况和舌苔变化，以便随时调整饮食计划。饮食宜清淡易消化，多食蔬菜水果，忌生冷、发物及煎炸之品。风寒湿阻证患者，宜食祛风通络、散寒除湿之品，如姜、蒜、花椒等，趁热食用，以汗出为度，忌生冷、性凉及肥腻之品；气滞血瘀证患者，宜食活血化瘀、疏经通络之品，如桃仁、香蕉、萝卜等；气血亏虚证患者，宜食益气养血、舒筋活络之品，如山药、枸杞子等，忌发物、肥腻之品。

5. 情志护理　了解患者的情绪，采用言语开导法做好安慰工作。当患者因疼痛而出现情绪烦躁时，建议患者闭目静心，全身放松，平静呼吸，以流通舒畅周身气血。

（四）康复

1. 内旋后伸　自然站立，在患肢内旋并向后伸的姿势下，屈肘、屈腕，手指指腹触摸脊柱棘突，由下逐渐向上至最大限度后保持 1 分钟，再缓缓向下回到原处，反复进行，逐渐增加高度。每组 5 次，每天 2 组。

2. 侧方平举　站立位，患肢伸直，向侧方平举，当患肢与肩膀保持水平位时，保持 5 秒。每组 20 次，每天 3 组。

3. 肩部外旋　在腋下夹一条毛巾，固定肩部；患侧肘关节屈曲，手心朝上，向外侧旋转 90°，保持 10 秒。每组 5 次，每天 2 组。

4. 前屈上举（图 7-58）　伸直患侧上臂，健侧手握住患侧手部，使患肢尽可能上举，至最大限度时，保持 20 秒。每组 5 次，每天 2 组。

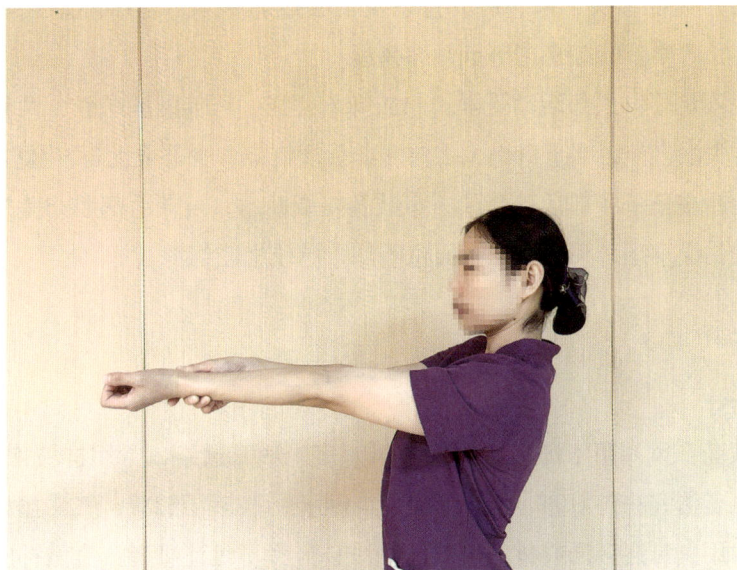

图 7-58　前屈上举

二、颈椎病

颈椎病以颈椎椎间盘退变为主要病变基础，包括颈部肌肉、关节继发性改变和相邻椎体退变增生直到压迫神经、血管等，并诱发与之相关的临床症状和体征。其临床表现为颈项部强硬疼痛、上肢疼痛、重着、麻木等，或有猝倒发作，并伴颈源性眩晕等。颈椎病的西医分型主要包括颈型颈椎病、神经根型颈椎病、脊髓型颈椎病、椎动脉型颈椎病、交感神经型颈椎病等。

（一）诊断

1. 病因病机　颈椎病属于中医学"痹证""项肩痛""项痹病"等范畴。其病因主要为外邪侵袭、长期劳损、跌仆损伤及脏腑虚弱等。基本病机为风、寒、湿等邪气侵袭机体，脉络损伤，气血痹阻不畅，不通则痛；正气不足，肝肾虚损，气血不能濡养，不荣则痛。

2. 病位　颈椎病病位在颈、肩部，与肝、肾有关。

3. 辨证分型

（1）风寒阻络证：颈部活动受限、僵硬，患肢窜痛及麻木，以疼痛为主，怕风畏寒，有汗或无汗，舌苔薄白，脉浮紧或缓。

（2）寒湿阻络证：颈部活动受限，患肢沉重无力或疼痛麻木，手指屈伸不利，伴头痛、胸闷、纳呆，舌体胖大，边有齿痕，脉沉或弦滑。

（3）气滞血瘀证：头、颈、肩、背以及上肢疼痛麻木，呈胀闷感，痛有定处，拒按，夜间痛甚，舌质紫暗有瘀斑瘀点，脉弦涩。

（4）肝肾不足证：颈部活动受限，患肢麻木疼痛，可伴腰膝酸软，两目干涩，头晕眼花，耳鸣，失眠多梦，咽干口燥，舌体瘦，舌质红绛，少苔或无苔，脉弦细或细数。

（5）气血亏虚证：颈部活动受限，患肢及指端麻木，可伴手部肌肉萎缩，指甲凹陷无光泽，皮肤枯燥发痒，头晕眼花，面色不华，脉弦细或细涩。

（二）治疗

1. 药物治疗

（1）内服药：风寒阻络证患者治宜疏风解表、散寒通络，常用桂枝加葛根汤加减；寒湿阻络证患者治宜祛湿散寒、舒筋活络，常用羌活胜湿汤加减；气滞血瘀证患者治宜祛瘀通络，常用血府逐瘀汤或桃红四物汤加减；肝肾不足证患者治宜滋补肝肾、通络活络，常用独活寄生汤加减；气血亏虚证患者治宜补益气血、通络止痛，常用黄芪桂枝五物汤加减。

（2）外用药：可外用三黄膏敷贴。

2. 牵引治疗　常用枕颌布带牵引法。连续牵引，每次20分钟；间歇牵引，每次20～30分钟。每日1次，20次为一疗程。

牵引禁忌证：牵引后有明显不适或症状加重，经调整牵引参数后仍无改善者；脊髓受压明显、节段不稳严重者；椎骨关节退行性变严重、椎管明显狭窄、韧带及关节囊钙化骨化严重者。

3. 应用矫形支具　颈椎的矫形支具常见的有颈托和颈围，可应用于各种类型颈椎病急性发作期或者症状严重患者，以固定和保护颈椎，避免造成脊髓、神经的进一步损伤。但矫形支具不应长期使用，以免导致颈部肌肉无力及颈椎活动度不良。

4. 手法正骨和推拿、针灸　颈椎正骨手法宜柔和，切忌暴力。常用的基本手法有摩法、揉法、点法、按法、扳法及提旋手法等。针灸包括针法和灸法，具有一定疗效。

5. 手术治疗　经保守治疗无效，反复发作或症状日益加重的患者，可通过前路、后路、微创等手术方式，解除由于椎间盘突出、骨赘形成或韧带钙化导致的对脊髓或血管的严重压迫，以重新建立颈椎的稳定性。

（三）护理

1. 一般护理

（1）环境与休息：病室宜安静、舒适，有良好的通风环境。注意卧床休息，不宜使用高枕。头痛时宜静卧休息，减少活动。

（2）注意调整体位：伏案不宜过久，最好 1～2 小时休息一次，或变化一下体位或动作。

2. 辨证施护

（1）火龙灸治疗：每日 1 次，6 次为一疗程。

（2）中药熏蒸治疗：取患侧肩颈部，每日 1 次，每次 30 分钟，7 日为一疗程。

（3）耳穴贴压治疗：隔日 1 次，7 日为一疗程。取穴：颈椎、神门、枕、皮质下、交感、肝、肾。

（4）中药热罨包治疗：每日 1 次，每次 30 分钟。热熨时注意观察有无烫伤等情况。

（5）刮痧治疗：用刮痧板沿颈项部肌肉走行及经络循行进行刮痧，并在肩井、天宗、夹脊等穴进行点刮以加强疗效。气滞血瘀证患者加膈俞、合谷、血海，风寒湿阻证患者加风门、风府。实证患者刮痧手法宜重，虚证患者刮痧手法宜轻。间隔 4～5 天刮痧一次，连续 4 次为一疗程。

3. 生活起居护理　居室宜安静舒适，温度、湿度适宜。注意颈部保暖，避免冷风直吹而致病情加重。选择高度适合的枕头及睡眠姿势，以仰卧位为最佳。维持良好的姿态，避免长时间埋头伏案及低头玩手机等。

4. 饮食护理　饮食宜营养丰富、清淡易消化，多吃温性食物及滋补肝肾之品，忌生冷、发物及煎炸之品。风寒湿痹阻的患者，宜食祛风散寒、除湿通络之品，如花椒、胡椒等，趁热食用，以汗出为度，忌生冷、性凉及肥腻之品，如柿子、螃蟹、海带等；气滞血瘀证的患者，宜食活血化瘀、疏经通络之品，如山楂、桃仁、香蕉、萝卜等；肝肾不足证的患者，宜食滋养肝肾之品，如枸杞子、黑豆、腰果等；气血亏虚证的患者，宜食益气养血、舒筋活络之品，如龙眼肉、大枣、莲子等。

5. 情志护理 本病病程较长，疼痛反复发作，患者易产生焦虑、抑郁等不良情绪。应向患者耐心解释病情并做好安慰工作，消除不必要的忧虑和烦恼，保持情绪平和、心情舒畅，以流通舒畅周身气血。

（四）康复

1. 颈肩部放松 拇指张开，其余四指并拢，相向用力，自上而下揉捏颈椎棘突两旁肌肉，反复揉捏3分钟（图7-59）。还可以用相同手法揉捏患侧上肢和肩部两侧肌肉，反复交替，边揉边捏（图7-60）。触及酸痛与条索状处可重点捏揉。手法宜连贯、持续、循序渐进，以有酸胀感为佳。

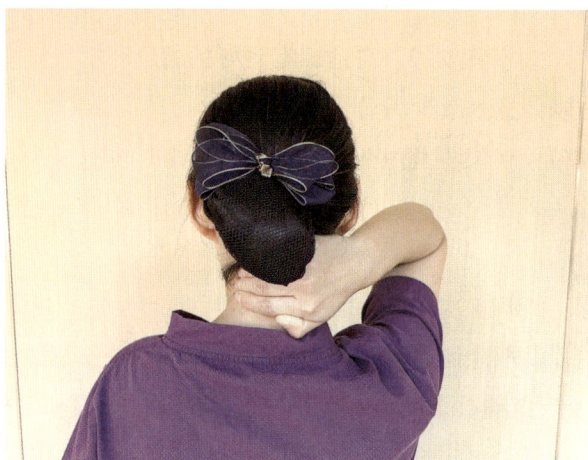

图 7-59 颈部放松

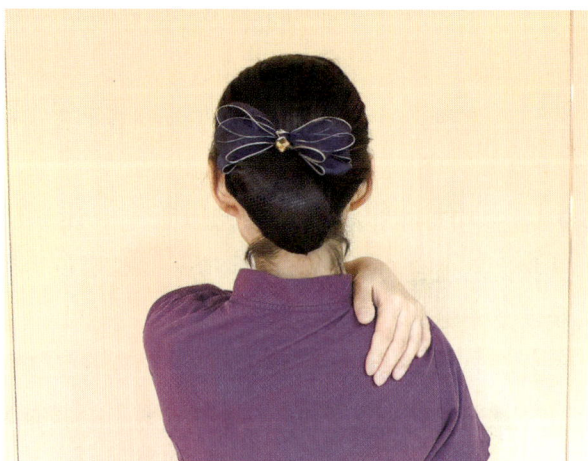

图 7-60 肩部放松

2. 前后点头 头部保持直立，慢慢低头至下巴尽量贴胸（图7-61），回到原位，然后慢慢抬头望天（图7-62）。重复10次。

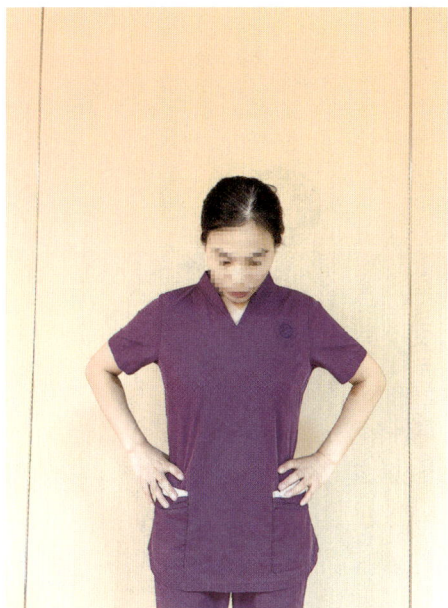

图 7-61　向前点头

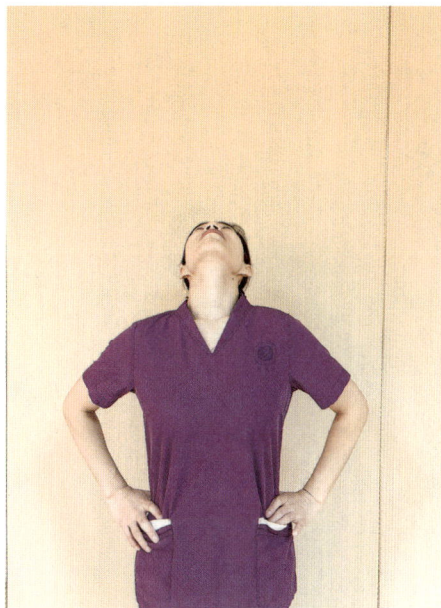

图 7-62　向后点头

3. 往后观瞧　头部保持直立，慢慢向左转（图 7-63），保持 10 秒，回到原位，然后用相同的方式向右转（图 7-64）。重复 10 次。

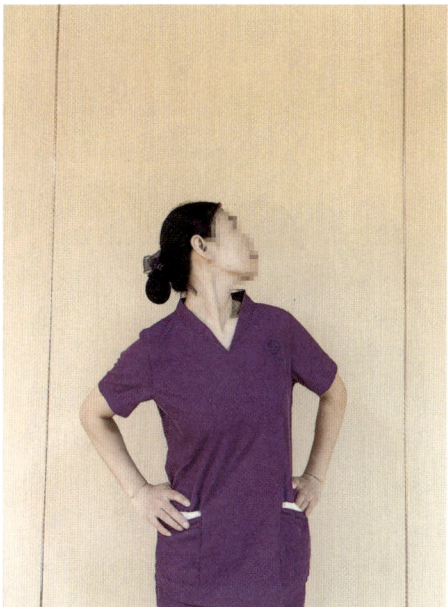

图 7-63　往后观瞧（左）

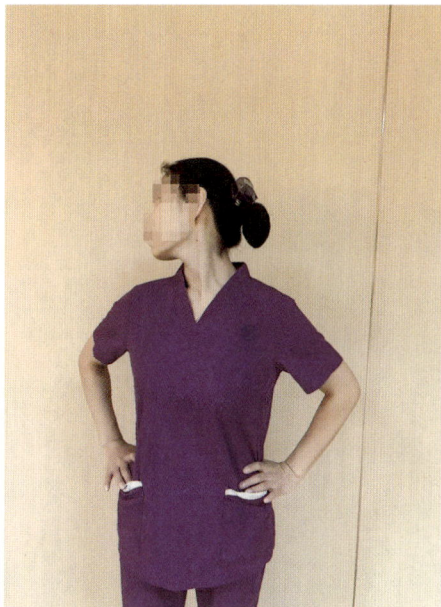

图 7-64　往后观瞧（右）

4. 颈项侧弯　头部保持直立，慢慢向左侧弯（图 7-65），保持 10 秒，回到原位，然后用相同的方式向右侧弯（图 7-66）。重复 10 次。

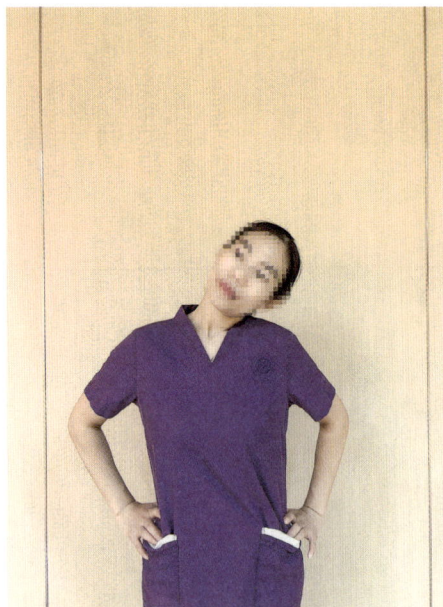

图 7-65　颈项侧弯（左）

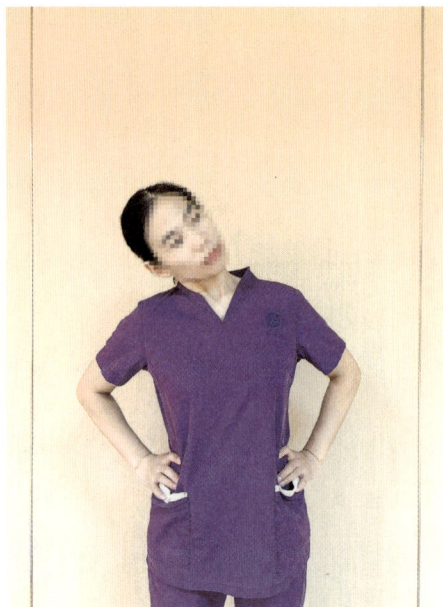

图 7-66　颈项侧弯（右）

5. 前伸探海　头颈前伸并转向左前下方（图 7-67），眼看前下方似海底窥探，保持 10 秒，还原，然后用相同的方式做右侧（图 7-68）。转动时吸气，还原时呼气，重复 10 次。

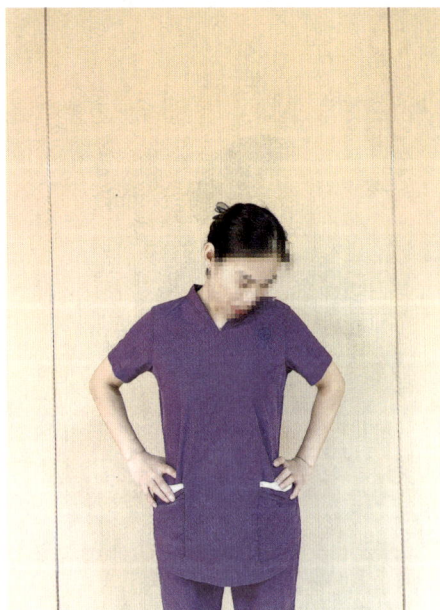

图 7-67　前伸探海（左）

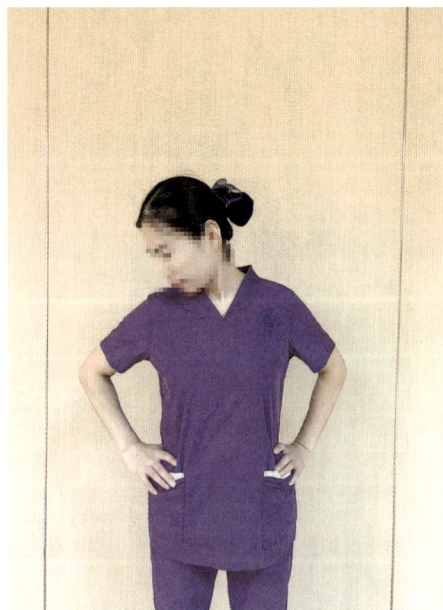

图 7-68　前伸探海（右）

6. 回头望月　头颈前伸并尽力转向左后上方，眼看左后上方（图 7-69），似望月，保持 10 秒，还原，然后用相同的方式做右侧（图 7-70）。转动时吸气，还原时呼气，头颈转动时不必向前伸出，重复 10 次。

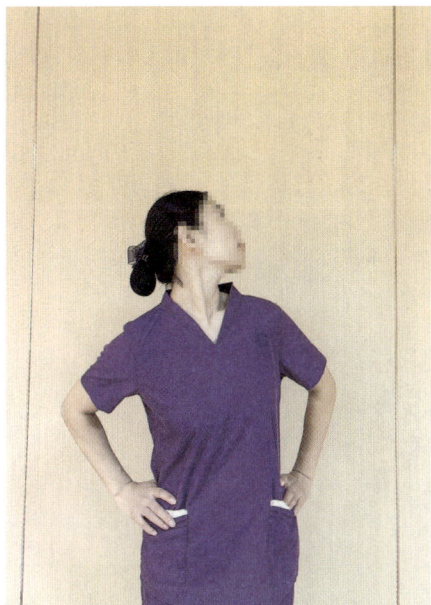

图 7-69 回头望月（左）

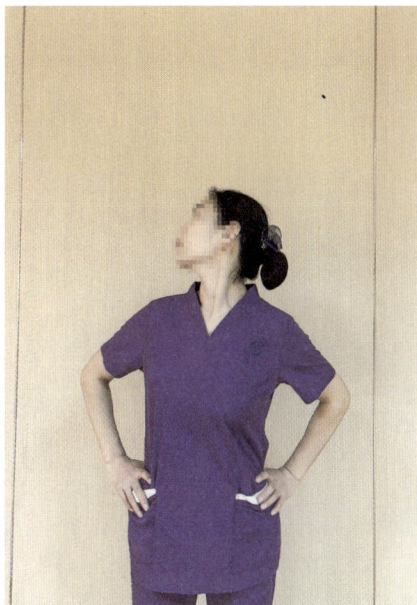

图 7-70 回头望月（右）

7. 仰头望掌 双手上举过头，手指交叉，掌心向上，将头仰起看向手背（图 7-71）。重复 10 次。

8. 小燕飞 双手十指交叉于腰后，向后下方拉伸，双上肢缓慢抬起，重复 10 次（图 7-72）。

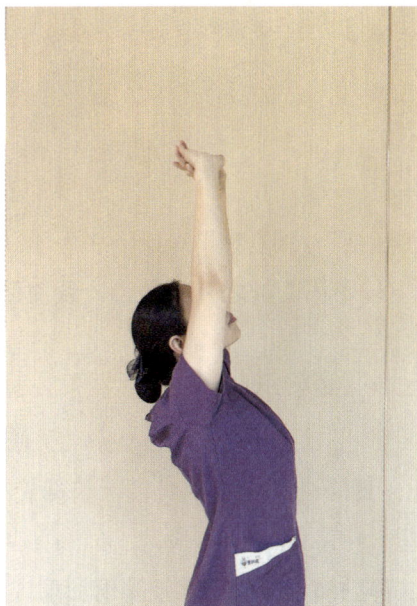

图 7-71 仰头望掌

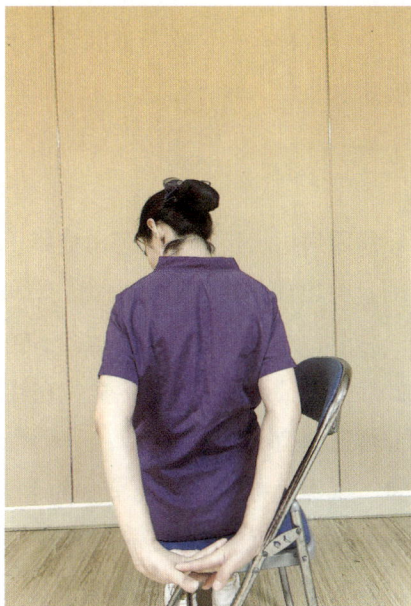

图 7-72 小燕飞

9. 头项相争　头部保持直立时，两手交叉于后枕部，头颈向后仰，双手向前使力与之对抗，疲劳后休息（图 7–73）。重复 10 次。

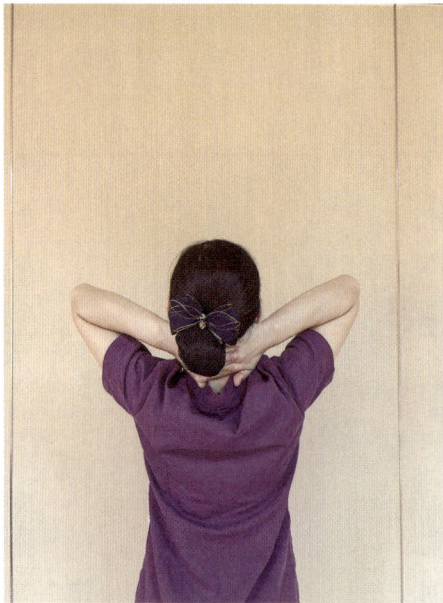

图 7–73　头项相争

三、腰椎间盘突出症

腰椎间盘突出症是指由于外力作用、劳损或感受风寒湿邪引起腰椎骨关节旋转、倾斜、错位，导致椎间盘突出椎间孔或椎管，刺激脊神经或脊髓；或因骨关节错位、椎间孔移位，导致神经根位移与椎间盘产生卡压，引起腰椎活动障碍、腰痛和下肢放射性疼痛的疾病。

（一）诊断

1. 病因病机　腰椎间盘突出症属于中医学"腰腿痛""腰髋痛"范畴。中医学认为，腰椎间盘突出症是由于肝肾亏虚、肾气不足导致卫外不固，加之外邪侵袭，致使筋骨、肌肉、关节、经络痹阻，气血运行不畅而发病。

2. 病位　腰椎间盘突出症病位在腰、腿部，与肝、肾有关。

3. 辨证分型

（1）气滞血瘀证：腰腿痛如锥刺，痛有定处，日轻夜重，腰部板硬，俯仰旋转受限，痛处拒按，舌质暗紫，或有瘀斑，脉弦紧或涩。

（2）寒湿痹阻证：腰腿冷痛重着，转侧不利，静卧痛不减，受寒及阴雨加重，肢体发凉，舌质淡，苔白或腻，脉沉紧或缓。

（3）湿热痹阻证：腰部疼痛，腿软无力，痛处伴有热感，遇热或雨天痛增，活动后痛减，恶热口渴，小便短赤，舌红，苔黄腻，脉濡数或弦数。

（4）肝肾亏虚证：腰酸痛，腿膝乏力，劳累更甚，静则痛减轻。偏阳虚者面色白，手足不温，少气懒言，腰腿发凉，或男子阳痿、早泄，女子带下清稀，舌质淡，脉沉细。偏阴虚者，面色潮红，咽干口渴，倦怠乏力，失眠多梦，或男子遗精，妇女带下色黄味臭，舌红少苔，脉弦细数。

（二）治疗

1. 药物治疗

（1）中药治疗：气滞血瘀证患者治宜活血化瘀，风寒湿痹证患者治宜疏风散寒、温经止痛，湿热痹阻证患者治宜清热祛湿、舒筋通络，肝肾亏虚证患者治宜温补肝肾、养血健腰。

（2）西药治疗：常用脱水药、激素药等减轻神经水肿及炎症反应。

2. 物理治疗

（1）绝对卧床：急性期绝对卧床，以减轻椎间盘压力。一般卧硬板床3周后可明显好转。症状好转后可锻炼腰背肌肉，并佩戴腰围下床适度活动。

（2）腰椎牵引：可进一步减轻椎间盘内的压力，对早期患者疗效较好。

（3）推拿按摩：手法宜轻柔，不宜使用暴力。

3. 手术治疗　部分严重患者，因突出的髓核很大，神经压迫严重，需早期手术治疗解除神经压迫。

（三）护理

1. 一般护理

（1）病室宜舒适、安静，定时开窗通风，使空气流通、新鲜。

（2）卧硬板床。

（3）协助生活护理，指导轴线翻身。

2. 辨证施护

（1）火龙灸治疗：每日1次，6次为一疗程。

（2）中药熏蒸联合拔罐治疗：拔罐取阿是穴、腰阳关、命门、承山、委中，每次每穴10分钟，隔日1次，气滞血瘀证、湿热痹阻证患者可刺络拔罐以增加疗效；中药熏蒸患侧腰部，每日1次，每次30分钟，7日为一疗程。

（3）耳穴贴压治疗：隔日1次，7日为一疗程。取穴：腰骶椎、神门、枕、皮质下、交感、肝、肾。根据腰部疼痛及放射痛的方向，选择相应经络对应的耳穴。

3. 生活起居护理 居室温度、湿度适宜，寒湿痹阻证的患者宜选择阳光充沛的房间，湿热痹阻证的患者居室宜通风阴凉。急性期患者宜取仰位，以平卧硬板床休息为主。下床活动时戴腰托加以保护和支撑，不宜久坐。腰部注意保暖，避免外邪侵袭。不弯腰提重物，以减轻腰部负荷。告知患者捡拾地上的物品时宜双腿下蹲，腰部挺直，动作要缓。指导患者在日常生活与工作中注意对腰部的保健，提倡坐硬板凳。工作时要做到腰部姿势正确，劳逸结合，防止过度疲劳。指导患者正确咳嗽、打喷嚏的方法，注意保护腰部，避免诱发和加重疼痛。

4. 饮食护理 根据患者的营养状况和辨证分型的不同，提供饮食计划。

（1）血瘀气滞证：宜活血化瘀之品，如黑木耳、金针菇、桃仁等。

（2）寒湿痹阻证：宜温经散寒、祛湿通络之品，如砂仁、羊肉等，忌寒凉食物及生冷瓜果、冷饮。

（3）湿热痹阻证：宜清热利湿通络之品，如丝瓜、冬瓜、赤小豆、玉米须等。药膳方：丝瓜瘦肉汤。忌辛辣燥热之品，如葱、蒜、胡椒等。

（4）肝肾亏虚证：肝肾阴虚者宜进食滋阴填精、滋养肝肾之品，如枸杞子、黑芝麻、黑木耳、白木耳等；忌辛辣香燥之品。肝肾阳虚者宜进食温壮肾阳、补精填髓之品，如黑豆、核桃、杏仁、腰果、黑芝麻等；忌生冷瓜果及寒凉食物。

5. 情志护理 腰椎间盘突出症病程长、恢复慢，应鼓励患者保持愉快的心情，用积极乐观的心态对待疾病。当患者因疼痛而出现情绪烦躁时，建议患者闭目静心，全身放松，平静呼吸，以流通舒畅周身气血。

（四）康复

加强腰背肌的锻炼方法有卧位直腿抬高、交叉蹬腿、飞燕式、五点支撑等。

1. 直腿抬高（图 7-74） 根据患者具体情况，每天 100 ～ 300 次，分次完成。

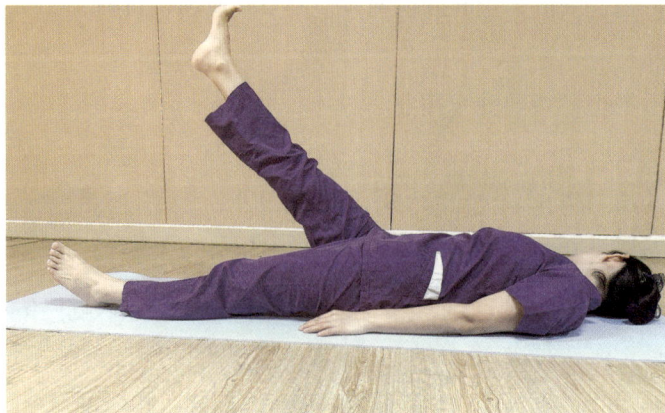

图 7-74　直腿抬高

2. 交叉蹬腿（图 7-75） 每组持续 30 秒至 1 分钟，根据患者自身情况进行调整。

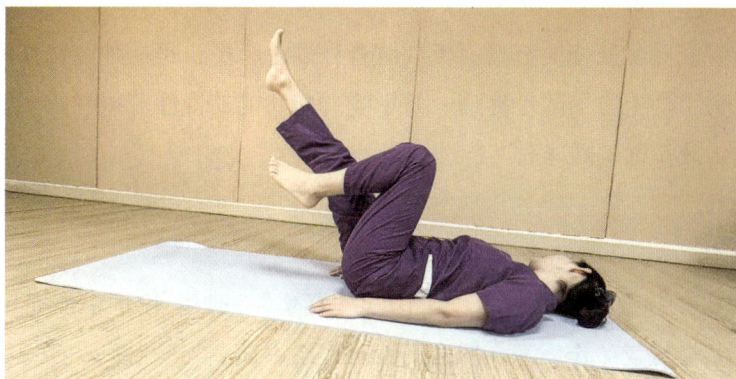

图 7-75　交叉蹬腿

3. 飞燕式（图 7-76） 腰部尽量背伸形似飞燕，每日 5 ～ 10 组，每组 20 次。锻炼时避免憋气，保持呼吸均匀。

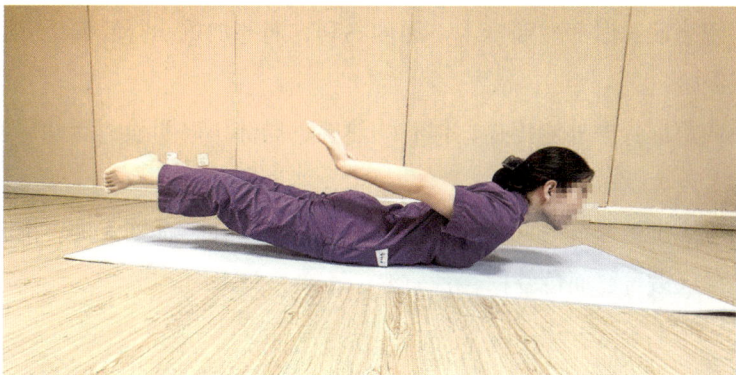

图 7-76　飞燕式

4. 五点支撑（图 7-77） 每日 3 ～ 5 组，每组 10 ～ 20 次，适应后增加至每日 10 ～ 20 组，每组 30 ～ 50 次，以增强腰、背、腹部的肌肉力量。

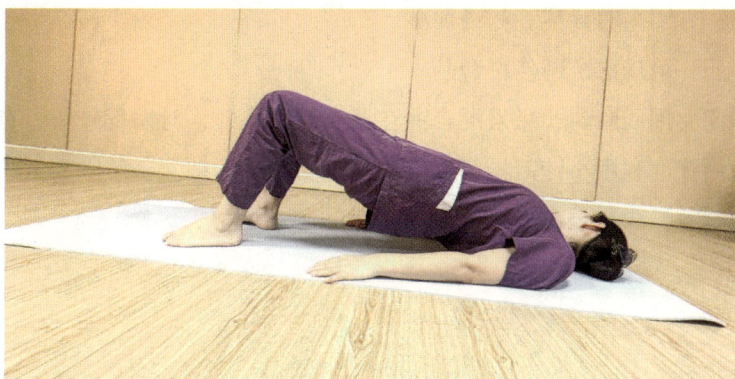

图 7-77　五点支撑

四、肱骨外上髁炎

肱骨外上髁炎亦称肱桡关节滑囊炎或肱骨外髁骨膜炎，是一种前臂伸肌起点的慢性牵拉伤导致肘关节外上方局限性疼痛，并影响臂腕功能的慢性劳损性疾病。该病因网球运动员较常见，故又称"网球肘"。

（一）诊断

1. 病因病机　肱骨外上髁炎属于中医学"臂痹""肘痛""肘劳"范畴。其主要病因病机为肘部长期反复劳作，外伤肌肉筋骨，经络不通，气滞血瘀，筋脉失养，不荣则痛；久劳内伤肝脾肾，则易感风寒湿邪为痹，客于肘部，则肘关节或冷痛，或热痛，或窜痛，或着痛，迁延不愈。

2. 病位　肱骨外上髁炎病位在肘部，与肝、肾有关。

3. 辨证分型

（1）风寒阻络证：肘部酸痛麻木，屈伸不利，遇寒加重，得温痛缓，舌苔薄白或白滑，脉弦紧或浮紧。

（2）湿热内蕴证：肘外侧疼痛，伴有灼热感，局部压痛明显，活动后疼痛减轻，伴口渴不欲饮，舌苔黄腻，脉濡数。

（3）气血亏虚证：起病时间较长，肘部酸痛反复发作，提物无力，肘外侧压痛，喜揉喜按，并见少气懒言，面色苍白，舌质淡，苔白，脉沉细。

（二）治疗

1. 药物治疗

（1）内服药：风寒阻络证患者，治宜祛风散寒、通络宣痹，方用独活寄生汤加减；湿热内蕴证患者，治宜清热除湿，方用加味二妙散加减；气血亏虚证患者，治宜补气补血、养血荣筋，方用当归黄芪五物汤加减。

（2）外用药：可局部敷贴伤科膏药。

2. 局部封闭　用局麻药、激素混合液在痛点局部注射，对病程较短者有明显疗效。

3. 小针刀治疗　利用小针刀松解腕伸肌总腱附着处的粘连，解除其卡压。

4. 手术治疗　极少数患者非手术治疗无效，症状明显，影响正常生活及工作，可考虑行手术治疗。

（三）护理

1. 一般护理

（1）环境：病室宜整洁、安静、舒适，定时开窗通风，保持空气清新。

（2）安全：注意防止坠床、跌倒。

2. 辨证施护

（1）火龙灸治疗：每日1次，6次为一疗程。

（2）中药熏蒸联合药物罐治疗：药物罐取阿是穴、肘髎、曲池、手三里、尺泽，每次每穴10分钟，隔日1次；中药熏蒸患侧肘部，每日1次，每次30分钟，7日为一疗程。

（3）耳穴贴压治疗：隔日1次，7日为一疗程。取穴：肘、神门、枕、皮质下、交感、肝、肾。

（4）刮痧治疗：在患肢肘部周围用刮痧板进行刮痧，并在阿是穴、肘髎、曲池、手三里、尺泽、外关、合谷进行点刮以加强疗效。实证患者刮痧手法宜重，虚证患者刮痧手法宜轻。间隔4～5天刮痧一次，连续4次为一疗程。

3. 生活起居护理　居室宜温度、湿度适宜。风寒阻络证患者宜选择阳光充足的居室，湿热内蕴证患者居室宜通风阴凉。注意肘部保暖，避免冷风直吹而致病情加重。注意日常生活或工作上的某些高度重复性动作，应尽量减少或避免此类动作，也可尝试改善手腕姿势，或改良工具等，以避免病情恶化。长期患病者，可使用护带以控制肌肉收缩时的膨胀，避免牵拉导致的创伤。

4. 饮食护理　饮食宜营养丰富、清淡易消化，忌生冷、发物及煎炸之品。风寒阻络证的患者，宜食祛风散寒、除湿通络之品，如花椒、胡椒等，趁热食用，以汗出为度，忌生冷、性凉及肥腻之品，如柿子、螃蟹、海带等；湿热内蕴证的患者，宜食清热祛湿、疏经通络之品，如丝瓜、薏苡仁、绿豆等；气血亏虚证的患者，宜食益气养血、舒筋活络之品，如龙眼肉、大枣、莲子等。

5. 情志护理　本病病程较长，缠绵难愈，严重者影响正常生活及工作，患者易产生悲观情绪，应向患者耐心解释病情并做好安慰工作，以取得患者的积极配合。

（四）康复

1. 前后伸推法　站立位，双手握拳，拳心向上，置于肋下。然后一手立掌，掌心向前，并向正前方推出，收回后做另一手，双手交替进行。

2. 双臂云旋法　半蹲位，两上肢及手做旋转云手活动，旋转范围由小至大，至最大限度为止。

3. 旋前旋后法 屈肘，上臂贴于胸侧，双手握拳。前臂反复做旋前旋后运动，如同摇扇子动作一样。

4. 握力锻炼 用最大力气握住握力球，然后放松。每日 1 组，每组做 10 次，每次维持 1～2 秒。

5. 负重屈腕锻炼 手握 500～1000g 重的哑铃，腕关节缓慢屈伸。每日 1 组，每组做 10 次，每次维持 1～2 秒。

6. 张力锻炼 用最大力气撑开一橡皮圈，然后放松。每日 1 组，每组做 10 次，每次维持 1～2 秒。

五、膝关节骨性关节炎

骨性关节炎又称退行性关节病、增生性骨关节炎，是一种以关节软骨的变性、破坏及骨质增生为特征的慢性关节病，发病部位多在负重关节、小关节、脊柱关节。其中，膝关节骨性关节炎的主要症状有膝部酸痛、膝关节肿胀、膝关节弹响等。

（一）诊断

1. 病因病机 膝关节骨性关节炎属于"痹证"范畴，发病内因是肝肾亏虚，而风寒湿邪外袭及跌倒损伤则是其发病的外在因素。人进入中年后，肝肾逐渐亏虚，筋脉失去濡养，血不荣筋导致骨痿筋弱；加之风寒湿邪乘虚侵袭留驻关节，或跌仆扭伤，或长期劳损，导致经络痹阻，骨脉瘀滞，不通则痛。其病在筋骨，本在肝肾，以肝肾亏虚，筋骨失养致痿为本，以腠理空虚易感风寒湿之邪致痹为标，即"本痿标痹"。

2. 病位 膝关节骨性关节炎病位在膝部，与肝、肾有关。

3. 辨证分型

（1）热痹（风湿热痹证）：起病较急，病变关节红肿、灼热、疼痛，甚至痛不可触，得冷则舒，可伴有全身发热，或皮肤红斑、硬结，舌质红，苔黄，脉滑数。

（2）痛痹（瘀血痹阻证）：肢体关节疼痛较剧，痛有定处，得热则减，遇寒加重，局部肤色不变，苔薄白，脉紧。

（3）着痹（风寒湿痹证）：关节沉重、麻木、酸痛或肿胀，一般病程较长，缠绵难愈，苔白腻，脉沉涩或濡缓。

（4）尪痹（肝肾亏虚证）：关节强直，骨性肿大畸形，屈伸功能受限，肌肉萎缩，形体消瘦，舌淡，苔薄，脉弱。

（二）治疗

1. 药物治疗

（1）内服药：热痹患者治宜清热利湿、活络止痛，痛痹患者治宜温经通络止痛，着痹患者治宜祛风除湿、舒筋活络，尪痹患者宜补益肝肾、养血舒筋。

（2）外用药：热痹、痛痹早期可用金黄散伤膏外敷，中晚期及着痹、尪痹等可用三黄膏外敷。

2. 其他治疗

热痹患者除中药内服外，多需使用抗生素治疗；痛痹患者，保守治疗常用患肢关节内注射、膝关节冲洗疗法，也可行关节镜、截骨术和单髁置换术等；着痹患者多采用保守治疗，如关节穿刺抽液，既有助于诊断，也可缓解病情，亦可使用膝关节冲洗、膝关节镜冲洗或清理术；尪痹患者常需人工膝关节表面置换或全膝关节置换术等。

（三）护理

1. 一般护理

（1）评估：评估疼痛的诱因、性质、部位、持续时间、膝关节活动情况，使用相关量表做好疼痛评估。

（2）体位护理：急性期或疼痛严重者卧床休息，膝关节制动，保持关节功能位。缓解期可适当进行活动。

（3）膝关节保暖：可佩戴护膝保暖，防风寒阻络致经脉不通，引发疼痛。

2. 辨证施护

（1）火龙灸治疗：每日1次，6次为一疗程。

（2）耳穴贴压治疗：隔日1次，7日为一疗程。取穴：膝、神门、枕、皮质下、交感、肝、肾。

（3）中药外敷治疗：热痹、痛痹早期可用金黄散伤膏外敷，活血化瘀止痛，中晚期及着痹、尪痹等用三黄膏外敷。

3. 生活起居护理　居室宜安静舒适，温度、湿度适宜。痛痹、着痹患者宜选择阳光充足的居室，热痹患者居室宜通风阴凉。注意膝部保暖，避免冷风直吹而使病情加重。注意日常生活或工作上的某些动作，以免病情恶化。

4. 饮食护理　饮食宜清淡、易消化。热痹患者以清热疏利之品为主，如丝瓜、苋菜、绿豆、冬瓜等。着痹患者应进食健脾除湿之品，如薏苡仁、山药、扁豆等；痛痹患者宜食温阳之品，如羊肉等；尪痹患者可适当配合药膳，如木瓜粥、羊肉汤等。

5. 情志护理　本病病程较长，缠绵难愈，行动不便，严重时需卧床休养，降低生活质量，且后期关节会出现变形、肌肉萎缩等后遗症，易导致患者焦虑、抑郁。应予情绪疏导，介绍成功案例，增加患者的信心，缓解患者的焦虑和烦恼。

（四）康复

1. 伸膝　每个动作维持 5 ～ 10 秒，15 ～ 20 次 / 组，重复 2 ～ 4 组，双下肢交替进行。

2. 空蹬自行车（图 7-78）　在空中模拟做蹬自行车，20 ～ 30 次 / 组，重复 2 ～ 4 组。

3. 股四头肌等张收缩　每个动作维持 15 ～ 30 秒后放下，20 ～ 30 次 / 组，重复 3 ～ 5 组。

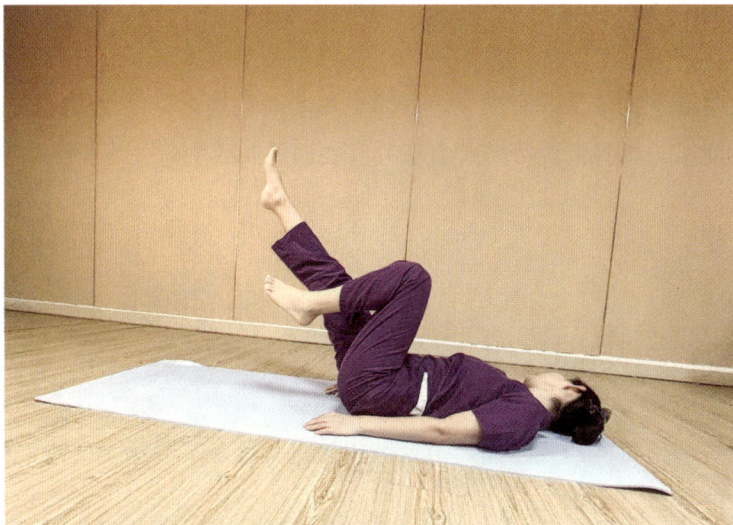

图 7-78　空蹬自行车

4. 股四头肌等长收缩　每个动作维持 5 ～ 10 秒后放松，10 ～ 20 次 / 组，重复 3 ～ 5 组。

5. 有氧运动训练　根据患者的耐受能力，指导其进行慢跑、太极拳、八段锦、五禽戏等锻炼。

六、股骨头缺血性坏死

股骨头缺血性坏死又称股骨头无菌性坏死，是临床最常见的骨坏死。其为血液循环障碍导致股骨头局部缺血而发生的坏死，晚期可因股骨头塌陷而引起严重的髋关节骨性关节炎。主要临床表现为腹股沟疼痛和髋关节活动受限。发病年龄以青壮年多见，男性多于女性。

（一）诊断

1. 病因病机　成人股骨头缺血性坏死属于中医学"骨蚀"范畴。其致病因素包括跌仆损伤、先天禀赋不足，两者可以相互为因。外伤致机体受损，脉络瘀阻，气滞血瘀，骨失濡养，发为骨蚀，或长期酗酒、饮食肥甘厚腻，致痰湿蕴结，气血瘀滞，筋耗髓伤，骨失濡养而发为骨蚀。

2. 病位　成人股骨头缺血性坏死病位在骨骺，与肝、肾有关。

3. 辨证分型

（1）气滞血瘀证：多为创伤所致，以髋部疼痛、跛行为主症，舌紫暗或有瘀斑，脉弦涩。

（2）筋骨劳损证：多为慢性劳作所致，以髋关节功能障碍、髋周固定疼痛为主症，可伴下肢无力、酸软等症，舌淡，苔薄，脉沉细弦。

（3）寒湿凝滞证：多为感受寒湿所致，以髋部剧烈疼痛、局部漫肿、关节活动功能明显受限为主症，可伴恶寒怕湿，冬春季节加重，舌苔白腻，脉弦滑。

（4）骨蚀痰湿证：多为长期使用激素所致，以髋部疼痛、关节僵硬变形、跛行为主症，可伴面色苍白、浮肿，神疲乏力，气短，舌淡，苔白腻，脉细涩。

（5）内损酒精证：多为长期酗酒而致湿热内蕴，痰湿阻滞，以髋部疼痛、漫肿、关节活动受限为主症，可伴肢体痿软无力，小便赤涩热痛，舌红或紫暗，苔黄腻，脉濡数或细涩。

（6）气血两虚，肝肾亏虚证：多为久病所致，以髋部间歇性疼痛、下肢乏力、关节屈伸不利为主症，可伴神疲气短等虚象，舌苔薄白，脉细滑。

（二）治疗

1. 药物治疗

（1）内服药：气滞血瘀证患者治宜活血化瘀、行气止痛、舒筋通络；寒湿凝滞证患者治宜祛风散寒、温通经络；骨蚀痰湿证患者治宜化痰除湿、益气摄血；内损酒精证患者治宜清热利湿、活血通络；筋骨劳损及气血两虚，肝肾亏虚证患者治宜补益肝肾、养血舒筋。西药治疗常选用抗凝、抗血小板、扩血管与降脂药联合应用，或联合抑制破骨细胞功能和促进成骨细胞功能的药物。

（2）外用药：股骨头缺血性坏死早期可用金黄散伤膏外敷，中、晚期用三黄膏外敷。

2. 其他治疗　保护性负重如使用双拐辅助行走，可减轻患髋负重，有效缓解疼痛，改善功能，并可在骨坏死修复期避免股骨头塌陷。常见的物理治疗有体外冲击波、脉冲电及高压氧治疗等。非手术治疗效果不佳的患者可根据病情选择微创手术、保髋手术及关节置换术等。

（三）护理

1. 一般护理

（1）评估：评估疼痛的部位、性质、持续时间，与负重、活动及体位的关系，使用相关量表做好疼痛评估。

（2）体位护理：卧床休息，下床活动时使用拐杖，避免患肢负重。

2. 辨证施护

（1）中药熏蒸联合刺络拔罐治疗：拔罐取阿是穴、居髎、秩边、环跳，每次每穴10分钟，3～5日一次；中药熏蒸患侧髋部，每日1次，每次30分钟，7日为一疗程。

（2）耳穴贴压治疗：隔日1次，7日为一疗程。取穴：髋、神门、枕、皮质下、交感、肝、肾。

3. 生活起居护理 患者疼痛较甚时需卧床休息，下床时扶拐或坐轮椅。肾阴虚者室温宜略低，凉爽湿润；肾阳虚者住向阳病室为宜。教会患者正确的睡姿、坐姿，避免下蹲、坐矮凳子、弯腰拾物、前倾系鞋带等动作。告知患者助行对疾病康复的重要性，教会患者正确使用助行器的方法。单侧患病坚持扶拐不负重行走，双侧患病则需坐轮椅，避免股骨头塌陷。

4. 饮食护理 患者饮食宜营养丰富、清淡易消化。气滞血瘀证患者宜食行气止痛、活血化瘀之品，如白萝卜、鲈鱼等；筋骨劳损证患者宜食强筋壮骨之品，如牛奶、鸡蛋、排骨等；寒湿凝滞证患者宜食祛湿散寒、舒筋活络之品，如羊肉、薏苡仁、茯苓等；骨蚀痰湿证患者宜食健脾除湿、行气活血化瘀之品，如白萝卜、山药、赤小豆等；内损酒精证患者应戒酒并多食滋养肝肾之品，如枸杞子、黑芝麻等；肾阴虚患者宜食滋养肾阴之品，如枸杞子、黑芝麻等；肾阳虚患者宜食温壮肾阳、补精填髓之品，如黑豆、核桃、杏仁等。

5. 情志护理 向患者介绍本病的发生、发展及转归，取得患者的理解和配合；告知患者及其家属，本病病程迁延，治疗时间长，鼓励家属陪伴，给予患者情感支持；介绍成功病例，使患者树立战胜疾病的信心。

（四）康复

保守治疗患者康复锻炼内容如下。

1. 扶物下蹲 持续3～5分钟（图7-79）。

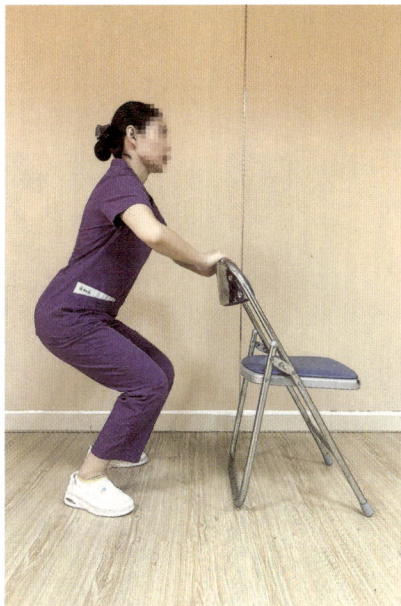

图 7-79　扶物下蹲

2. 患肢摆动　患肢做内收、外展、前屈、后伸动作，持续 3～5 分钟（图 7-80、图 7-81）。

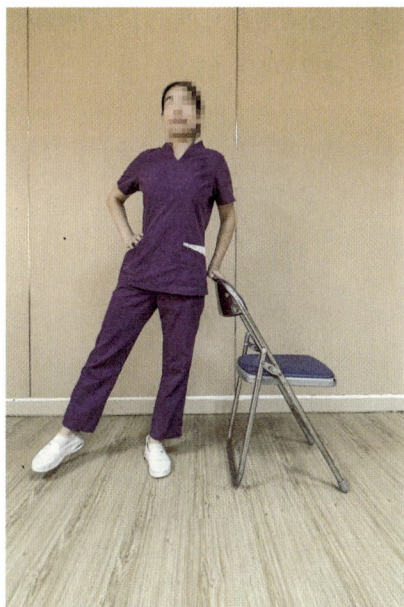

图 7-80　患肢摆动（内收、外展）

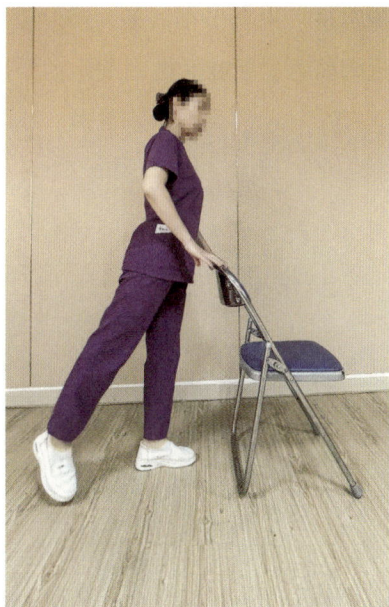

图 7-81　患肢摆动（前屈、后伸）

3. 内外旋转　手扶住固定物，单脚向前外伸，足跟着地，做内旋及外旋动作，持续 3～5 分钟（图 7-82、图 7-83）。

4. 股四头肌功能锻炼　100 次 / 组，每天 5 组。

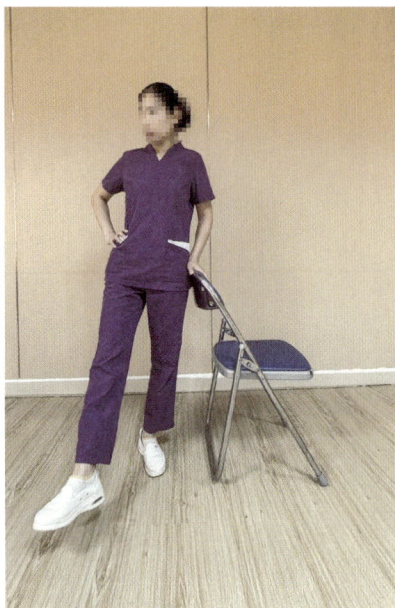

图 7-82　内外旋转（外旋）

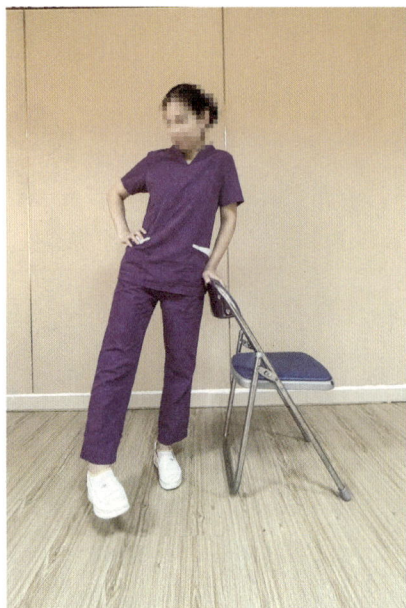

图 7-83　内外旋转（内旋）

5. 屈髋法　患者端正坐在椅子或床边，下肢保持自然分开状态，反复进行屈髋屈膝运动，持续 3 ～ 5 分钟（图 7-84）。

6. 抱膝法　患者坐在椅子、沙发或床边，下肢保持自然分开状态，双手叉指合掌抱住胫骨近端前方，屈膝后做屈髋运动，持续 3 ～ 5 分钟（图 7-85）。

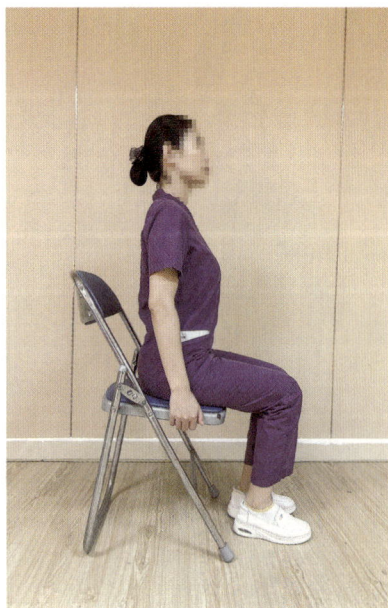

图 7-84　屈髋法

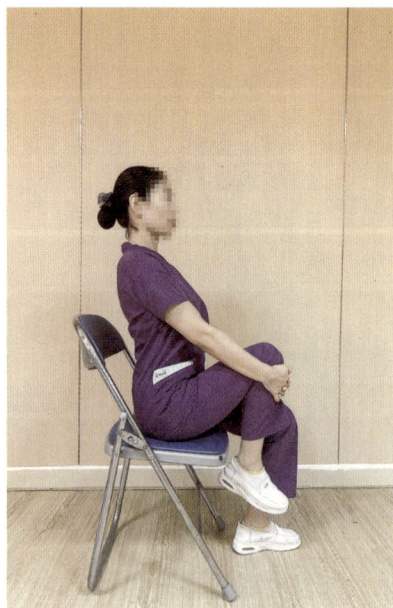

图 7-85　抱膝法

7. 开合法　患者端正坐在凳子或椅子上，踝关节和髋、膝关节各 90°，双足并拢，以双足间为轴心，做双膝内收及外展动作，持续 3 ～ 5 分钟（图 7-86）。

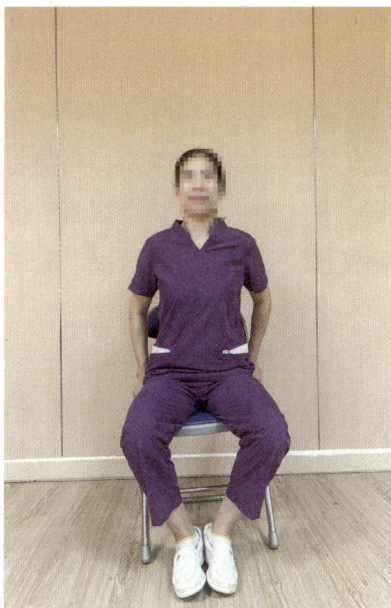

图 7-86　开合法

（五）典型病例

1. 基本信息　姓名：赵某。性别：男。年龄：62 岁。婚姻情况：已婚。籍贯：广东韶关。文化程度：小学。职业：无。

2. 病例介绍

（1）主诉：反复左髋部疼痛、活动不利 3 年，加重 2 个月。

（2）简要病史：患者 5 年前无明显诱因出现左髋部肿痛，无放射性，尤以久行后明显，疼痛发作时局部皮温升高，伴左髋关节活动欠利，检查显示左髋关节炎伴股骨头坏死，予以中药内服等对症治疗，疼痛好转。其后患者疼痛反复发作，休息后缓解，近 2个月来疼痛明显加剧，休息及药物治疗后疼痛无好转，遂于 2023 年 4 月 18 日至本院就诊，以"左股骨头缺血性坏死"收入院。入院时患者生命体征平稳，体重 75kg，疼痛数字评分 6 分，Braden 评分 22 分，BADL 评分 90 分。患者既往体健，专科检查显示左髋关节稍肿胀，左腹股沟处深压痛及叩击痛（＋），左髋关节活动障碍，左下肢较右下肢短缩明显，双下肢足背动脉搏动正常，双侧足趾血运、活动、皮肤感觉无异常，左下肢肌力 4 级。

（3）入院诊断：①中医诊断：骨蚀（内损酒精）。②西医诊断：左股骨头缺血性坏死。

（4）中医四诊：①望：患者神志清，精神软，情志平和，面色少华，左髋部肿胀，关节屈伸受限，间歇性跛行，左下肢较右下肢短缩明显，舌暗红，苔黄腻。②闻：无异常。③问：左髋部疼痛数字评分3分，髋痛重着，时轻时重，久行后疼痛加重，饮食正常，因左髋部疼痛导致睡眠欠佳。④切：脉细涩，触诊脘腹正常，左髋关节周围压痛及叩击痛阳性，双下肢足背动脉搏动正常，末端血液循环、感觉正常，左下肢肌力4级。

（5）中医辨证分析：患者长期饮食烟酒无节制，痰湿之邪腐蚀骨骼，侵袭髋部，痹阻经络，关节不利，不通则痛；肾主骨生髓，饮食烟酒致筋痿骨痹，骨枯髓空，发为骨蚀；病情日久，内伤于肾，则肾虚。舌暗红、苔黄腻、脉细涩皆为内损酒精，肾精亏虚之象。

病因：肝肾亏虚是内因，而饮食烟酒则是其发病的外在因素。

病机：长期饮食烟酒不节制，痰湿之邪腐蚀骨骼，瘀血痹阻，病久伤肾。

病位：病位在髋，与肝、肾有关。

病性：本虚标实。

证型：内损酒精。

（6）辅助检查：X线检查（2023年4月18日）示左髋关节间隙狭窄，髋臼边缘骨质增生明显，左股骨头坏死。

3. 治疗护理

（1）治疗护理经过

1）西医治疗：患者入院后完善术前准备，于2023年4月22日在全麻下行后外侧入路"左全髋置换术"，术后妥善固定伤口引流管及尿管，记录引流液及尿液的性质、颜色、量，指导患者进行患肢的功能锻炼，遵医嘱抗炎、消肿、止痛、抗凝等对症处理。术后第1天，予拔除切口引流管及留置尿管，小便自解。患者使用助行器离床活动，予防跌倒宣教。

2）中药治疗：术后局部气滞血瘀，治宜活血化瘀、行气止痛，以桃红四物汤加减。

3）中医护理特色技术治疗：根据患者病情予耳穴贴压止痛；火龙罐治疗，以活血化瘀、消肿止痛，预防关节僵硬；耳穴贴压治疗手术焦虑导致的失眠。

（2）主要护理问题及措施

1）疼痛：与股骨头坏死、手术有关。

护理目标：疼痛数字评分≤3分。

辨证施护要点：①密切观察患者疼痛的部位、性质、程度、发生及持续时间、伴随症状、诱发及影响因素等。②辨证施术。遵医嘱进行耳穴贴压，隔日1次，7日为一疗程。每次每穴按压1～2分钟，每日按压3次。取穴：髋（主穴）；神门、枕、脾、肾、肝、交感、皮质下（配穴）。③遵医嘱使用止痛药物，密切观察药物不良反应及疗效。

④辨证施教。练习中医养生六字诀中的吹（肾）、嘘（肝）、呼（脾）三字。练习要领：在吸气时气沉丹田，呼气时发吹、嘘、呼音。

护理评价：患者疼痛减轻，疼痛数字评分≤ 3 分。

2）睡眠形态紊乱：与手术焦虑有关。

护理目标：患者能描述有利于促进睡眠的方法；患者住院期间得到充足的睡眠。

辨证施护要点：①病房环境：保持病房安静，光线柔和，温度、湿度适宜，为患者创造良好的睡眠环境。②观察患者的睡眠规律：包括睡眠时间、睡眠深度、睡眠质量等，评估患者失眠的原因、严重程度、伴随症状等，及时调整护理计划，采取相应的护理措施。③树立信心：向患者详细讲解病情的相关医学知识及诊疗方法，减少患者对手术的担忧，介绍成功案例，增强患者抗病的信心。④饮食调护：饮食宜清淡易消化，睡前少饮水，晚餐不宜过饱。⑤辨证施术。遵医嘱予耳穴贴压治疗，耳穴取心、胆、神门、枕、皮质下等，隔日 1 次，7 日为一疗程。每次每穴按压 1 ～ 2 分钟，每日按压 3 次，以安神助眠。⑥辨证施膳。嘱患者进食山药、大枣等补益气血、益气安神之物。

护理评价：患者住院期间能得到充足的睡眠。

3）潜在并发症：关节僵硬。

护理目标：患者住院期间不出现关节僵硬；患者能主动进行康复训练。

辨证施护要点：①评估引起患者骨骼、肌肉、运动系统功能退化的危险因素与程度，以预测关节僵硬的发生。②向家属及患者反复讲解关节僵硬的不良后果，使之积极主动参与康复锻炼。③制订计划并实施锻炼。④遵医嘱予止痛药物，减少患者因疼痛不愿意活动患肢的发生。⑤辨证施术。遵医嘱予火龙罐治疗，每日 1 次，每次 30 分钟，3 日为一疗程，连续治疗 2 个疗程，以减轻组织水肿，活血化瘀，软坚散结。⑥辨证施教。术前指导患者进行踝泵运动及股四头肌等长收缩训练。术后返回病房，协助安置患者体位，双下肢外展中立，防脱位。麻醉清醒后，指导患者进行足趾活动及踝泵运动。术后第 1 日指导患者开始行臀中肌、股四头肌等长收缩训练及髋膝关节屈伸练习，并在医生的指导下，协助患者扶助行器开始离床活动，但活动时间不宜过久，避免加重下肢水肿。

护理评价：患者住院期间未出现关节僵硬，并能主动进行康复训练。

4.患者转归 患者于 2023 年 4 月 29 日扶助行器出院。出院时患者神志清，精神好，胃纳正常，二便调，脉弦，舌质淡红，苔薄白。髋部切口外观干洁，肢体肿胀Ⅰ度，足趾活动自如，末梢血液循环正常、感觉正常，左髋关节活动度受限。患者可扶助行器下地活动，无不适主诉。出院时，患者生命体征正常，左髋部活动时疼痛数字评分 3 分。予出院指导，告知患者预防假体脱位等注意事项。5 月 6 日电话回访，患者已于当地医院拆线，术区干燥，患者掌握了助行器下地行走方法。

七、骨质疏松症

骨质疏松症是一种代谢性骨疾病，是指以全身性骨量减少，骨骼结构破坏和骨强度降低，即单位体积内骨组织含量低于正常，导致骨脆性增加，易发生骨折为特征的疾病。其病因和发病机制较复杂，与年龄、性别、内分泌改变、营养不良、遗传、免疫、药物等因素有密切关系，这些因素的作用使骨代谢处于负平衡，骨吸收大于骨形成，单位体积内骨组织量减少，骨组织微细结构受损，导致骨脆性增加。其病理学特征为骨基质和骨矿含量减少。临床表现为颈腰背疼痛、驼背畸形、骨折及呼吸功能受损，好发于绝经后的女性和老年男性。

（一）诊断

1.病因病机　骨质疏松症属于中医学"骨痹""骨痿"范畴。中医学认为骨质疏松症为本虚标实之证，本虚以肝、脾、肾三脏虚弱，尤以肾虚为重，标实为寒湿、血瘀。

2.病位　骨质疏松症的病位在骨骼系统，与肾、肝、脾有关。

3.辨证分型

（1）阳虚湿阻证：腰部冷痛重着，转侧不利，渐渐加重，虽静卧亦不减或反加重，遇寒冷及阴雨天疼痛加剧，舌淡，苔白腻，脉沉而迟缓。

（2）气滞血瘀证：骨节疼痛，痛有定处，痛处拒按，筋肉挛缩，多有外伤或久病史，舌质紫暗，有瘀点或瘀斑，脉涩。

（3）脾气虚弱证：腰背酸痛，肢体倦怠无力，消瘦，少气懒言，纳少，大便溏薄，舌淡苔白，脉缓弱无力。

（4）肝肾阴虚证：腰膝酸痛，膝软无力，驼背弯腰，患部痿软微热，形体消瘦，眩晕耳鸣，或五心烦热，失眠多梦，男子遗精，女子经少经闭，舌红少津，少苔，脉沉细数。

（5）肾阳虚衰证：腰背冷痛，酸软乏力，驼背弯腰，活动受限，畏寒喜暖，遇冷加重，尤以下肢为甚，小便频多，或大便久泄不止，或浮肿，腰以下为甚，按之凹陷不起，舌淡，苔白，脉沉细或弦。

（6）肾精不足证：患部酸楚隐痛，筋骨痿弱无力，动作迟缓，早衰，发脱齿摇，耳鸣健忘，男子精少，女子经闭，舌淡红，脉细弱。

（7）气血两虚证：腰背酸痛，肢体麻木软弱，患部肿胀，神倦乏力，面白无华，食少便溏，舌淡，苔白，脉细弱无力。

（二）治疗

1. 调整生活方式　戒烟戒酒，合理膳食，适度运动。

2. 药物治疗

（1）西药治疗：西医主要以抗再吸收药物、促进骨合成药物及激素替代等为主要治疗手段。

（2）中药治疗：阳虚湿阻证患者治宜壮阳化湿；气滞血瘀证患者治宜活血补血、散瘀通络止痛；脾气虚弱证患者治宜补益脾胃，以养后天气血；肝肾阴虚证患者治宜滋养肝肾；肾阳虚衰、肾精不足证患者治宜补肾强骨；气血两虚证患者治宜补益气血。

（三）护理

1. 一般护理

（1）消除安全隐患：保持室内光线充足，地面干燥防滑，移除地毯边缘、过道杂物等绊脚物。浴室、马桶旁安装扶手。

（2）起居便利：床铺高度适宜，便于起坐。常用物品放在患者伸手可及之处，避免登高或弯腰取物。

（3）动作宜慢：嘱患者起身、转身、下床时动作务必缓慢，避免突然改变体位导致眩晕跌倒。

（4）辅助工具：根据医生建议，适时使用手杖、助行器或轮椅，增加活动的稳定性。

2. 辨证施护

（1）中药熏蒸治疗：中药熏蒸酸痛局部，每日1次，每次30分钟，7日为一疗程。

（2）耳穴贴压治疗：隔日1次，7日为一疗程。取穴：疼痛相应部位、肝、肾、脾、神门、交感。

3. 生活起居护理　患者疼痛较甚时卧床休息。肾阴虚者室温宜略低，凉爽湿润；肾阳虚者住向阳病室为宜。纠正不良生活习惯，保持腰背正确姿势，教会患者正确的睡姿、坐姿。注意腰背部保暖，避免风寒侵袭。

4. 饮食护理　饮食宜营养丰富、清淡易消化。阳虚湿阻证患者宜食壮阳化湿之品；气滞血瘀证患者宜活血补血之品；脾气虚弱证患者宜补益脾胃，以养后天气血，如山药、莲子、芡实等；肝肾阴虚证患者宜滋养肝肾之品，如枸杞子等；肾阳虚衰、肾精不足证患者宜补肾强骨；气血两虚证患者宜食益气养血之品，如山药、龙眼肉等。

5. 情志护理　向患者介绍本病的发生、发展及转归，取得患者的理解和配合。告知患者及其家属，本病病程迁延，治疗时间长，鼓励家属陪伴，给予患者情感支持。

（四）康复

1. 有氧运动 主要包括慢走、慢跑、游泳、八段锦等，既可消耗体内脂肪，减轻体重，以减轻骨骼过度负荷，又可促进肠道蠕动，有利于肠道黏膜细胞对钙剂和维生素 D 的吸收，从而改善骨质疏松。患者应根据自身情况适度运动，一般每天 30 ～ 60 分钟。

2. 无氧运动 主要包括引体向上、深蹲等运动，以促进肌肉生长，增强骨密度，改善骨质疏松引起的临床症状，预防骨质疏松引起的病理性骨折。

3. 柔韧度训练 主要包括伸展运动等，加强身体柔韧度，以减少骨折或压缩性骨折的风险。

八、慢性骨髓炎

慢性骨髓炎为整个骨组织的慢性化脓性炎症性疾病。其特点为感染的骨组织增生、硬化、坏死、无效腔、包壳、瘘孔、窦道、脓肿并存，反复化脓，迁延难愈。

（一）诊断

1. 病因病机 慢性骨髓炎可归属于中医学"附骨疽"范畴。中医学认为，其或为邪毒侵袭机体，入里化热；或为外伤导致气滞血瘀，瘀久化热；或为正气亏虚，毒邪蕴滞不能外散而入里及骨而致发病。

2. 病位 慢性骨髓炎病位在骨，与肝、肾有关。

3. 辨证分型

（1）血虚寒凝证：患肢长期隐痛或酸痛，时轻时重，局部压痛、叩击痛，皮肤上有长期不愈或反复发作的窦道，脓水稀薄，舌淡，苔薄白，脉细弱。

（2）气血两虚证：病变经年累月，局部窦道经久不愈，局部肌肉萎缩，形体消瘦，面白，神疲，乏力，食欲减退，舌淡，苔薄白，脉虚弱。

（3）肝肾不足证：皮肤上有凹陷性窦道，紧贴骨面，周围有色素沉着，可触及病骨表面凹凸不平，肢软无力，低热盗汗或自汗，舌红，少苔，脉细数；或面色㿠白，畏寒怕冷，膝酸肢软，舌淡胖，苔薄，脉虚弱。

（4）热毒蕴结证：疮口愈合数月或数年后，或窦道脓液排出不畅，局部突发肿痛、红热，全身恶寒发热，脓出稠厚、量多，舌红，苔黄，脉数。

（二）治疗

1. 支持疗法 纠正全身情况，一般予输血、补液、高蛋白饮食，以增强身体抵抗力。

2. 抗生素治疗　根据细菌培养及药敏试验，采用有效的抗菌药物，避免发生感染局部扩散或血行播散。

3. 中药治疗

（1）内服：血虚寒凝证患者治宜清热解毒、温经养血，气血两虚证患者治宜清热解毒、补益气血，肝肾不足证患者治宜清热解毒、补益肝肾，热毒蕴结证患者治宜清热解毒、托里透脓。

（2）外用：使用具有排脓、腐蚀的外治药，自内而外破坏窦道和死骨，促进排脓，使局部形成新鲜创面；采用具有祛腐生肌、长肉敛疮作用的中药，自内而外促进骨髓、骨质、肌肉及皮肤组织的再生和修复，使窦道愈合；对于大块死骨及当病灶无法排出时，可采用清创方法进行病灶清理、死骨清除、连续灌洗术。

4. 手术治疗　根据患者病情需求，采取病灶清除术、带蒂肌瓣填充术、滴注引流法、病骨切除、截肢术等。

（三）护理

1. 一般护理

（1）饮食：进食富含蛋白质、维生素、钙、锌的食物，戒烟戒酒，避免辛辣刺激性食物。

（2）急性期：绝对休息，制动。根据医嘱使用石膏、支具或牵引固定患肢，以减轻疼痛、防止病理性骨折和感染扩散。患肢应抬高，高于心脏水平，以利于消肿。

2. 辨证施护

（1）艾灸治疗：每日 1 次，每次 30 分钟，7 日为一疗程。取穴：阿是穴、肾俞、肝俞、脾俞等。可沿督脉、肾经、肝经、脾经循经艾灸，也可艾灸窦道局部，促进疮口愈合。

（2）中药熏蒸治疗：中药熏蒸局部，每日 1 次，每次 30 分钟，7 日为一疗程。

（3）耳穴贴压治疗：隔日 1 次，7 日为一疗程。取穴：病变侵犯部位、肝、肾、脾、神门、交感、肾上腺。

3. 生活起居护理　患者疼痛较甚时卧床休息。肾阴虚者室温宜略低，凉爽湿润；肾阳虚者住向阳病室为宜。

4. 饮食护理　饮食宜营养丰富，富含蛋白质、维生素。血虚寒凝证患者宜食清热解毒、温经养血之品，如菠菜、大枣等；气血两虚证患者宜食清热解毒、补益气血之品，如山药、枸杞子等；肝肾不足证患者宜食清热解毒、补益肝肾之品，如甲鱼、腰果、木耳等；热毒蕴结证患者宜清热解毒之品，如苦瓜、梨、百合等。

5. 情志护理　由于本病病程迁延，反复发作，且疮口、窦道难愈，影响美观，大大降低生活质量，因此患者易产生焦虑、抑郁等不良情绪。应向患者耐心解释病情并做好安慰工作，使患者积极配合治疗。

（四）康复

不同部位的骨髓炎损伤康复锻炼，可参考本章节骨折损伤、骨病康复相关内容。

第八章　骨伤科急症护理

第一节　创伤性休克

创伤性休克是指机体因遭受严重创伤，导致出血与体液渗出，使有效循环量锐减，激发疼痛与神经内分泌系统反应，影响心血管功能，引起的以组织器官血流灌注不足、微循环衰竭、急性氧代谢障碍和内脏损害为特征的全身反应综合征。

一、病因病机

创伤性休克与大出血、体液渗出、剧烈疼痛、恐惧、组织坏死分解产物的吸收和创伤感染等一切导致机体神经、循环、内分泌等生理功能紊乱的因素有关。

（一）失血

创伤导致出血引起血流灌注不足。正常成人总血量为 4500 ~ 5000mL。引起休克的失血量因年龄、性别、健康状况和失血的速度而有所不同。一般来讲，当一次突然失血量不超过总血量的 15%（约 750mL）时，机体通过神经体液的调节，可代偿性地维持血压于正常范围，此时如能迅速有效地止血、输液或输血等，可防止休克的发生。

（二）神经、内分泌功能紊乱

严重创伤和伴随发生的症状，如疼痛、恐惧、焦虑与寒冷等，将对中枢神经产生不良刺激，当这些刺激强烈而持续时，可扩散到皮层下中枢而影响内分泌功能，导致反射性血管舒缩功能紊乱，末梢循环障碍而发生休克。末梢循环障碍还可致器官严重缺血缺氧，组织细胞变性坏死，引起器官功能不全，严重者可发生多器官衰竭，使休克加重。

（三）组织破坏

严重的挤压伤可导致局部组织缺血和组织细胞坏死。当压力解除后，由于局部毛细血管破裂和通透性增高，可导致大量出血、血浆渗出和组织水肿，有效循环血量下降，局部组织缺血；同时由于组织水肿，影响局部血液循环，使细胞氧代谢障碍加重，加速了组织细胞坏死的进程。组织细胞坏死后，释放出大量的酸性代谢产物和钾、磷等物质，又可引起酸碱平衡和电解质的紊乱。其中某些活性物质可破坏血管的通透性和舒缩功能，使血浆大量渗入组织间隙中，造成有效循环量进一步下降，导致休克的发生或加重休克的程度。

（四）细菌的毒素作用

由于创伤继发严重感染，细菌产生大量的内、外毒素，这些毒素进入血液循环，引起中毒反应。同时，毒素可通过血管舒缩中枢或内分泌系统，直接或间接地作用于周围血管，使周围血管阻力发生改变，小动脉和毛细血管循环障碍，有效循环血量减少，动脉压下降，导致中毒性休克。另外，毒素还可以直接损害组织，增加毛细血管的通透性，造成血浆的丢失，使创伤性休克的程度加重。

二、诊查要点

（一）病史

创伤性休克都有明显和较严重的外伤史，如撞击、高处坠落、机器绞伤、重物打击、挤压和火器伤等。

（二）休克的临床表现

休克的临床表现与其严重程度有关。

1. 意识与表情 轻度休克，患者表现为兴奋、烦躁、焦虑或激动。随着休克的加重，患者的表现可由表情淡漠或意识模糊到神志不清与昏迷等。

2. 皮肤 面色苍白，斑状阴影，四肢湿冷，口唇发绀。随着休克的加重，皮肤可呈瘀紫色，表浅静脉枯萎，毛细血管充盈时间延长。

3. 脉搏 脉率为 100～120 次 / 分以上，当出现心力衰竭时，脉搏又变得缓慢且微细欲绝。

4. 血压 在休克代偿期，血压波动不大。随着休克的加重，出现血压降低。血压开始降低时主要表现为收缩压降低，舒张压升高，脉压减小，脉搏增快。

5. 呼吸 休克患者常有呼吸困难和发绀。如出现代谢性酸中毒时，呼吸急促深快；严重代谢性酸中毒时，呼吸深而慢；发生呼吸衰竭或心力衰竭时，出现严重呼吸困难。

6. 尿量 是内脏血液灌注量的一个重要标志。尿量减少是休克早期的征象。若每小时尿量少于 30mL，常提示肾脏血液灌注量不足，有休克存在。

7. 中心静脉压（CVP） 正常值是 6～12cmH_2O。当出现休克与血容量不足时，中心静脉压可降低。临床上若要正确判断血容量的情况和休克的程度，应将血压、中心静脉压、脉搏和每小时尿量测定等数据综合分析。

三、辨证分型

创伤性休克属于中医学"脱证"范畴，临床上分为气脱、血脱、亡阴、亡阳 4 种类型。

（一）气脱

创伤后突然神色颓变，面色苍白，口唇发绀，汗出肢冷，胸闷气憋，呼吸微弱，舌质淡，脉虚细或结代无力。

（二）血脱

头晕眼花，面色苍白，四肢厥冷，心悸，唇干，舌质淡白，脉细数无力或芤脉。

（三）亡阴

烦躁，口渴唇燥，汗少而黏，呼吸气粗，舌质红干，脉细数无力。

（四）亡阳

四肢厥冷，汗出如珠，呼吸微弱，舌质淡润，脉微欲绝。

四、治疗与护理

创伤性休克的救治原则包括积极抢救生命与消除不利因素的影响，补充血容量与调整机体生理功能，防治创伤及其并发症，纠正体液、电解质和酸碱平衡的紊乱。

（一）一般措施

1.观察　予心电监护观察患者血压、呼吸和血氧饱和度，观察患者神志的变化。

2.留置导尿管　监测每小时尿量。

3.基础支持　吸氧，4～6L/min；暂禁饮食；尽量减少搬动；注意保暖。

4.体位　去枕平卧，呕吐者头偏向一侧，下肢抬高 20°～30°。有心衰或肺水肿者半卧位或端坐位。

5.急诊检验　行血常规、血气分析、肾功能、血糖、电解质等相关检查。

（二）补充血容量

1.尽快建立大静脉通道或双通路补液　快速补充等渗晶体液及胶体液，必要时进行成分输血。根据中心静脉压（CVP）和血压的监护指标调整补液量和速度：速度先快后慢，第一个半小时输入平衡液 1500mL、右旋糖酐 500mL，如休克缓解，可减慢输液速度；如血压不回升，可再快速输注平衡液 1000mL；如仍无反应，可输血液制品。其余液体可在 6～8 小时内输入。当 CVP > 12cmH$_2$O 时，应警惕肺水肿的发生。

2. 纠正酸中毒和低氧血症

（1）休克时合并代谢性酸中毒：当机械通气和液体复苏仍无效时，可予 5% 碳酸氢钠 100～250mL，静脉滴注，并根据血气分析结果纠正电解质紊乱。

（2）保持呼吸道通畅：及时清理呼吸道分泌物、解除呼吸道梗阻，如舌后坠、吸入异物或呕吐、喉头水肿、严重胸部创伤等。鼻导管或（和）面罩给氧，根据病情进行调整。效果不佳时，可用储氧面罩吸氧、无创正压通气、有创机械通气。

（三）使用血管活性药物

经补充血容量，血压仍不稳定，或休克症状不缓解，血压仍然继续下降者，应使用血管活性药物。

（四）密切观察病情变化，防治心、脑、肺、肾等重要脏器功能衰竭

1. 快速补液时应注意有无肺水肿及心力衰竭的表现，如咳嗽、咳粉红色泡沫样痰。

2. 及时了解呼吸功能及血气分析结果，必要时使用简易呼吸器辅助呼吸。

3. 留置动脉导管监测有创动脉血压、CVP，根据监测结果进行相应治疗措施的调整。

4. 观察周围血管灌注。皮肤红润且温暖表示小动脉阻力降低；皮肤湿冷、苍白表示血管收缩，小动脉阻力增高。但皮肤血管的收缩状态仅提示周围阻力的改变，并不能完全反映重要脏器的血流灌注。

5. 观察出凝血情况，警惕 DIC 发生。一旦出现自发性、多发性出血，如皮肤黏膜、伤口、穿刺部位出血，或凝血异常，如血液迅速凝固于注射器针头内，应考虑 DIC 发生的可能。

（五）心理护理

休克的抢救常使患者及其家属出现恐惧、焦虑、紧张情绪，因此应注意保持安静、整洁和舒适的病室环境，保证患者休息。

（六）防治并发症

1. 预防呼吸道感染 进行治疗及查体时勿过度暴露患者，以免受凉。有人工气道者，要做好气道护理和口腔护理，以防肺部并发症的发生。

2. 预防药物外渗 应用血管活性药物时，应严密观察患者局部皮肤，避免药物渗漏

至皮下而导致局部皮肤坏死。

3. 观察尿量，预防肾衰竭　使用血管收缩药物后，肾血流减少，可使尿量减少而导致肾衰竭。应密切观察尿量的变化，防止肾衰竭。

4. 患者安全　对烦躁不安或神志不清的患者，应加床旁护栏。必要时，四肢使用约束带固定于床旁。

（七）中医治疗

1. 中药辨证施治　气脱宜补气固脱，急用独参汤；血脱宜补血益气固脱，用当归补血汤加减；亡阴宜益气养阴，用生脉饮加减；亡阳宜温阳固脱，用四逆汤或参附汤加减。

2. 针灸　可行气活血，通络止痛，回阳固脱，调整阴阳。常选用涌泉、足三里、血海、水沟为主穴，内关、太冲、百会为配穴，昏迷则加十宣，呼吸困难则加素髎。

第二节　挤压综合征

挤压综合征是指四肢或躯干肌肉丰厚部位遭受重物长时间挤压，解除压迫后出现的以肢体肿胀、肌红蛋白血症、肌红蛋白尿、高血钾、急性肾衰竭和低血容量性休克等为特征的临床综合征。中医学称之为"压连伤"。从发病学来讲，骨筋膜室综合征和挤压综合征同属一个疾病的范畴，二者具有相同的病理基础。骨筋膜室综合征若救治不及时，就可发展成为挤压综合征，即骨筋膜室综合征是挤压综合征的一个局部类型或过程。

一、病因病机

挤压综合征多发生于房屋倒塌、工程塌方、交通事故等意外伤害中，战时或发生强烈地震等严重自然灾害时可成批出现，此外偶见于昏迷与手术的患者。其病理变化如下。

（一）肌肉缺血坏死

挤压综合征的肌肉病理变化与骨筋膜室综合征相似。患部肌肉组织遭受较长时间的压迫，在解除外界压力后，局部可恢复血供。但由于肌肉受压缺血产生的类组胺物质可使毛细血管通透性增加，从而引起肌肉发生缺血性水肿，肌内压上升，肌肉血液循环发生障碍，形成缺血—水肿恶性循环，最后使肌肉神经发生缺血性坏死。

（二）肾功能障碍

由于肌肉缺血坏死，大量血浆渗出，造成低血容量性休克，肾血流量减少；休克和严重损伤诱发应激反应释放亲血管活性物质，使肾脏微血管发生强而持久的痉挛收缩，导致肾小管缺血甚至坏死。肌肉坏死产生大量肌红蛋白、肌酸、肌酐与钾、磷、镁离子等代谢物质，同时肌肉缺血缺氧和酸中毒可使钾离子从细胞内大量逸出，导致血钾浓度迅速升高。外部压力解除后，这些代谢物质进入体内血液循环，加重了创伤后机体的全身反应。在酸中毒和酸性尿状态下，大量的有害代谢物质沉积于肾小管，加重对肾脏的损害，最终导致急性肾功能衰竭的发生。

中医学认为，挤压伤可引起人体内部气血、经络、脏腑功能紊乱。

二、诊查要点

（一）病史

详细了解受伤的原因与方式，受压的部位、范围与肿胀时间，伤后症状及诊治经过等。注意伤后有无"红棕色""深褐色"或"茶色"尿及尿量情况。

（二）症状体征

1. 局部表现　由于皮肉受损，血溢脉外，瘀阻气滞，经络不通，故出现伤处疼痛与肿胀，皮下瘀血，皮肤有压痕，皮肤张力增加，受压处及周围皮肤有水疱。伤肢远端血液循环状态障碍，部分患者动脉搏动可以不减弱，毛细血管充盈时间正常，但肌肉组织等仍有缺血坏死的危险。伤肢肌肉与神经功能障碍，如主动与被动活动及牵拉时出现疼痛，应考虑为筋膜间隔区内肌群受累；皮肤感觉异常。

2. 全身表现　中医学认为，由于内伤气血、经络、脏腑，伤者出现头目晕沉、食欲不振、面色无华等。积瘀化热可出现发热、面赤、尿黄、舌红、舌边瘀紫、苔黄腻、脉弦紧数等。严重者心悸、气急，甚至发生面色苍白、四肢厥冷、汗出如油、脉芤等脱证证候。

西医学认为，挤压综合征的全身表现主要如下：①休克。少数患者早期可能不出现休克，或者休克期短暂未被发现。大多数患者由于挤压伤剧痛的刺激、组织的广泛破坏、血浆的大量渗出而迅速产生休克，且不断加重。②肌红蛋白血症与肌红蛋白尿是诊断挤压综合征的一个重要依据。患者伤肢解除压力后，24 小时内出现褐色尿或自述血尿，同时尿量减少，比重升高，应考虑是肌红蛋白尿。肌红蛋白在血与尿中的浓度，待伤肢减压后 3 ～ 12 小时达到高峰，之后逐渐下降，1 ～ 2 天后恢复正常。③高钾血症。

肌肉坏死，细胞内的钾大量进入循环，加之肾衰竭排钾困难，在少尿期血钾可每日上升 2mmol/L，甚者 24 小时内升高至致命水平。高血钾同时伴有高血磷、高血镁及低血钙，可以加重血钾对心肌的抑制和毒性作用，故应连续监测。少尿期患者常死于高钾血症。④酸中毒及氮质血症。肌肉缺血坏死后，大量磷酸根、硫酸根等酸性物质释出，使体液 pH 值降低，导致代谢性酸中毒。严重创伤后组织分解代谢旺盛，大量中间代谢产物聚于体内，非蛋白氮与尿素氮迅速升高，临床上可出现神志不清、呼吸深大、烦躁口渴、恶心等酸中毒与尿毒症等一系列表现。⑤由于缺血再灌注可引起心、肺、肝、脑等器官的损伤，从而出现相应的功能障碍与症状。

三、辨证分型

（一）瘀阻下焦证

伤后血溢脉外，恶血内留，阻隔下焦，腹中满胀，尿少黄赤，大便不通，舌红有瘀斑，苔黄腻，脉弦紧数。此型多见于发病初期。

（二）水湿潴留证

伤后患处气滞血瘀，气不行则津液不能敷布而为水湿。水湿潴留则小便不通，津不润肠则大便秘结，二便不通则腹胀满，津不上承故口干渴；湿困脾胃，中焦运化失调则苔腻厚，脉弦数或滑数。此型多见于肾衰竭少尿期。

（三）气阴两虚证

患者长时间无尿或少尿，加之外伤、发热、纳差，致气阴两虚。肾气虚，固摄失司，故尿多。尿多则进一步伤阴及气，出现气短、乏力、盗汗、面色白、舌质红、无苔或少苔和脉细数等气阴两虚的一系列表现。此型多见于肾衰竭多尿期。

（四）气血不足证

患者饮食与二便已基本正常，但肢体肌肉尚肿痛，面色苍白，全身乏力，舌质淡，苔薄，脉细缓。此型多见于肾衰竭恢复期。

四、治疗与护理

挤压综合征是骨伤科的危急重症，应做到早期诊断，积极救治，早期切开减压与防治肾衰；凡重压超过 1 小时以上者，均应按挤压综合征处理，密切注意其变化，积极防治并发症。

（一）现场急救处理

1. 尽早解除重物对伤员的压迫，避免或降低本病的发生率。

2. 伤肢制动，以减少坏死组织分解产物的吸收与减轻疼痛，向患者强调活动的危险性。

3. 伤肢用凉水降温或裸露在凉爽的空气中，禁止按摩与热敷，防止组织缺氧的加重。

4. 不要抬高伤肢，避免降低其局部血压，影响血液循环。

5. 伤肢有开放性伤口和活动性出血者应止血包扎，但避免使用加压包扎法和止血带。

6. 可用 5% 碳酸氢钠 150mL 静脉滴注以碱化尿液，避免肌红蛋白与酸性尿液作用后在肾小管中沉积。

（二）伤肢处理

1. 观察患肢的肿胀程度、皮肤颜色、末梢血运、动脉搏动及伤肢感觉等。

2. 伤肢制动，禁止热敷或使用止血带，且不可加压包扎，不可抬高患肢。

3. 伤肢发生骨筋膜室综合征时应早期切开减张，使筋膜间室内组织压下降，减轻组织缺血缺氧。

4. 当伤肢出现严重的血运障碍，全身中毒症状严重，经切开减张处理症状不缓解或并发特异性感染（如气性坏疽）时，应考虑行截肢术。

（三）急性肾损伤的护理

1. 严密监测生命体征，准确记录液体的出入量，并观察中心静脉压，合理控制输液量及速度。

2. 观察肾功能及尿量、尿色、尿比重，特别是使用利尿剂后，更应注意观察尿量、比重、pH 值。

3. 少尿和无尿期应限制液体入量，每日入量为前一天尿量加异常液体损失量，再加 400mL。

4. 出现急性肾衰竭时及早进行血液滤过治疗。

（四）高血钾的护理

1. 早期心电图可出现 T 波高而尖，Q-T 间期缩短，QRS 波群增宽，P-R 间期延长。随着病情的变化，P 波可消失，严重者出现各种心律失常。

2. 严格控制钾的摄入，如慎用含钾高的食物、药物，不宜输入库存血。

3. 若发生高血钾，应立即停用一切含钾的药物和食物，遵医嘱使用药物降低血钾浓度。

（五）酸中毒的护理

1. 意识不清、烦躁不安的患者应由专人护理，加床栏，适当约束，防止坠床。

2. 观察患者的呼吸频率、心率，及时检测二氧化碳结合力等。

3. 积极处理原发病，纠正酸中毒。轻度代谢性酸中毒经消除病因和补液纠正缺水后，即可自行纠正；重度代谢性酸中毒患者在补液的同时使用 5% 碳酸氢钠溶液，首次可补给 200 ～ 300mL，用后 2 ～ 4 小时复查血气分析和电解质。

（六）中医治疗

根据其辨证，予中药治疗。

1. 瘀阻下焦证　治宜化瘀通窍。

2. 水湿潴留证　治宜化瘀利水、益气生津。

3. 气阴两虚证　治宜益气养阴、补益肾精。

4. 气血不足证　治宜益气养血。

第三节　骨筋膜室综合征

骨筋膜室综合征为骨、骨间膜、肌肉间隔和深筋膜形成的骨筋膜室内压力增高导致的肌肉和神经因急性缺血而产生的一系列早期症状和体征。

一、病因病机

骨筋膜室是肢体特定区域由骨、骨间膜、深筋膜和肌间隔围成的封闭腔隙。上臂和大腿的筋膜较薄而富有弹性，且肌肉丰厚又为单骨，故上臂和大腿受压后不易发生骨筋膜室综合征。前臂和小腿为双骨，筋膜厚韧而缺乏弹性，且有骨间膜，致使骨筋膜室的容积不能向外扩张，因此前臂和小腿受压后易发生骨筋膜室综合征。骨筋膜室内的组织主要是肌肉，血管、神经穿行其中，在正常情况下，骨筋膜室内保持一定的压力，称为组织压或肌内压。当骨筋膜室内的容积突然减少（外部受压）或内容物突然增大（组织肿胀或血肿），则组织压急剧上升，致使血管、肌肉和神经组织遭受挤压。其发生原因有以下几种。

（一）肢体外部受压

肢体骨折脱位后，石膏、夹板、胶布、绷带等固定包扎过紧过久；车祸、房屋或矿井倒塌、肢体被重物挤压等，均可使骨筋膜室容积变小，引起局部组织缺血而发生骨筋膜室综合征。

（二）肢体内部组织肿胀

闭合性骨折严重移位或形成巨大血肿，肢体挫伤，毒蛇或虫兽伤害，针刺或药物注射，剧烈体育运动或长途步行，均可使肢体内组织肿胀，导致骨筋膜室压力升高。

（三）血管受损

主干动脉损伤、痉挛、梗死和血栓形成等致使远端骨筋膜室内的组织缺血、渗出、水肿，骨筋膜室内组织压升高而发生骨筋膜室综合征。若主干动、静脉同时受伤，可诱发骨筋膜室综合征。

骨筋膜室综合征的病理变化若局限于肢体部分组织，经修复后遗留肌肉挛缩和神经功能障碍，则对全身影响不大。如病变发生于几个骨筋膜室或肌肉丰富的区域，大量肌组织坏死，致肌红蛋白、钾、磷、镁离子与酸性代谢产物等大量释放，将发展成挤压综合征。

二、诊查要点

（一）病史

患者有肢体骨折脱位或较严重的软组织损伤史，伤后处理不当或延误治疗。

（二）症状体征

早期以局部表现为主，严重情况下才出现全身表现。

1. 局部表现

（1）疼痛：初期以疼痛、麻木与异样感为主，疼痛为伤肢深部广泛而剧烈的进行性灼痛。晚期，因神经功能丧失，则无疼痛。一般患者对麻木和异样感很少提及，而剧痛多为本病最早和唯一的主诉，应引起高度重视。

（2）皮温升高：局部皮肤略红，皮温稍高。

（3）肿胀：早期不显著，但局部压痛重，可感到局部组织张力增高。

（4）感觉异常：受累区域出现感觉过敏或迟钝，晚期感觉丧失。其中两点分辨觉的消失和轻触觉异常出现较早，有诊断意义。

（5）肌力变化：早期患肢肌力减弱，进而功能逐渐消失，被动屈伸患肢可引起受累肌肉剧痛。

（6）患肢远端脉搏和毛细血管充盈时间：因动脉血压较高，故绝大多数伤者的患肢远端脉搏可扪及，毛细血管充盈时间仍属正常。但若任其发展，肌内压继续升高，导致无脉。若属主干动、静脉损伤引起的骨筋膜室综合征，早期就不能扪及脉搏。

2. 全身表现　发热，口渴，心烦，尿黄，脉搏增快，血压下降等。

本病症状体征可归纳为 5P 征，即由疼痛转为无痛（painless），苍白（pallor）或发绀，感觉异常（paresthesia），肌肉瘫痪（paralysis），无脉（pulselessness）。

（三）影像学检查

超声检查血液循环是否受阻，可供临床诊断参考。

（四）实验室检查

当骨筋膜室内肌肉发生坏死时，白细胞计数升高，红细胞沉降率（ESR）加快；严重时尿中有肌红蛋白，电解质紊乱，出现高钾低钠等。

三、辨证分型

（一）瘀滞经络证

损伤早期，血溢脉外，瘀积不散，阻滞经络，气血不能循行敷布，受累部位筋肉失养，故患肢肿胀灼痛，压痛明显，屈伸无力，皮肤麻木，舌质青紫，脉紧涩。

（二）肝肾亏虚证

损伤后期，病久耗气伤血，肝肾亏虚。肝主筋，肝不荣筋，筋肉拘挛萎缩；肾主骨，肾亏则骨髓失充，骨质疏松，关节僵硬。舌质淡，脉沉细。

四、治疗与护理

骨筋膜室综合征的治疗原则是早诊早治，减压彻底，减小伤残率，避免并发症。

（一）观察与护理

1. 疼痛　疼痛是骨筋膜室综合征最早出现的症状。创伤后持续剧烈疼痛，呈进行性加重；被动牵拉指（趾）时疼痛加剧，为肌肉缺血的早期临床表现。一般晚期疼痛感消失，为神经功能丧失所致，并非病情缓解。因此当患者出现疼痛加剧或减轻时应注意查明原因，高度警惕骨筋膜室综合征的发生。

2. 肢体血液循环　当肢体呈苍白色时，说明肢体动脉供血不足，应禁止抬高、按摩、热敷患肢，以免增加渗出及组织对无氧代谢产物的吸收。此时应注意观察皮肤的颜色、感觉、温度等，可根据医嘱增加脱水剂，及时测定筋膜室内压。如果动脉搏动消失，则提示晚期骨筋膜室综合征导致动脉闭塞或血管损伤的可能。若患者持续高热，尽管远端动脉搏动存在，指（趾）毛细血管充盈时间正常，也应该立即做好切开清创、减压的准备。

3. 肢体肿胀

（1）轻度肿胀：患肢皮纹未消失，局部因肿胀引起的疼痛不明显，触诊时压痛不明显。护理：抬高患肢 15°～30°，以促进静脉和淋巴液回流；遵医嘱使用高渗甘露醇以减轻组织水肿；谨慎观察轻度肿胀的患肢。

（2）中、重度肿胀：骨筋膜室压力持续增高，神经、肌肉缺血进一步加重。触诊时局部严重压痛，可有张力性水疱形成。肿胀波及四肢关节、手背、足背，受累的肢体变硬而无弹性，肌肉坚硬呈束条，甚至呈圆筒样僵硬，严重影响肢体的功能活动。持续肿胀不消退，易导致骨筋膜室综合征的发生。此时忌按摩和热敷，不宜抬高患肢，将患者所有外固定松开并置于心脏水平制动，及时切开减压。

（二）切开减压术后的护理

筋膜切开减压术强调及时、准确、彻底。切口尽量长，减压要彻底，减压后切忌勉强缝合深筋膜及皮肤。

1. 观察　监测体温、血压、心率的变化；术后抬高患肢，严密观察患肢远端的动脉搏动、血液循环、感觉、颜色、温度；密切观察切口敷料及渗液情况，保持引流管通畅，观察引流液的量、颜色及性质。

2. 功能锻炼　术后第 1 天开始进行肌肉等张收缩和关节活动。

3. 积极治疗，防治并发症　切开减压术后，血液循环得到改善，大量的坏死组织代谢产物和毒素进入血液循环，此时应积极抗感染、抗血栓、抗痉挛，防治酸中毒、高血钾、肾衰竭、心律不齐、休克等并发症。

4. 5～7 日肿胀消退后　延期缝合或植皮。

（三）防治感染及其他并发症

根据病情需要，遵医嘱选用适当的药物对症处理，防治其他并发症。

（四）中医治疗

1. 中药辨证施治

（1）内服

1）瘀滞经络证：宜活血化瘀、疏经通络。方用圣愈汤加减。手足麻木者去白芍，加赤芍、三七、橘络、木通；肿胀明显者加紫荆皮、泽兰；刺痛者加乳香、没药。

2）肝肾亏虚证：宜补肝益肾、滋阴清热。方用虎潜丸加减。阴虚者去干姜，加女贞子、菟丝子、鳖甲；阳虚者去知母、黄柏，酌加鹿角片、补骨脂、淫羊藿、巴戟天、附子、肉桂等。损伤后期，瘀阻经络，肢体麻木，筋肉拘挛萎缩，关节僵硬，应祛风除痹、舒经活络，加用大活络丹、小活络丹等。若风寒乘虚入络，关节僵硬痹痛者，宜除风散寒、通利关节，加用独活寄生汤等。

（2）外用：可选用八仙逍遥汤、舒筋活血洗方熏洗患肢，或用活血散外敷患肢。

2. 理筋手法　对于恢复期的骨筋膜室综合征，理筋手法治疗效果较好。步骤：①对前臂或小腿屈肌群施予摩、揉、推等手法，从远端向近端，由浅入深，反复施行 5 分钟。②逐一揉捏每个手指或足趾，被动牵拉指（趾），以患者略感疼痛为度，不可用暴力。③施予推、摩、揉与屈伸腕或踝关节，幅度由小渐大，操作 3 分钟。④点揉穴位，上肢可取曲池、少海、合谷、内关、外关等穴，下肢可取足三里、丰隆、委中、承山、血海等穴。⑤以双手揉搓前臂或小腿，放松挛缩的肌群。

第四节　脂肪栓塞综合征

脂肪栓塞综合征（FES）是指人体严重创伤骨折或骨科手术后，骨髓腔内游离脂肪滴进入血液循环，在肺血管内形成栓塞，引起一系列呼吸、循环系统的改变，以进行性低氧血症、皮肤黏膜出血点和意识障碍为特征的综合征。本病是创伤的严重并发症，死亡率高，可达 50% 以上。

一、病因病机

脂肪栓塞综合征常发生于严重创伤多发骨折和骨折手术之后，也偶见于普通外科手术、一些内科疾病、高空飞行、胸外心脏按压等。其发病机制以机械和化学的联合学说为目前所公认。

（一）机械学说

骨折后，骨髓内脂肪滴释出，由于骨折局部血肿形成，或骨科手术操作如髓内针固定造成髓腔内压力增加，使脂肪滴进入破裂的静脉血流中。由于脂肪滴进入血流和创伤后机体的应激反应，血液流变学发生改变，如血小板、红细胞、白细胞和血脂质颗粒均可聚集在脂肪滴表面，加之组织凝血活酶的释放，促发血管内凝血，纤维蛋白沉积，使脂肪滴体积增大不能通过毛细血管，而在肺血管内形成脂肪栓塞，造成机械性阻塞。

（二）化学学说

创伤骨折后，机体应激反应通过交感神经 – 体液效应，释放大量儿茶酚胺，使肺及脂肪组织内的脂酶活力增加。脂肪在肺脂酶的作用下发生水解，产生甘油及游离脂肪酸，过多的脂肪酸在肺内积聚，产生毒副作用，使肺内毛细血管通透性增加，而致肺间质水肿、肺泡出血、肺不张和纤维蛋白栓子形成等肺部病理改变。

脂肪栓塞综合征的发生与创伤的严重程度有一定关系。创伤骨折越严重，脂肪栓塞的发生率越高，症状也越严重，甚至可以栓塞全身各脏器，但肺、脑、肾栓塞在临床上较为重要。

脂肪栓塞综合征临床上通常分为暴发型、临床型、亚临床型 3 个类型。

二、诊断

（一）主要诊断标准

呼吸系统症状和肺部 X 线多变的进行性肺部阴影改变，典型的肺部 X 线可见"暴风雪状"阴影（非胸部损伤引起）；点状出血常见于头、颈及上胸等皮肤和黏膜部位；神志不清或昏迷（非颅脑损伤引起）。

（二）次要诊断标准

血氧分压下降，低于 8kPa；血红蛋白降低，低于 100g/L。

（三）参考标准

心动过速，脉率快（120 次 / 分以上）；发热或高热（38 ～ 40℃）；血小板减少；尿、血中有脂肪滴；红细胞沉降率增快（＞ 70mm/h）；血清脂酶增加；血中游离脂肪酸增加。

在上述标准中，主要诊断标准有 1 项，而次要诊断标准和参考标准有 4 项以上时可确定临床诊断。无主要诊断标准，只有 1 项次要诊断标准及 4 项以上参考标准者，可诊断为隐性脂肪栓塞综合征。

三、辨证分型

（一）瘀阻肺络证

该证多见于亚临床型脂肪栓塞综合征。患者创伤骨折后出现胸部疼痛，咳呛震痛，胸闷气急，痰中带血，神疲身软，面色无华，皮肤出现瘀血点，上肢无力伸举，脉多细涩。

（二）瘀贯胸膈证

该证多见于临床型脂肪栓塞综合征。患者创伤骨折后出现神志恍惚，严重呼吸困难，口唇发绀，胸闷欲绝，脉细涩。

（三）瘀攻心肺证

该证多见于暴发型脂肪栓塞综合征。患者创伤骨折后昏迷不醒，有时出现痉挛、手足抽搐等症状，呼吸喘促，面黑，胸胀，口唇发绀，颈侧方、腋下和侧胸壁出现瘀斑。

四、治疗与护理

脂肪栓塞综合征总的原则是早预防、早发现、早治疗。早期对骨折进行确实稳妥的固定，积极抗休克治疗，补充有效血容量。目前尚无药物可以直接溶解脂栓，此类患者的治疗为对症处理和支持疗法，旨在预防和减轻重要器官（肺、脑）的功能损害，促进受累器官的功能恢复。

（一）呼吸支持疗法

脂肪栓塞综合征的主要死亡原因为呼吸衰竭导致的低氧血症。

1.肺功能的监测　对于创伤性骨折，尤其是下肢长管状骨骨折的患者，既往无心肺功能障碍及呼吸系统损伤而突发呼吸困难者，应高度怀疑 FES，密切观察患者的呼吸频率、节律和深度，口唇及四肢末端有无发绀，监测血氧饱和度和血气分析结果。

2.吸氧　发生 FES 时，应立即予面罩高流量（6～8L/min）吸氧，使患者血氧饱和度达到 95% 以上，以纠正低氧血症。

3.保持呼吸道通畅　及时清除呼吸道分泌物，意识障碍患者发生舌后坠时，应使用口咽通气道，必要时进行气管切开及呼吸机辅助通气。

（二）脑功能的保护

FES 患者脑脂栓形成和严重的低氧血症多伴有不同程度的脑损伤和意识障碍。

1. 观察意识状态 对于伤后意识清晰而突然出现原因不明的意识障碍者，应首先考虑 FES 并及时救治，应观察其判断力、定向力及瞳孔变化。

2. 保护脑组织，减少耗氧量 使用冰帽冰敷头部降温，必要时遵医嘱使用冬眠合剂。

3. 减轻脑水肿 使用高渗性脱水药物，20% 甘露醇 250 ～ 500mL 快速静脉滴注，防止药液外渗。

4. 及时纠正休克和低氧血症 以免加重缺氧引起的脑损伤。

5. 防止坠床或其他意外伤害的发生 对于谵妄、癫痫持续状态的患者，应加强护理，加床档、适当约束。

（三）循环支持

1. 立即建立多条静脉通道，及时补液，纠正休克。

2. 保持液体的出入平衡，记 24 小时出入量。

3. 静脉滴注低分子右旋糖酐，一般用量 500mL，每日 1 ～ 2 次，目的是使血容量增大、改善微循环。有心力衰竭、肺水肿时谨慎用药。

4. 依据中心静脉压及尿量变化来调整输液量及速度，防止加重肺、脑水肿。

（四）骨折处理

1. 制动 骨折处及时固定制动，固定前禁止搬运。

2. 复位 骨折复位时操作应轻柔，做到有效固定，以防止或减少局部损伤。

（五）中医治疗

1. 中药辨证施治

（1）瘀阻肺络证：宜活血化瘀、化痰通络，用化痰通络汤加减。

（2）瘀贯胸膈证：宜豁痰醒神，用安宫牛黄丸合半夏白术天麻汤加减。

（3）瘀攻心肺证：宜醒神开窍。其中亡阴宜益气养阴，用生脉饮加减；亡阳宜温阳固脱，用四逆汤或参附汤加减。

2. 针灸 可行气活血，通络化痰，回阳固脱，调整阴阳。常选用涌泉、足三里、血海、水沟为主穴，内关、太冲、百会为配穴，昏迷则加十宣，呼吸困难则加素髎。

第九章　伤口护理

第一节　伤口护理发展史

一、伤口护理的起源

伤口护理的起源与人类历史紧密相连。在远古时代，由于生产生活的需要以及人际可能发生的冲突，人们经常会遭受各种伤害，从而形成伤口。但由于历史久远，关于他们如何处理这些伤口的具体方法，我们已无从得知。

随着文明的进步，人类开始有了记录历史的方式，伤口治疗的方法也逐渐被记录下来。《黄帝内经》也详细描述了伤口的分类、处理原则及预防措施，这些记载为我们提供了了解古代伤口处理方法的宝贵线索。

二、伤口护理的发展

伤口护理作为医学领域的一个重要组成部分，经历了从传统干性愈合法到现代湿性愈合理论的转变，并在新材料应用、技术革新、护理理念与流程优化等方面取得了显著的进步。

（一）传统干性愈合法

在过去的很长一段时间里，干性愈合法是伤口护理的主要手段。这种方法强调保持伤口干燥，通过结痂促进愈合。然而，干性环境容易造成伤口脱水、细胞死亡和愈合延迟，增加了感染的风险。因此，随着医学研究的深入，人们开始寻求更为有效的伤口护理方法。

（二）湿性愈合理论

湿性愈合理论的诞生是伤口护理领域的一次重大革命。该理论由 George D. Winter 博士在 20 世纪 60 年代提出，并经过大量实验验证。湿性愈合理论认为，湿润的环境有助于细胞增殖和迁移，能够促进伤口更快、更好地愈合。这一理论的提出为后续的伤口护理实践提供了重要的理论依据。

（三）需求增长与技术革新

随着伤口护理需求的不断增长，技术革新也在推动该领域的发展。新型敷料的研发、智能化护理设备的出现以及远程医疗技术的应用等，都为伤口护理提供了更为便捷和高效的解决方案。同时，医学科技的进步也为伤口护理提供了更多的可能性和选择。

（四）新材料应用与发展

新材料的应用与发展是伤口护理领域的又一重要进步。传统的纱布、绷带等材料逐渐被具有特殊功能的生物材料所取代。这些新材料不仅具有良好的透气性和吸湿性，还具备抗菌、止血、促进愈合等多种功能。随着纳米技术、生物技术等的发展，未来的伤口护理材料将更加智能化和个性化。

（五）护理理念与流程优化

随着对伤口愈合机制认识的深入，护理理念和流程也在不断优化。现代伤口护理强调个性化、精准化和整体化的护理方案制订。通过对患者伤口的评估、治疗方案的制订以及护理效果的监测，确保每一位患者都能得到最适合自己的护理方案。护理流程的优化也提高了工作效率和护理质量。

（六）关注患者心理与教育

在伤口护理过程中，关注患者心理与教育同样重要。伤口给患者带来的不仅是身体上的痛苦，还可能伴随心理上的压力和恐惧。因此，医护人员需要积极与患者沟通，了解他们的需求和担忧，提供必要的心理支持和安慰。同时，加强患者教育也是必不可少的环节，通过向患者普及伤口护理知识，帮助他们更好地理解和配合治疗。

三、中医伤口发展史

中医作为中国传统医学的瑰宝，自古以来在伤口处理方面积累了丰富的经验和智慧。

在远古时期，人们对伤口处理主要依赖于本能和自然材料的运用。他们通过观察动、植物的自愈现象，逐渐摸索出一些简单的伤口处理方法，如使用草木灰、泥土等进行止血和消炎。虽然这些方法缺乏系统的理论支持，但为后来的中医伤口处理奠定了基础。

随着社会的进步和文明的发展，夏商时期的医学开始萌芽。这一时期，人们开始关注伤口的清洁和护理，采用更加精细的材料如丝绸、麻布等进行包扎。同时，一些具有止血、消炎、生肌作用的草药也被发现和应用，为伤口的愈合提供了更好的条件。

战国至汉代时期，中医伤口处理的理论和实践得到了进一步发展。医学家们开始总结前人的经验，形成了一些初步的伤口处理原则和方法。如《黄帝内经》中提到的清创、止血、缝合、包扎等步骤，至今仍具有一定的指导意义。

晋唐时期是中医伤口处理的又一重要发展阶段。医学家们对伤口的分类和处理方法有了更深入的认识。他们根据伤口的深度、大小和位置等特点，提出了不同的处理策略。同时，一些具有独特疗效的方剂也被创制出来，如生肌散等，广泛应用于临床实践中。

宋元时期，中医伤口处理在理论和实践上都有了新的突破。医学家们开始注重将伤口的局部治疗和整体调理相结合，提出了"内治外护"的治疗原则。同时，他们还对伤口的愈合过程进行了深入研究，总结出了影响伤口愈合的各种因素及相应的干预措施。

明清时期，中医伤口处理的理论体系和实践技能达到了相对完善的阶段。医学家们对伤口处理进行了更为细致的分类和探讨。他们不仅关注伤口的局部处理，还注重患者的整体状况和情志调理。同时，这一时期的医籍如《外科正宗》《医宗金鉴》等也收录了大量关于伤口处理的宝贵经验和方剂，为后人提供了宝贵的借鉴。

近代以来，随着西医学的传入和科学技术的进步，中医伤口处理在保持传统特色的同时，也积极吸收西医学的理念和技术，中西医结合的方法在伤口处理中得到了广泛应用。

在当代，中医伤口处理的研究和应用得到了前所未有的重视和发展。越来越多的学者和医生致力于挖掘和整理中医伤口处理的传统经验和方法，并结合现代医学的理念和技术进行创新和发展。一些具有独特疗效的中医伤口处理方法如中药外敷、针灸、拔罐、艾灸等得到了广泛应用和推广，为患者的伤口愈合提供了更多的选择和更好的效果。

在每个历史阶段，中医伤口处理都不断地吸取新的知识和经验，不断地完善和发展其理论体系和临床实践。随着科技的不断进步和人类对生命健康的不断追求，中医伤口处理将会迎来更加广阔的发展空间和更加美好的未来。

第二节　伤口湿性愈合理论

一、伤口湿性愈合理论的起源与发展

20 世纪 50 年代以后，随着对伤口护理的不断研究，人们发现：伤口环境对伤口愈合起到非常重要的作用。

1985年，奥兰（Odland）发现保持完整的水疱其皮肤愈合的速度比破的水疱皮肤愈合速度快些。这一发现为后续的伤口湿性愈合理论奠定了基础，表明湿润的环境更有利于伤口的愈合。

此后，有很多学者对湿润环境与伤口愈合进行了深入的研究，发现在湿性密闭环境下伤口局部湿润，不会形成结痂；湿润环境能够保持伤口床的温度和pH值稳定，促进血管生成和肉芽组织的形成，敷料不与伤口新生肉芽组织粘连；密闭和半密闭性环境可减少伤口感染的机会；无需频繁更换敷料，提供接近生理状态的愈合环境，细胞分裂增殖速度更快。湿性愈合理论逐渐被接受，且这一理论催生了一系列新型敷料的发展，这些新型敷料不仅可以保护伤口不被感染、吸收渗液，还可以主动刺激细胞增生和促进上皮细胞爬行，提升了伤口治疗的水平。

二、伤口湿性愈合理论的作用及原理

伤口湿性愈合理论是指运用敷料和（或）药物使伤口保持湿润、密闭，给伤口提供一个湿性愈合的环境，以促进伤口的愈合。其作用原理包括以下几个方面。

（一）湿性环境有利于坏死组织和纤维蛋白的溶解

伤口保持在一定的温度和湿度的环境下，伤口渗液中含有的白细胞及蛋白溶解酶能将创面上的坏死组织水化、溶解、破坏，从而达到清创的目的。同时，湿润环境还能够软化痂皮，使其更容易脱落，从而暴露新鲜的伤口床，有利于新生组织的生长。

（二）湿润密闭的环境有利于加快细胞的生长和移行

细胞增殖分化以及酶活性的发挥都需要水作为介质。适度湿润的环境可以促进多种生长因子的释放，如表皮生长因子（EGF）、血小板源性生长因子（PDGF）、角质细胞生长因子（KGF-2）等。湿润环境下维持生长因子的活性，可帮助生长因子和其他促进伤口愈合的因子的扩散；也可以帮助细胞移行，协助修补受损组织，加快表皮细胞移行的速度。

（三）低氧的环境促进血管的生长

伤口局部低氧或无氧的微环境可以刺激巨噬细胞释放生长因子，使血管形成加速。低氧环境形成的氧梯度差可以刺激毛细血管的生长，从而改善创面局部的血流，促进创面的愈合。

（四）微酸的环境促进胶原蛋白的产生和肉芽组织的生长

正常的皮肤呈弱酸性，是理想的创面愈合环境。开放伤口中 pH > 7.1，而密闭环境下伤口局部呈弱酸性（pH 6.4±0.5），弱酸性环境有利于促进成纤维细胞产生胶原，而胶原蛋白是基本的构建蛋白，是肉芽组织的主要成分。

（五）降低伤口的感染率

闭合性敷料对外界环境的微生物具有阻隔作用。研究显示，在湿性环境中，伤口的感染率只有 2.6%，而在干性环境下，其感染率为 7.1%。

（六）避免二次损伤

在湿性愈合环境下，创面不形成结痂，避免再次机械性损伤，减少疼痛。

（七）防止痂皮形成与疼痛

湿性愈合通过保持伤口湿润，能够减少或防止痂皮的形成。

（八）减轻瘢痕生长

湿性愈合通过促进细胞的正常生长和分化，减少炎症反应和过度增生，有助于减轻瘢痕的形成和程度。

第三节　伤口护理基础知识

一、伤口的定义及分类

（一）伤口的定义

伤口是指在外界物理性（如外科手术、外力、温度、射线等）、化学性（化学药物、化学试剂、化学毒物等）和生物性（猫狗咬伤、蚊虫咬伤、人咬伤等）致伤因素及机体内在因素（如局部血液供应障碍）等的作用下所导致的身体完整性和正常解剖结构以及组织功能的破坏。

（二）伤口的分类

1. 根据伤口的愈合时间分类

（1）急性伤口：指皮肤和皮下组织完整性破坏，以及时、简单的方式愈合的伤口。

如手术及创伤性伤口、Ⅱ度烧伤伤口。急性伤口常在 1～3 周内愈合。

（2）慢性伤口：指经过处理，持续 4 周以上不愈合或无愈合迹象的伤口。临床常见的慢性伤口有糖尿病足溃疡、压力性损伤等。

2. 根据伤口受污染状况分类

（1）清洁伤口：无污染的无菌手术切口，如甲状腺手术切口、头颅手术切口等，或尚未被污染的水疱，如 2 期压力性损伤完整的水疱在无菌操作下去除疱皮形成的伤口。

（2）污染伤口：被细菌污染但尚未发生感染的伤口，急性外伤伤口属于此类，涉及消化系统、呼吸系统、生殖系统或已污染腔隙的手术切口也属于此类。

（3）感染伤口：外观有炎性分泌物，培养出条件致病菌或细菌数量 $> 10^5 CFU/mL$，伤口局部红、肿、热、痛。

3. 根据伤口的组织颜色分类

（1）红色伤口（图 9-1）：伤口有健康血流的肉芽组织，干净或正在愈合中的伤口。

（2）黄色伤口（图 9-2）：伤口内有腐肉、渗液和感染。

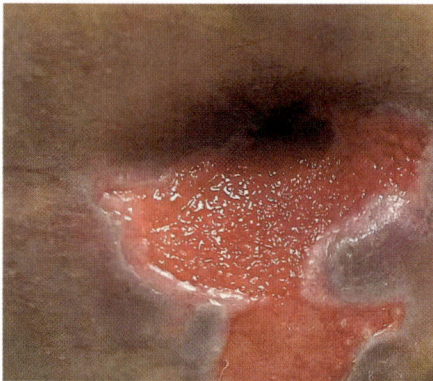

图 9-1　红色伤口

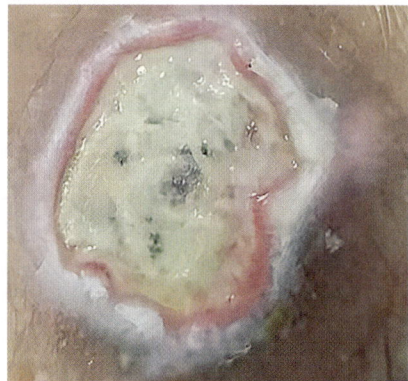

图 9-2　黄色伤口

（3）黑色伤口（图 9-3）：伤口内缺乏血流供应的坏死组织、软或硬的结痂。

（4）混合伤口（图 9-4）：伤口内混有部分健康或不健康的腐肉或结痂的组织，例如红黄、红黄黑或黄黑等。

4. 根据伤口的深度分类

（1）部分皮层损伤伤口：指表皮和部分真皮损伤的伤口，如皮肤擦伤、2 期压力性损伤、Ⅱ度烫伤等。

（2）全皮层伤口：指从表皮、真皮扩展到皮下组织、筋膜和肌肉损伤的伤口，如静脉性溃疡、Ⅲ度烧伤等。

5. 根据皮肤的完整性分类

（1）闭合性损伤：皮肤完整无伤口，通常表现为皮下血肿或积液，如挤压伤早期、针刺伤感染早期。

（2）开放性损伤：皮肤完整性和功能受损，皮下组织或支持结构暴露，大部分伤口属于此类。

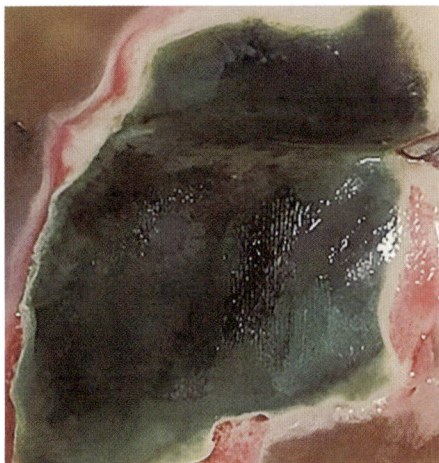

图 9-3　黑色伤口

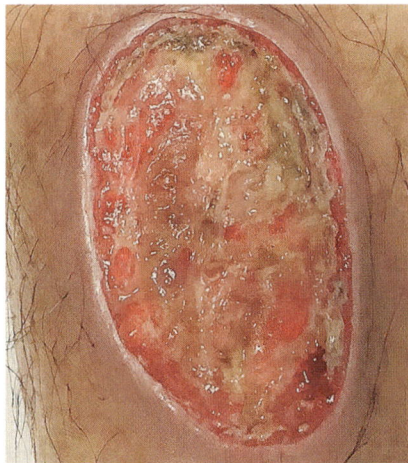

图 9-4　混合伤口

6. 根据致伤原因分类　如由物理性、化学性和生物性原因造成的创伤性伤口，动脉疾病引起的动脉性溃疡，静脉疾病引起的静脉性溃疡，糖尿病血管神经病变引起的糖尿病足溃疡，压力和或剪切力引起的压力性损伤等。

二、伤口的评估与测量

伤口评估是一个动态的过程，处理伤口前，必须对患者进行全面且客观的评估，以判断伤口的严重程度及预后，并为实施有效的干预提供依据，便于不断地调整处理方案。

1. 全身评估

（1）年龄：年龄增大，组织的再生能力减慢，伤口的愈合速度减慢。

（2）营养状况：蛋白质缺乏、维生素缺乏等可造成伤口的愈合速度减慢。

（3）全身性疾病：糖尿病、血液循环系统功能状态、肾功能不全等影响伤口的愈合。

（4）免疫状态：免疫力降低时，白细胞计数减少，蛋白质摄取受损，可延迟伤口的愈合。

（5）药物：外源性肾上腺皮质激素、细胞毒性药物、免疫抑制剂等可影响伤口的愈合。

（6）血管功能

1）动脉功能不全：由于局部动脉功能不全，造成局部组织没有血流供应，缺血而致缺氧，使局部组织溃疡。

2）静脉功能不全：由于静脉瓣关闭不全使下肢血液回流受阻，下肢静脉压力升高，导致脚踝部分的表层静脉血管受压而产生水肿；同时因为静脉压力的上升，使纤维蛋白原由血管内渗出至局部组织，形成纤维蛋白环层，阻挡组织中氧气的输送、营养的交换及废物的排泄。

（7）神经系统障碍：感觉受损的患者对刺激没有反应，无法自卫性地保护伤口；大小便失禁的患者易造成尿路感染或皮肤溃烂而影响伤口愈合。

（8）凝血功能：血友病、血小板减少、接受抗凝剂治疗等的患者由于凝血功能障碍，伤口出血时间过长而影响伤口的愈合。

（9）心理状态：心理反应过于强烈或担忧、焦虑、恐惧、悲观等负性心理明显时，则会抑制机体的免疫功能。

2. 局部评估 评估内容包括伤口类型、伤口床、伤口边缘和伤口周围皮肤。

（1）伤口类型：以愈合时间长短分类，可分为急性伤口、慢性伤口；以致伤因素分类，可分为受物理因素伤害的伤口、化学物品引起的伤口、温度引起的伤口、血管病变导致的伤口；以组织受损程度分类，可分为部分皮层损伤的伤口和全皮层损伤的伤口。

（2）伤口床：主要在于查找肉芽组织迹象，同时清除死亡或失活组织。评估内容包括伤口的大小、部位、组织类型、渗液及感染的评估。

1）伤口的大小：①伤口的二维测量（图9-5）：用厘米制的尺或同心圆的尺测量，沿人体长轴测出伤口最长处为伤口的长，横轴测出伤口最宽处为伤口的宽，描述为"长×宽"，如3.5cm×2.5cm。②伤口的三维测量（图9-6）：用无菌棉棒或探针放入伤口最深处，然后标识出棉棒或探针与皮肤表面齐平处，测量棉棒或探针顶头处到标识点的长度就是伤口的深度，描述为"长×宽×深"。③潜行的测量（图9-7）：潜行指伤口皮肤边缘与伤口床之间的袋状空穴，无法用肉眼见到的深部被破坏的组织。测量方法与深度测量相同，用棉棒或探针沿伤口

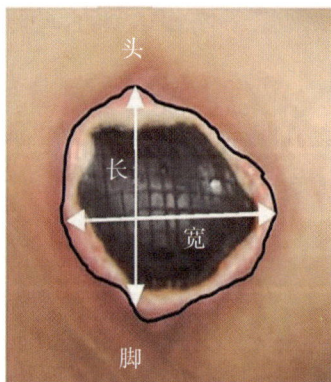

图9-5 伤口的二维测量

四周逐一测量，记录时以顺时针方向来描述。④瘘管、窦道的测量（图9-7）：瘘管是指由于先天原因或疾病导致体内空腔脏器等形成一端通向体表，另一端与空腔脏器相通的管道；窦道是指由体表通向深部组织的病理性盲管，仅有一个开口通向体表。测量时使用探针沿窦道方向伸入直到盲端，用镊子夹住露在皮肤表面的探针，再进行测量。

2）伤口的部位：准确描述伤口的部位能为确定伤口的病因提供线索。如压力性损伤常发生在骶尾部，静脉性溃疡常发生在"足靴区"，糖尿病足常发生在足底部。

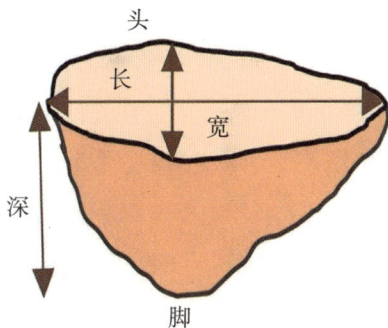

图 9-6　伤口的三维测量

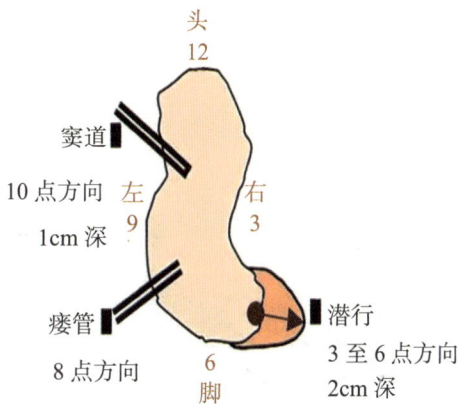

图 9-7　潜行、瘘管、窦道测量

3）伤口的组织类型：采用组织颜色分类的方法分为红、黄、黑及混合型。可用"四分之几"或"八分之几"来说明某种伤口颜色所占的比例，占面积大的在前面，小的在后面。

4）伤口的渗液：渗液是指由血管中渗透出来的液体及细胞留在组织或伤口床中。渗液的评估包括渗液量、性状及气味的评估。①种类：血清性、血性、浆液性、脓性。②颜色：清亮透明、红色、淡红色清亮液体、黄绿色黏稠液体。③量：≤ 5mL/24h 为少量，5 ～ 10mL/24h 为中量，≥ 10mL/24h 为大量。④气味：伤口感染时会产生恶臭味，可用（+）～（++++）表示程度。

5）伤口感染的评估：伤口感染是伤口愈合过程中最为严重的干扰因素。

（3）伤口边缘：在愈合过程中，上皮细胞迁移穿过整个伤口床，覆盖伤口表面。伤口边缘评估包括观察伤口边缘的颜色、厚度、内卷、潜行情况，常见的问题包括浸渍、脱水、潜行、卷边（图 9-8）。

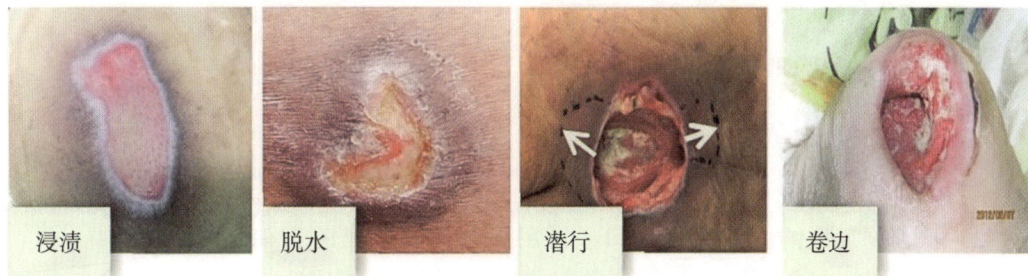

浸渍　脱水　潜行　卷边

图 9-8　浸渍、脱水、潜行、卷边

（4）周围皮肤：伤口周围皮肤的评估范围为伤口边缘 4cm 以内，常见的问题包括水肿、硬结（质地）、浸渍（图 9-9）、表皮脱落（图 9-10）、过度角化、色素沉着、干燥（图 9-11）/脆弱、糜烂、湿疹（图 9-12）等。

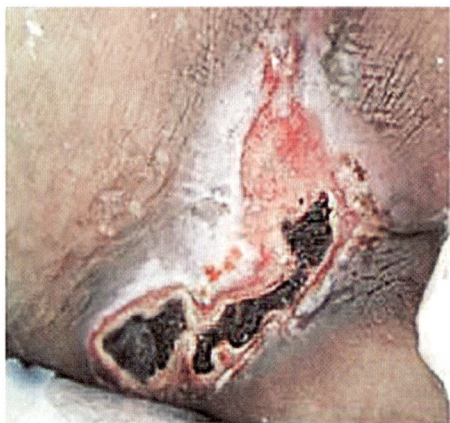

图 9–9　浸渍

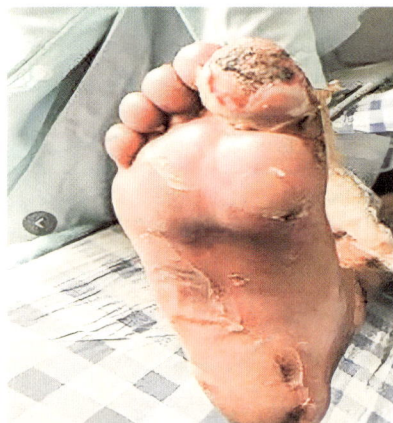

图 9–10　表皮脱落

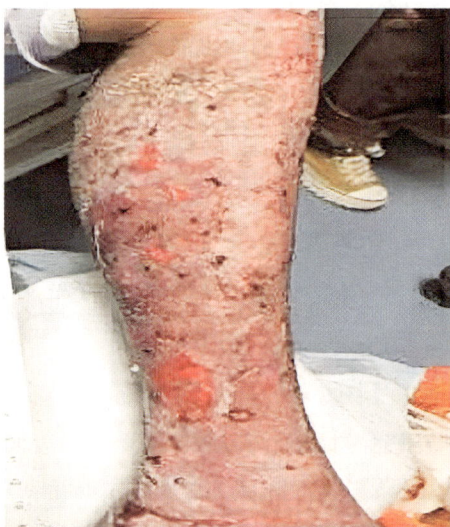

图 9–11　皮肤干燥

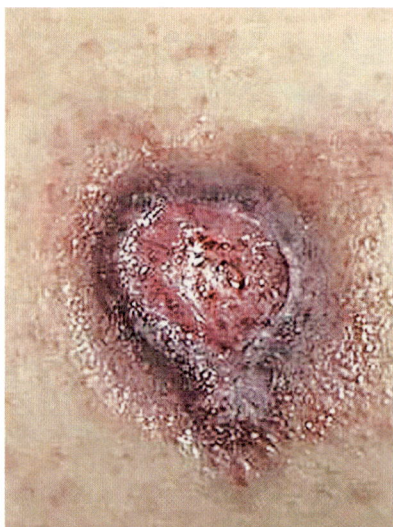

图 9–12　湿疹

三、伤口的微生物培养方法

1. 在使用抗生素之前进行培养。

2. 去除伤口敷料。

3. 用 0.9% 氯化钠溶液冲洗伤口，再用无菌棉签以顺时针或反时针的方式旋转，应用十点取样法走"之"字形涂抹（图 9–13），用棉签挤出组织内深部的渗液；不可用任何消毒液清洗。

4. 避开脓性液及黑痂或硬痂处，不可使棉签碰到伤口周围的皮肤。伤口若很小，无法使用十点旋转方式采样时，则用

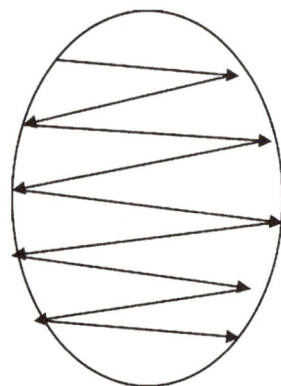

图 9–13　伤口细菌培养十点取样法

棉签挤压伤口组织并滚动蘸取组织渗液。

5. 做厌氧菌培养时，须深入伤口的窦道或潜行内蘸取采样（或用注射器抽取分泌物，注入培养管内）。

6. 尽快送检。

7. 临床伤口培养的指征如下：

（1）感染的局部症状，如脓性渗出液、硬结、异味等。

（2）感染的全身症状，如发热、白细胞增多。

（3）血糖含量突然升高。

（4）神经末梢痛。

（5）精心护理的清洁伤口超过 2 周仍未见愈合的趋势。

四、伤口清洗溶液与清洗方法

伤口清洁是伤口管理的重要一环，可以去除组织碎屑、减少细菌负荷和阻止生物膜形成。

（一）伤口清洗溶液

1. 理想的伤口清洗液应具备以下特点：

（1）对人体细胞无毒。

（2）有广谱抗菌作用。

（3）能有效降低伤口的微生物负荷。

（4）能维持适当的伤口湿润环境。

（5）可缓解伤口疼痛。

（6）易于使用。

（7）不影响将要使用的伤口敷料。

2. 目前临床常用的伤口清洗液包括以下几种：

（1）生理盐水：是最常用的伤口清洗液，与机体组织等渗，对活体组织无有害影响，具有经济、实惠、无刺激等特点，是与人体生理性最相符的伤口清洁溶液。

（2）乳酸林格液：又称平衡液，其电解质浓度、pH、渗透压等与细胞外液非常接近，对活体组织无害、无色、无刺激，可用于冲洗伤口床和体腔。

（3）灭菌注射用水：当伤口需要使用含银敷料时，推荐使用灭菌注射用水，以避免生理盐水中的氯离子对含银敷料中的银离子有影响。

（4）双氧水：双氧水利用氧化作用分解腐肉组织，泡沫效应有助于机械性清创。双氧水可用于感染伤口（厌氧菌）的清洁和除臭。

（二）伤口清洗方法

1. 机械擦洗　主要是用棉球或纱布配合一定量的清洗液擦洗伤口。擦拭伤口可减少细菌分布，通过引起微擦伤损伤新生成的肉芽组织，使纤维脱落，从而有助于减少伤口中肉芽肿的形成。

2. 按摩/浸泡　按摩或浸泡较大面积的坏死组织可能有助于软化和松动坏死组织，但是浸泡伤口或无治疗作用的低压力按摩会增加组织的渗透性和细菌数量，并且不能有效清洁伤口床。

3. 冲洗　研究发现，伤口冲洗优于传统的机械性清洁操作，并且认为冲洗是现今最有效的清洗伤口的护理方法。冲洗的水流压力可冲去污染物，减少细菌，且不易引起出血。

五、伤口换药护理

（一）操作目的

评估伤口情况，更换伤口敷料，保持伤口清洁，预防和控制感染，促进伤口愈合。

（二）评估

1. 患者评估
（1）评估影响伤口愈合的相关因素。
（2）评估患者的心理状态，了解患者的心理状态及合作程度。
（3）评估患者的知识，了解患者对伤口愈合的认识程度。
2. 环境评估　评估环境是否清洁、安静，利于伤口换药。

（三）准备工作

1. 操作者准备　仪表符合要求，洗手，戴口罩。
2. 用物准备　按需备齐用物（无菌换药碗、弯盆、适量无菌方纱、棉球、胶布、棉签、无菌剪刀、无菌手套、测量工具，根据评估情况备清洗液、敷料，必要时备培养管），放置合理。
3. 患者准备　查对患者，向患者做解释工作。
4. 环境准备　保持环境整洁、安静、通风、采光。

（四）操作步骤

1.清除敷料　充分暴露伤口，铺治疗巾，揭开外层敷料，内层敷料用镊子揭开。

2.伤口评估　评估伤口类型、部位、大小、基底颜色、渗液量、周围皮肤状况等。

3.清洗伤口　非感染性伤口，由内向外清洗；感染性伤口，先根据细菌培养结果选择合适的消毒、抗菌清洗液，由外向内清洗，再用生理盐水清洗干净伤口。

4.观察　伤口渗液多少及周围皮肤有无浸渍，伤口进展情况等。

5.选择敷料　根据伤口评估情况，选择合适的敷料，固定。

（五）整理

1.患者　询问患者感觉，协助其整理衣服及床位。

2.用物　整理用物，分类、清洁、浸泡、消毒用具，有传染的分类包装。洗手，记录。

3.告知患者　保护伤口，注意保持伤口敷料清洁干燥，潮湿时应及时更换。

（六）评价

患者感觉良好，无疼痛，严守三查七对，无菌观念强，准确评估伤口选择敷料。

（七）操作注意事项

1.严格执行无菌操作技术，揭开污染敷料应从上至下，不可从敷料中间揭开。

2.评估时要观察伤口有无感染症状，伤口内有无潜行、窦道及瘘管等存在。

3.根据伤口类型选择不同的清洗消毒液。无菌伤口清洗消毒应从里向外，感染伤口则相反。感染伤口按要求进行细菌培养及药敏试验。

4.冲洗伤口，保持适当的压力，避免损伤组织。

5.需做清创处理的伤口，根据伤口的分类和病情选择适宜的清创方法，注意保护重要的肌腱及血管，避免损伤。

6.全面评估伤口，根据伤口的愈合阶段和渗液等情况选择合适的敷料。

7.包扎伤口时，注意松紧适宜，以免影响血液循环。需使用绷带包扎时应从肢体远端向近端包扎，促进静脉回流。

8.腹部伤口应以腹带保护，减少患者因咳嗽等动作造成伤口张力过大。

9.准确记录伤口的愈合阶段、伤口内各种组织的比例、使用的敷料及注意事项。

六、敷料选择与液体管理

（一）敷料的种类与临床应用

伤口敷料即处理伤口的材料。敷料的应用能为伤口修复、促进愈合提供良好的环境，是伤口治疗最基本的方法之一。

1. 传统敷料

（1）纱布：纱布由棉花、软麻布和亚麻布加工而成，也称惰性敷料。

临床应用：①可作为各类伤口的内、外层敷料使用。②可用于深腔、窦道的填塞。③可制作引流条用于伤口引流。

（2）油性纱布：由传统纱布经石蜡油、凡士林等浸润灭菌加工而成。

临床应用：①供皮区。②烧烫伤。③黏膜或皮下组织暴露的伤口。④伤口填塞、止血和引流。⑤上皮修复期的局部保护。

2. 新型敷料

（1）水胶体敷料：由聚合的基材和粘接在基材上的水胶体混合物构成，具有一定的渗液吸收能力。其含有胶体颗粒，当与渗液接触时可以转变为胶冻样物质以保持伤口床的湿度。

临床应用：①表浅和部分皮层损伤的伤口。②1期和2期压力性损伤。③少到中量渗出的伤口。④黄色腐肉或黑色坏死伤口自溶清创时作为外敷料使用。

（2）藻酸盐敷料：以天然海藻植物为原料提炼而成，有条状和片状，可以是编织或非编织结构。

临床应用：①中到大量渗液的伤口。②出血伤口。③恶性肿瘤伤口。④腔隙和窦道伤口使用藻酸盐填塞时，需评估其深度，以判断换药时能否取出。

（3）泡沫敷料：通常为多层结构，一般由防粘连伤口接触层、渗液吸收层、防水阻菌的背衬等组成。其质地细腻柔软，孔径均匀，可制成各种厚度，对伤口有良好的保护作用。

临床应用：①中到大量渗液的伤口。②压力性损伤的预防及治疗。③供皮区伤口。④肉芽过度生长的伤口等。

（4）含银敷料：银是一种常见的重金属，其化学性质不活泼，但当其以离子形式存在于伤口渗液中时，能够破坏各种细菌细胞膜上的蛋白活性成分，阻断酶的复制程序，造成蛋白凝固变性，具有很强的抗菌和杀菌作用。

临床应用：各种感染性伤口，如压力性损伤、静脉性溃疡、糖尿病足等。

（二）伤口渗液管理

1.渗液的形成　伤口渗液即从伤口里渗漏出来的液体。当有伤口形成时，经由炎症反应而释放出的组胺能增加毛细血管的通透性，渗出更多液体，使白细胞能到达伤口，这些渗出物便形成伤口渗液。渗液的主要成分是水，还包括电解质、蛋白质、炎性介质、生长因子、代谢废物，以及各种细胞。这些物质在伤口愈合过程中发挥着积极的作用，但如果不能有效管理渗液，可引起或加重伤口感染、伤口周围皮肤发生浸渍等。

2.渗液的作用

（1）可促进自体溶解，帮助分解腐肉或坏死组织。

（2）可帮助细胞移行，协助修补受损组织。

（3）可提供细胞代谢所需的营养。

（4）可帮助生长因子及其他促进伤口愈合的因子扩散。

3.渗液的评估　有效的渗液管理基于对伤口客观、准确、全面的评估。渗液评估是伤口评估的重要一环，主要包括以下内容。

（1）渗液颜色：正常伤口渗液为淡黄色澄清液体，渗液颜色异常常提示有出血、感染、坏死等情况发生（表9-1）。

表9-1　渗液颜色的意义

特征	可能的原因
澄清黄色	通常为正常渗液颜色，也可能为纤溶酶的细菌感染、尿瘘、淋巴瘘
粉红或红色	提示毛细血管损伤
绿色	多提示铜绿假单胞菌感染或使用某些新型敷料所致
黄色或褐色	多由于伤口内有腐肉，或坏死组织溶解所致，或肠瘘
混浊灰白色	提示炎症反应或感染
灰色和蓝色	可能与使用含银敷料有关

（2）渗液量：可以使用伤口渗液与敷料的关系来评估渗液量（表9-2）。

表9-2　渗液量的评估

伤口表现		旧敷料表现	敷料选择
伤口干涸	当移除敷料时，伤口表面干涸，没有可见湿润	内敷料没有湿润	1.可提供水分给伤口敷料，例如水凝胶 2.保湿敷料，例如亲水性敷料 3.减少现有内敷料的更换次数

实用中医骨伤护理学

续表

	伤口表现	旧敷料表现	敷料选择
伤口湿润	当移除敷料时，伤口表面，湿润，可见有微量渗液	内敷料有微量浸渍，但没有渗出至外敷料	1. 现有敷料恰当地保持伤口湿润，继续现有敷料 2. 现有敷料的更换次数也恰当
伤口潮湿	当移除敷料时，伤口表面可见有微量渗液	内敷料有大量浸渍，但没有渗出至外敷料	1. 现有敷料恰当地保持伤口湿润，可继续使用现有敷料 2. 现有敷料的更换次数也恰当
饱和	当移除内敷料，伤口表面仍可见有多量渗液，伤口周围皮肤可能有浸润	内敷料完全湿透及穿透至外敷料	1. 增加现有敷料的更换次数 2. 加强现有外敷料的吸水性能 3. 更换另一种强吸水性内敷料 4. 更换另一种强吸水性外敷料
渗漏	当移除内敷料，伤口表面仍可见多量渗液，伤口周围皮肤可能有浸润	内敷料及外敷料完全湿透及穿透至患者衣服鞋袜等	1. 增加现有敷料的更换次数 2. 加强现有外敷料的吸水性能 3. 更换另一种强吸水性内敷料 4. 更换另一种强吸水性外敷料 5. 评估伤口引致大量渗液的原因，可能要更改现有处理方法

（3）伤口渗液量的影响因素：随着伤口愈合过程而变化，同时受到局部及全身多种因素的影响（表9-3）。

表9-3 伤口渗液量的影响因素

影响因素	渗液量增加	渗液量减少
伤口愈合阶段	伤口的炎症期 愈合不佳（慢性伤口、长期炎症） 清创期间及坏死组织溶解	上皮生长期 伤口即将愈合
局部因素	局部感染、炎症，创伤处于急性炎症期 异物刺激周围组织，导致分泌增加 水肿（如静脉回流欠佳，上腔静脉、下腔静脉闭塞） 肠瘘、淋巴瘘或泌尿系统瘘管 敷料使用不当	局部缺血 伤口有焦痂 敷料使用不当
全身因素	心、肾或肝衰竭导致水肿 感染、炎症、内分泌疾病 使用某些药物（如类固醇） 营养不良，低蛋白血症导致水肿	脱水 低血容量休克 微血管病变

（4）渗液性状：伤口渗液的性状常因伤口类型和伤口所处时期的不同而不同（表9-4）。

表 9-4　渗液性状评估

渗液性状	特点
血清性渗液	清亮透明，主要成分为血清，含有少量细胞
血性渗液	通常为红色，主要成分为红细胞，含有血液的其他成分
浆液性渗液	淡红色，清亮透明，主要成分为红细胞
脓性渗液	黄绿色黏稠液体，主要成分是白细胞吞噬后的残留物和微生物

（5）渗液气味：伤口渗液通常无特殊气味，当其呈粪臭味时提示可能伴有肠瘘或金黄色葡萄球菌感染，腐臭味提示可能伴有革兰阴性菌感染，腥臭味提示可能伴有铜绿假单胞菌感染，恶臭味提示可能伴有混合感染。

4.渗液管理　虽然渗液在伤口愈合过程中起着积极作用，但是当伤口渗液过多或过少，或渗液里含有有害成分时，则会导致伤口愈合延迟，患者经济负担和心理压力增加。渗液管理需要借助适合的敷料、器具和伤口护理技术。

（1）敷料的选择和使用：敷料是管理渗液的主要工具，需根据伤口的评估结果、敷料的特性和价格、患者的经济情况及现有资源的可得性等多方面综合考虑选择合适的伤口敷料进行渗液管理。

（2）造口袋或自制渗液收集袋的使用：通过粘贴造口袋或自制渗液收集袋收集渗液，可避免渗液对皮肤的刺激，提高患者的舒适度，也可准确记录渗液量，为治疗提供依据。

（3）负压封闭引流技术：负压封闭引流技术可充分引流渗液，避免局部渗液的聚集及对伤口周围皮肤的刺激；帮助建立液体平衡，促进伤口愈合；可准确评估渗液的颜色、性状和量，为评估伤口愈合情况提供依据；可降低敷料更换频率。但要充分考虑使用适应证、禁忌证、所需材料及价格、患者的经济承受能力，以及治疗者的经验与能力等。

第四节　各类慢性伤口的护理

一、压力性损伤

压力性损伤（pressure injury，PI）是活动障碍、慢性病及老年患者常见的并发症之一，可能导致患者疾病恢复的延期、严重感染甚至死亡。中医预防压力性损伤强调整体观念，注重患者的体位，使用中药外敷以促进血液循环。

（一）定义

压力性损伤是指由于强烈和（或）长期存在的压力或压力联合剪切力导致骨隆突处、医疗或其他器械下的皮肤和（或）软组织的局限性损伤。美国国家压疮顾问小组（NPUAP）于2016年4月将"压力性溃疡"更名为"压力性损伤"。

医疗器械相关性压力性损伤是指在使用医疗器具期间获得的压力性损伤，损伤部位形状通常与医疗器械形状一致。这一类损伤可使用压力性损伤的分级系统进行分期。

黏膜压力性损伤是指由于体位或使用医疗器具导致相应部位黏膜出现的压力性损伤。如由于俯卧位时口唇受压所致的口唇黏膜压力性损伤，鼻腔插管引起的鼻黏膜压力性损伤等。这一类损伤组织由于解剖特点无法进行分期。

（二）分期

1. 1 期压力性损伤（图 9−14、图 9−15） 局部皮肤完好，但出现指压不变白的红斑或指压不退色的红斑，深色皮肤表现可能不同，甚至不易察觉。此期的颜色改变不包括紫色或栗色变化，因为这些颜色变化提示可能存在深部组织损伤。

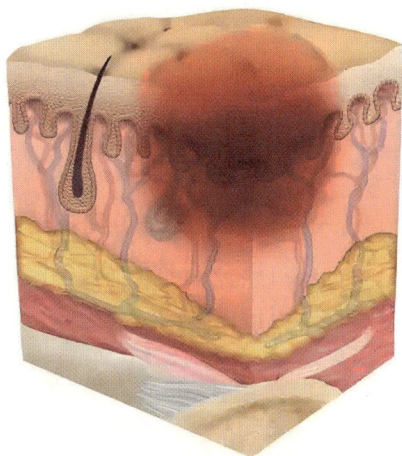

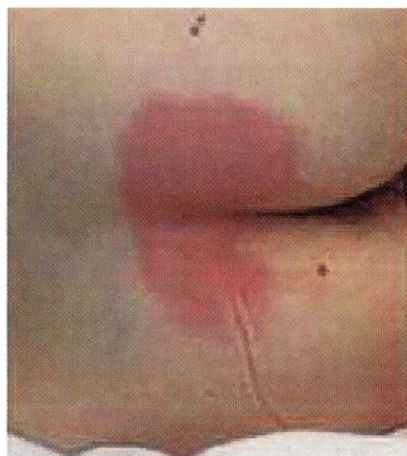

图 9−14　1 期压力性损伤示意图　　　　图 9−15　1 期压力性损伤实例

2. 2 期压力性损伤（图 9−16、图 9−17） 部分皮层缺失伴随真皮层暴露。伤口床可表现为完整的或破损的浆液性水疱，呈粉色或红色，无腐肉、焦痂。

3. 3 期压力性损伤（图 9−18、图 9−19） 全层皮肤和组织缺失，皮下脂肪可能呈现，但骨骼、肌腱或肌肉未见外露。腐肉可能存在，但不会遮挡组织缺损的深度；潜行和窦道也可能存在。

4. 4 期压力性损伤 全层皮肤和组织缺失，可见骨、肌腱外露或直接触及，可延伸到肌肉和（或）支撑结构（如筋膜、肌腱或关节囊）而可能导致骨髓炎的发生（图

9-20、图 9-21)。

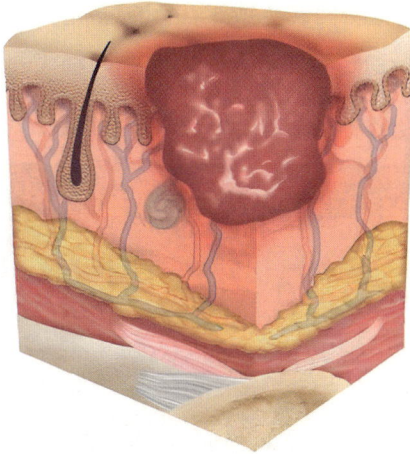

图 9-16　2 期压力性损伤示意图

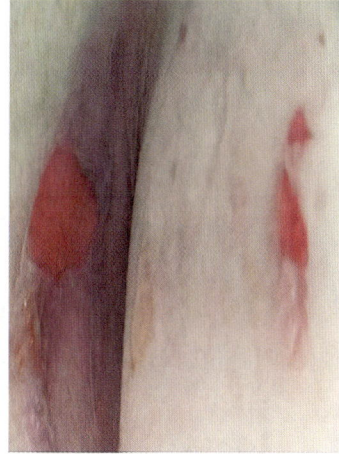

图 9-17　2 期压力性损伤实例

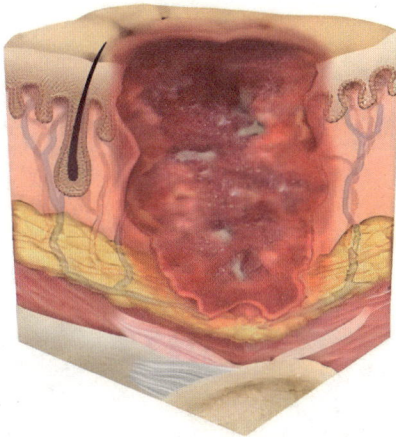

图 9-18　3 期压力性损伤示意图

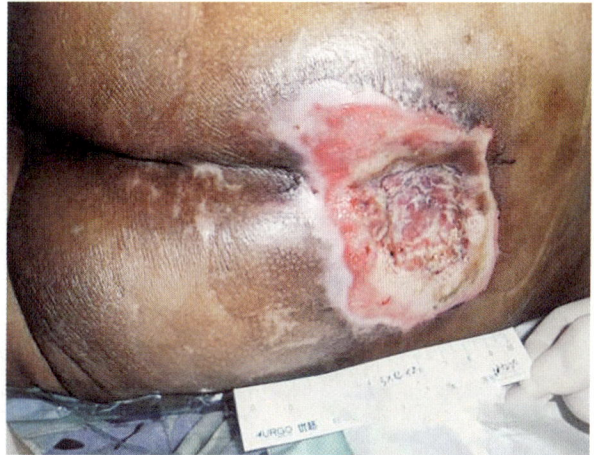

图 9-19　3 期压力性损伤实例

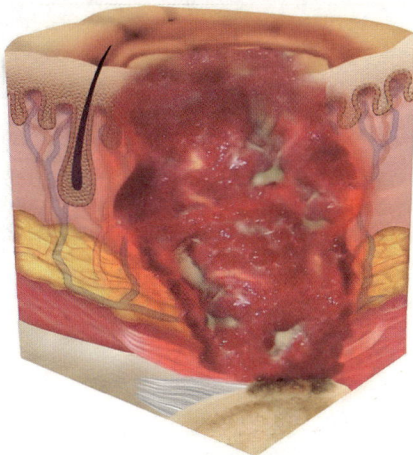

图 9-20　4 期压力性损伤示意图

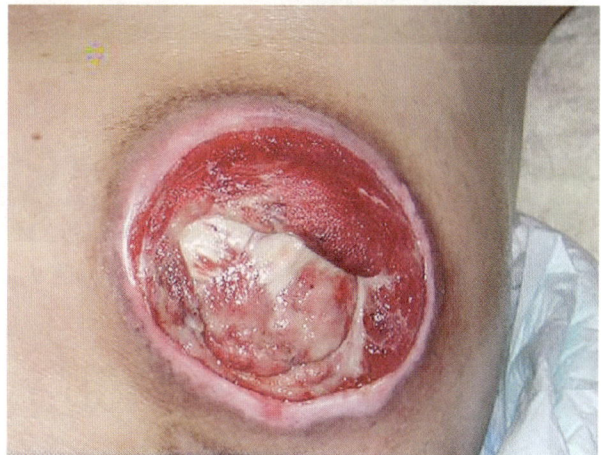

图 9-21　4 期压力性损伤实例

5. 不可分期压力性损伤（图 9-22、图 9-23） 全层皮肤和组织缺失，由于被腐肉和（或）焦痂掩盖，不能确认组织缺失的程度，直至腐肉和（或）焦痂能够充分去除，伤口基底外露，才能准确分期。缺血肢端或足跟的稳定型焦痂（干燥，黏附稳固，完好而无发红或波动）可作为"人体的自然（生物）覆盖物"，不应去除。

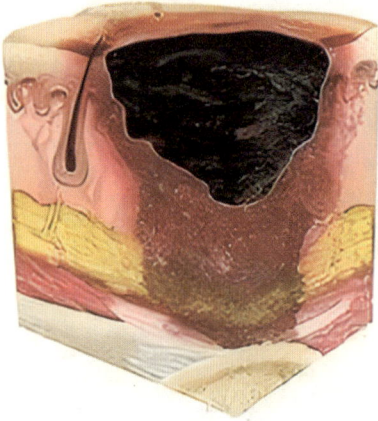

图 9-22　不可分期压力性损伤示意图

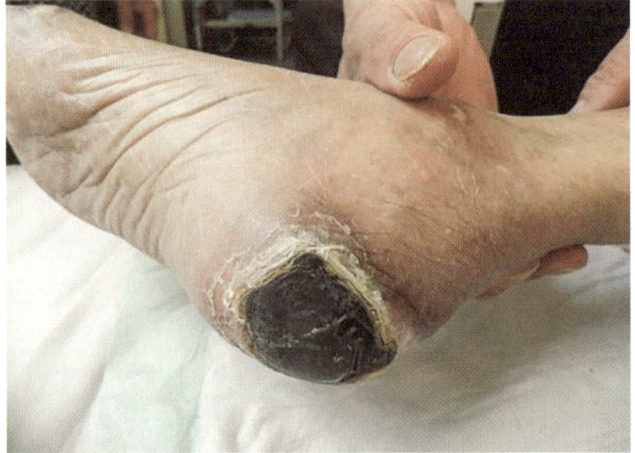

图 9-23　不可分期压力性损伤实例

6. 深部组织损伤期压力性损伤（图 9-24、图 9-25） 由于潜在的软组织受压力和（或）剪切力损伤，局部区域的皮肤颜色改变为紫色、暗紫色或深红色或有血疱形成。

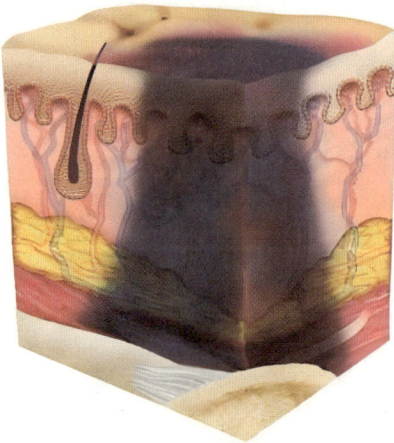

图 9-24　深部组织损伤期压力性损伤

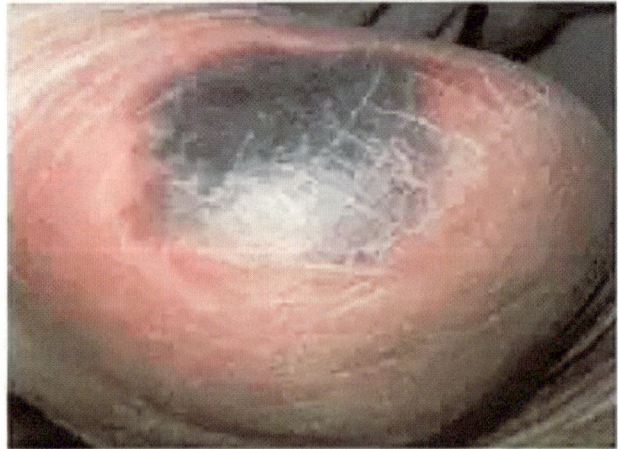

图 9-25　深部组织损伤期压力性损伤

（三）好发部位

压力性损伤好发于身体长期受压的部位，尤其是缺乏脂肪保护、无肌肉包裹或肌肉薄而支撑重力多的骨突处及受压部位。

（四）影响因素

压力性损伤是多种因素综合作用的复杂病理过程，主要包括外在因素、内在因素。

1. 外在因素

（1）压力：是引起压力性损伤最重要的原因，且与持续的时间长短有关。毛细血管最大承受压力又称毛细血管关闭压，为 16 ～ 32mmHg，最长承压时间为 2 ～ 4 小时，超过毛细血管关闭压持续 2 ～ 4 小时以上可致毛细血管闭合、萎缩，血液被阻断而造成皮肤缺血性损害，即压力性损伤。

（2）剪切力：常常发生于半卧位，当患者床头抬高 30° 以上或采取半坐卧位时间 > 30 分钟时，患者身体容易下滑，导致与髋骨紧邻的组织跟着骨骼移动，但由于皮肤和床单间的摩擦力作用，皮肤和皮下组织无法移动，而剪切力使这些组织拉开、扭曲，产生的组织病理结果是毛细血管的扭曲和撕裂，从而引起血流下降，促使压力性损伤的形成。

（3）摩擦力：常发生于临床上搬运患者时的拖拉动作，或当患者床铺褶皱不平、存有渣屑或皮肤潮湿时，产生的摩擦力增大，患者的皮肤更加容易受损。

（4）潮湿：潮湿是引起压力性损伤的另一重要因素。各种引起皮肤潮湿的情况均可引起皮肤和结缔组织浸软，皮肤的拉伸强度下降，造成皮肤松软，弹性和光泽度下降，削弱皮肤角质层的屏障功能，易受摩擦力等外力所伤，从而引发压力性损伤。

2. 内在因素

（1）年龄因素：60 岁以上的老年人是压力性损伤的高发人群，随着年龄的增加，皮肤出现表皮变薄、皮肤相对干燥、皮下组织减少、组织血供减少、毛细血管更脆弱及感觉迟钝等生理性退化改变，组织耐受性下降而使压力性损伤的风险增大。

（2）活动能力：活动能力减退是导致患者发生压力性损伤的重要原因之一。瘫痪、长时间手术（≥ 4 小时）、使用镇静药及麻醉药、病情危重等情况均会限制患者活动而容易发生压力性损伤。

（3）营养状况：营养状况在压力性损伤的发生发展过程中有重要作用，血清白蛋白、血红蛋白是影响压力性损伤发生发展常用的参数指标之一。

（4）组织灌注：因疾病原因导致的组织灌注不足可使皮肤及皮下组织处于缺血缺氧状态，从而促使压力性损伤发生的危险性增大。

（5）心理因素：当患者处于精神压力之下，肾上腺素水平发生变化，导致皮肤的耐受性下降。

（6）体温：发热与压力性损伤的发生也有关系，当发热时，组织耗氧量增加，对氧的需求增加，促成压力性损伤的发生发展。

（五）预防

1. 风险评估　预防压力性损伤的第一步是使用压力性损伤危险评估工具识别危险人群、判断危险程度和识别危险因素，便于采取针对性措施。

2. 识别易引起压力性损伤的主要危险因素　根据患者个体情况，针对最主要的危险因素采取相应措施。

3. 长期卧床患者　可通过增加整个身体表面与床垫接触面积的方法来分散压力，以降低局部受压，防止压力性损伤的发生。如气垫床和海绵床垫等，不宜翻身的患者应及早使用。使用局部设施或装置分散骨隆突处皮肤所承受的压力，以避免骨隆突处发生压力性损伤，如水垫、气垫、小海绵垫。

4. 皮肤保护　修剪指甲，避免抓伤皮肤，可使用敷料保护局部皮肤，如泡沫敷料、水胶体敷料、透明敷料等。

5. 加强营养　病情允许者可进食高蛋白、高维生素的食物，多食新鲜的蔬菜、水果等。

6. 禁止按摩骨隆突处的皮肤　按摩可使有压力性损伤危险的区域血流量减少、温度降低，对人体组织有潜在的破坏作用。

7. 皮肤清洗时勿擦洗用力过度　将皮肤擦得发红，摩擦力会伤害皮肤。出汗多时或容易潮湿的部位，清洁后不能拍爽身粉等粉剂，因粉剂容易堵塞毛孔。

8. 压力性损伤的中医预防

（1）中医评估：通过望、闻、问、切四诊及时、仔细观察和收集患者的病情，积极评估患者情况，及时了解压力性损伤发生的危险因素是否存在，对发生压力性损伤的危险因素进行定性、定量的分析，对高危患者实行重点预防。

（2）中医预防：取用天然食药作为材料制作各种防压工具以减少局部组织的压力。如将谷粒制成谷粒袋，对皮肤有轻微的按摩作用，可促进局部的血液循环，还可以使患者的受压部位不会固定在一个点；茶叶垫在压力性损伤的预防中则具有改善微循环、抗菌、吸湿等作用。

（3）按摩法：可应用于皮肤无发红的部位，也可应用活络油按摩受压部位，对受压部位周围进行按摩。

（4）整体护理：中医学强调"天人合一"，认为人的生活方式应该顺应自然规律。因此，患者应该保持规律的作息时间，避免熬夜和过度劳累；适当参加体育锻炼和户外活动，增强身体素质和抵抗力；调整饮食，以平衡阴阳、调和气血。

（5）情志护理：发生压力性损伤者大多数是体质衰弱，长期卧床不起或瘫痪、水肿者，情志易烦躁、忧郁、多思，往往肝火旺盛，肝气郁结，脾胃运化受阻。中医学理论认为，情志抑郁会引起血液瘀滞，从而加速压力性损伤的发生和发展，所以情志护理对于预防压力性损伤具有重要意义。本着"护病求本"的原则，"心因"还需"心药"医，所以护理人员应采取各种有效的沟通技巧和患者进行沟通，了解患者真正的"心因"，从而有针对性地劝导、安慰患者，提高患者的心理承受能力，消除不良心境，预防压力性损伤的发生。

（6）中医制剂的应用：紫草油剂外涂局部受压处皮肤，在受压骨突部外涂滑石粉，选用具有舒筋活络、祛风散瘀功效的活络油外涂局部皮肤等均可预防压力性损伤。

（六）各期压力性损伤的护理

1. 1 期压力性损伤　此期应加强护理措施，增加翻身次数并监测皮肤变化状态。避免再受压，观察局部发红皮肤颜色消退的情况。减少局部摩擦力，局部皮肤可予薄的水胶体敷料或赛肤润促进淤血吸收，改善局部皮肤的缺血缺氧状况；或用红外线、红蓝光照射，每日 2 次；也可选用中药制剂，如疡疮油、紫草油、烫伤宁等。

2. 2 期压力性损伤　除继续加强上述措施外，有水疱者，直径小于 2cm 的可不处理，让其自行吸收，局部粘贴透明薄膜保护皮肤；水疱直径大于 2cm 者，局部消毒后，在水疱的最下端用 5 号小针头穿刺并抽吸出液体，表面覆盖透明敷料，观察渗液情况，薄膜 3 ～ 7 天更换一次。如果水疱破溃，暴露出红色创面，按浅层溃疡原则处理伤口。2 期压力性损伤创面通常为无腐肉的红色或粉红色基底的开放性浅层溃疡，可根据渗液情况选择合适敷料。渗液较少时，可用薄的水胶体敷料；渗液中等或较多时，可用厚的水胶体敷料或泡沫敷料。中医外治方面可用复方黄柏液湿敷或湿润烫伤膏涂搽，每日 2 次，也可外敷五五丹、生肌玉红膏等，注意观察皮肤情况。

3. 3、4 期压力性损伤　由于 3、4 期压力性损伤创面通常有较多的坏死组织覆盖，因此充分评估患者的全身和局部情况后，根据患者坏死组织的特点选择清创方法及合适的伤口敷料。骨骼、肌腱、暴露部位要注意保湿，可使用水凝胶。有感染的伤口可使用银离子敷料，但不能长时间使用，一般 7 天，必要时行细菌培养和药敏试验，根据结果选择合适的抗生素治疗。根据伤口不同时期渗液的特点进行伤口渗液管理，可选用恰当的敷料，也可使用负压治疗。

中医护理：①腐烂处可用九一丹或红油膏纱条外敷。脓水较多时，可用蒲公英、紫花地丁、马齿苋各 30g 的水煎溶液湿敷或淋洗。②疮面周围施以按摩手法，力量由轻到重，范围逐渐加大，每个部位 15 分钟。③取艾条 2 根（并用），点燃，以雀啄法灸疮面，以回旋法灸疮面周围肿胀处及足三里穴，每日 1 次，每次灸 20 分钟，10 日为一疗程。④将雷火灸灸条点燃，置于距皮肤 2 ～ 4cm 处，将灸条在溃疡表面反复行回旋灸，时间 10 ~ 15 分钟，以溃疡周围皮肤轻度潮红为度，后予无菌纱布包扎。

4. 不可分期压力性损伤 此期缺损涉及皮肤全层，但溃疡的实际深度完全被坏死组织和（或）焦痂所掩盖，无法确定其实际深度，因此需彻底清除坏死组织或焦痂以暴露伤口床。清创方法的选择需基于患者自身情况、伤口特点、清创者专业水平及安全性方面的考虑，其余处理可以参照 3、4 期压力性损伤处理方法。

5. 深部组织损伤期压力性损伤 此期需加强护理措施，避免局部皮肤继续受压，避免剪切力和摩擦力的发生，同时密切观察局部皮肤的变化情况。局部皮肤完整时需加以保护，可予赛肤润液体敷料或紫草油改善局部皮肤，促进组织修复，避免按摩。如出现水疱，可按 2 期压力性损伤处理。如出现较多坏死组织或暴露深部组织，可按 3、4 期压力性损伤处理。

二、下肢慢性溃疡

下肢慢性溃疡，中医学称之为臁疮，是指发生于小腿臁骨部位的慢性皮肤溃疡。其临床特点是经久难以收口，或虽经收口，易因损伤而复发，与季节无关。

（一）病因病机

中医学认为，本病多因饮食失节，化生湿热，阻滞经络，或经久站立、负重，累损脾气，湿邪蕴留，气滞血瘀，或禀赋不足，脾胃素虚，气血虚少，气行不畅，瘀血稽留，复因抓磕虫咬，破损染毒而发。

西医学认为，下肢深浅静脉及交通支静脉的结构异常、肢体远端的静脉压力持续增高是小腿皮肤营养性改变和溃疡的主要机制，而长期站立、腹压过高和局部皮肤损伤是溃疡的诱发因素。

（二）临床表现

1. 小腿下 1/3 内外臁处溃疡，局部可先痒后痛，漫肿色红，破溃。
2. 溃疡收口，但易复发。
3. 小腿静脉曲张（因久站、负重期引起）者多见。

（三）中医治疗

中医学认为臁疮是本虚标实之证，气虚血瘀为基本病机，治宜益气活血。

1. 中药内服

（1）湿热下注证

证候：小腿筋聚怒张，局部发痒、红肿、疼痛，继则破溃，脓水浸淫，疮面腐暗，四周漫肿灼热，伴口渴，便秘，小便黄赤，舌红，苔黄腻，脉滑数。

治法：清热利湿，和营解毒。

方药：二妙丸合五神汤加减。水肿明显者，加茯苓皮、冬瓜皮利湿；胀痛明显者，加木瓜、丝瓜络通络止痛。

（2）气虚血瘀证

证候：病程日久，疮面苍白，肉芽色淡，周围皮色黑暗、板硬，伴肢体沉重，倦怠乏力，舌淡紫或有瘀斑，苔白，脉细涩无力。

治法：益气活血，祛瘀生新。

方药：补阳还五汤合四妙汤加减。瘀阻甚者，加乳香、没药、延胡索通络。

2. 中药外用

（1）初期：①局部红肿、破溃、渗液较多者，宜用洗药。a. 马齿苋 60g，黄柏 20g，大青叶 30g，煎水湿敷。b. 复方黄柏液湿敷，每日 3～4 次。②局部红肿，渗液量少者，宜用金黄膏薄涂，每日 1 次；亦可加少量九一丹撒于疮面上，再盖金黄膏。

（2）湿润烧伤膏涂搭：先用无菌纱布蘸生理盐水轻拭创面，清除脓痂和坏死组织，以无明显渗血为度，再将无菌纱布拭干创面，将湿润烧伤膏挤在创面上，敷上一层无菌纱布，然后在此无菌纱布上涂一层薄薄的湿润烧伤膏（1mm），使之渗透到纱布上，再敷上一层无菌棉垫，用胶布固定，再用弹力绷带缠缚患肢。24 小时更换一次。

（3）后期：久不收口，皮肤乌黑，疮口凹陷，疮面腐肉不脱，时流污水者，用八二丹麻油调后并用绷带缠缚，每周换药 2 次，夏季可增加换药频次。腐肉已脱而露新肉者，用生肌玉红膏，隔日 1 次或每周 2 次。周围有湿疹者，用青黛散调麻油盖贴。

（4）红外线、红蓝光照射：每日 2 次。

3. 中医适宜技术

（1）艾灸：用于臁疮末期。在创面上放盐水棉球，点燃艾条，围绕创面灸之，使患者感到温度适中即可。每次 30～40 分钟，每日或隔日 1 次。

（2）雷火灸：将雷火灸灸条点燃，置于距离皮肤 2～4cm 处，在溃疡表面反复行回旋灸，时间 10～15 分钟，以溃疡周围皮肤轻度潮红为度，后予无菌纱布包扎。

（四）预防与调护

改善肢体瘀血状态是本病预防和调护的重点。

1. 生活护理

（1）宜常抬高患足，不宜久立久行。

（2）疮口愈合后宜经常用医用弹力袜或弹力绷带保护之，预防并发症。

（3）保持排便通畅，避免腹压增加而引起静脉压增高，加重病情。

（4）勤剪指甲，避免瘙痒时用指甲抓挠皮肤。

2. 辨证施膳

（1）湿热下注证：饮食原则应以清热利湿、健脾消食为主，可选冬瓜、西瓜皮、绿豆、赤小豆、薏苡仁、山药、扁豆、莲子等。饮食宜清淡，避免油腻、辛辣、刺激性食物，以促进湿热之邪的排出，并恢复脾胃的正常功能。

（2）气虚血瘀证：饮食原则应以补气活血、化瘀通络为主，可选大枣、枸杞子、当归、黄芪、山楂、生姜、龙眼肉、黑豆、黑芝麻、核桃等。

（五）典型病例

1. 基本信息 姓名：李某。性别：男。年龄：56岁。婚姻情况：已婚。籍贯：广东省。文化程度：小学。职业：农民。

2. 病例介绍

（1）主诉：右下肢疼痛伴活动受限4天。

（2）简要病史：患者既往右下肢静脉曲张10年，溃疡反复出现。2年前右下肢出现溃疡，在外院治疗后愈合。4天前右下肢再次破溃，出现右下肢胫前脱屑、瘙痒、色素沉着、疼痛、溃疡形成，治疗后伤口不愈。患者于2023年12月22日在我院门诊就诊，血管彩超显示下肢静脉瓣膜闭锁不全，以"右下肢静脉溃疡"收入院。入院时患者生命体征正常，体重70kg，身高175cm，疼痛数字评分5分，跌倒评分35分，Braden评分21分，BADL评分55分，Caprini评分3分，右下肢Ⅱ度肿胀，伤口面积9.9cm×6.0cm，基底75%红色、25%黄色，大量黄色渗液，有异味，踝肱指数（ABI）1.0，肢端温暖，足背动脉及胫前、胫后动脉搏动良好。

（3）入院诊断：①中医诊断：臁疮（湿热下注）。②西医诊断：右下肢静脉溃疡。

（4）中医四诊：①望：患者神志清，精神差，面色少华，右下肢Ⅱ度肿胀，足趾活动正常，舌红，苔黄腻。②闻：患者说话音调低，肺部呼吸音清晰，二便气味无特殊，伤口处有恶臭味。③问：患者畏寒，二便正常，饮食、睡眠正常，听力、视力正常，无特殊嗜好。④切：脉滑数，触诊脘腹正常，双下肢足背动脉搏动正常，趾端血运、感觉正常。

（5）中医辨证分析

病因：患者右下肢静脉曲张10年，久病导致气血运行不畅，湿热瘀阻，郁久化热，热盛肉腐，长期湿热瘀阻影响脾运化功能，加重湿邪内生，形成溃疡。

病机：气血不足为本，湿热瘀毒为标，形成本虚标实、虚实夹杂之证。

病位：①主病位：下肢（胫前），与脾、肝、肾相关。②局部病位：右下肢胫前肌肤（溃疡病灶）。

病性：虚实夹杂，以湿热瘀毒为主。

证型：湿热下注兼气血不足。

（6）辅助检查：①血常规：白细胞计数 $13.5×10^9$/L，血红蛋白 90g/L，白蛋白 30g/L，红细胞计数 $3.2×10^{12}$/L。②血管彩超：下肢静脉瓣膜闭锁不全。

3. 治疗护理

（1）治疗护理经过

1）西医治疗：患者入院后，遵医嘱予二级护理、低盐低脂饮食。采用湿性愈合敷料联合压力治疗进行处理，局部 20mL 注射器涡流样冲洗周围皮肤及伤口，采用外科机械清创的方法，用镊子夹去坏死组织，无菌纱布抹干伤口，内层用脂质水胶体硫酸银敷料，外盖泡沫敷料。纱布垫保护足踝，避免受压不均而产生压力性损伤，棉垫绷带固定敷料，弹力绷带加压，根据渗液量每日更换敷料，换药前使用红蓝光照射消炎吸收渗液。

2）中医治疗：清热利湿、和营解毒，二妙丸合五神汤加减。

3）中医护理特色技术治疗：①早期予复方黄柏液湿敷祛腐生肌，每次换药前湿敷 15～20 分钟。②腹部隔姜灸健脾除湿，每日灸 20 分钟。③渗液减少后予雷火灸，将雷火灸灸条点燃后置于距离皮肤 2～4cm 处，在溃疡表面反复行回旋灸，时间 10～15 分钟，以溃疡周围皮肤轻度潮红为度。

（2）主要护理问题及措施

1）皮肤完整性受损：与下肢静脉溃疡久治难愈有关。

护理目标：促进伤口快速愈合。

辨证施护要点：①动态评估伤口情况，减少影响伤口愈合的因素。②评估伤口渗液情况，根据渗液的情况更改换药次数。③湿性愈合＋中医适宜技术＋弹力绷带压力治疗促进伤口快速愈合。

2）疼痛：与下肢损伤有关。

护理目标：患者主诉疼痛减轻，疼痛数字评分＜2 分。

辨证施护要点：①动态评估患者的疼痛情况，做好评分。②换药时动作轻缓，及时询问患者情况。③予耳穴贴压治疗，缓解患者的疼痛。

3）躯体活动障碍：与下肢静脉溃疡有关。

护理目标：患者卧床期间生活需要得到满足。

辨证施护要点：协助患者生活护理，指导患者行下肢功能锻炼。

4）潜在并发症：下肢深静脉血栓形成。

护理目标：无下肢深静脉血栓形成。

辨证施护要点：①动态做好 Caprini 评分。②指导患者多饮温开水，每天饮水量

≥2500mL。③指导患者行踝泵运动，每天3～5次，每次15～20分钟；直腿抬高训练，每天3～5次，每次15～20分钟。④遵医嘱使用抗凝药物。

4. 患者转归 患者于2024年1月4日出院。出院时患者神志清，精神可，生命体征正常，右下肢伤口面积9.0cm×5.0cm，基底以红色肉芽为主，少量渗液，无气味，疼痛数字评分1分，ABI为1.23，肢端温暖，足背动脉及胫前、胫后动脉搏动良好。其治疗前后对比如下（图9-26至图9-28）：

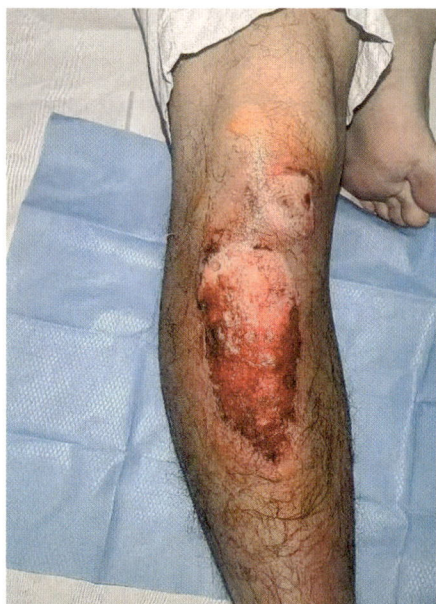

图9-26 2023年12月22日治疗情况

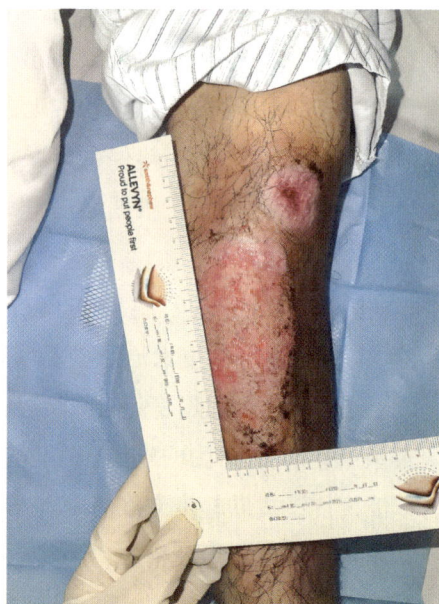

图9-27 2023年12月29日治疗情况

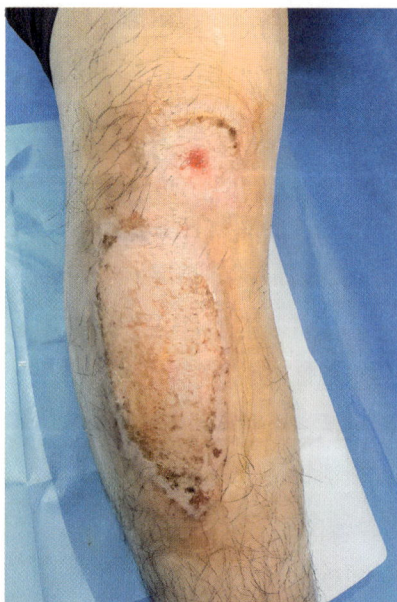

图9-28 2024年1月4日治疗情况

三、糖尿病足

糖尿病足属于中医学"脱疽"范畴，是指糖尿病患者由于合并神经病变及各种不同程度末梢血管病变而导致的下肢感染、溃疡形成和（或）深部组织的破坏。

（一）病因病机

中医学认为，本病是由寒邪、湿热、瘀血、气血亏虚、阴阳的盛衰偏差等而导致的本虚标实证，是一种伤及皮肤、经络、血管、肌筋、骨骼等而产生的复杂病症。

西医学认为，该病主要由糖尿病合并大、小、微血管病变，致使局部血液灌注不足，或周围神经病变及机械性损伤合并感染所致。

（二）诊断

1.临床表现

（1）肢体缺血：血管狭窄、闭塞缺血性病变。

患足皮肤干燥无汗，肢端发凉、干枯、苍白或发绀，毳毛脱落，趾端瘀黑，或呈干性坏死，伴间歇性跛行，静息痛剧烈。颈动脉、腹主动脉及股动脉可听到吹风样杂音，足背及胫后动脉搏动消失，肢体抬高试验强阳性（5～10秒）。

（2）神经功能障碍：末梢神经变性病变。

患足麻木或刺痛、发凉，对称性双足感觉障碍，或肢体疼痛，患足掌踏地有踩棉絮感；或有自觉肢冷，入夏仍欲盖衣被；肢体抬高试验阴性；或患肢有烧灼性疼痛，或伴放射痛，肢体触觉敏感；足背动脉、胫后动脉搏动存在，甚至较为亢进有力。

（3）感染

1）肌腱筋膜变性坏死：患足高度肿胀，张力较高；局部色红、灼热，逐渐皮下积液，波动感增强，切开或破溃后发现肌腱变性，呈灰白色，弹性柔韧性减退，水肿增粗，或肌腱呈帚状松散坏死，腐烂液化后形似败絮，形成窦道。大量稀薄、棕褐色、秽臭液体溢出，创面及周围组织红肿，呈湿性坏死。病情发展急骤，可迅速蔓延全足及小腿。

2）皮肤病变：糖尿病足皮肤病变复杂多样，主要表现有皮肤水疱，破溃形成糜烂，或慢性浅溃疡，常经久不愈，深入皮下组织，引起组织坏死。

存在周围血管病变的糖尿病足患者表现为皮肤干燥无汗，肢端发凉、干枯，毳毛脱落，趺阳脉减弱或者消失，肢体抬高试验阳性。可出现间歇跛行、静息痛直至干性坏疽。

3）足部骨病变：表现为趾骨吸收，足部萎缩，关节畸形，肢端怕冷。或表现为由糖尿病性坏疽感染引起的趾骨骨髓炎。

2. 辅助检查

（1）理化检查：空腹血糖、餐后 2 小时血糖、糖化血红蛋白和糖化血清蛋白、血常规、C 反应蛋白及分泌物检查。

（2）动脉造影：可明确阻塞部位及情况、侧支循环情况等，为手术提供依据。还可通过磁共振血管造影（MRA）及 CT 血管造影（CTA）来明确诊断。

（3）周围血管检查：踝肱指数（ABI）及跨皮氧分压（$TcPO_2$）。

（4）彩色多普勒超声检查：能检测下肢股动脉、腘动脉、足背动脉及趾间动脉的内径、血流量、加速度/减速度比值，判断缺血情况。

（三）治疗

该病以外治为主，配合内治，积极治疗全身疾病。

1. 内治法

（1）寒湿阻络证

证候：患趾（指）喜热怕冷，麻木，酸胀疼痛，多走则疼痛加剧，稍歇痛减，皮肤苍白，触之发凉，跌阳脉搏动减弱，舌质淡，苔白腻，脉沉细。

治法：温阳散寒，活血通络。

方药：阳和汤加减。

（2）血脉瘀阻证

证候：患趾（指）胀痛加重，夜难入眠，皮色暗红或紫暗，下垂更甚，皮肤发凉干燥，肌肉萎缩，跌阳脉搏动消失，步履艰难，舌质暗红或有瘀斑，苔薄白，脉弦涩。

治法：活血化瘀，通络止痛。

方药：桃红四物汤加地龙、乳香、没药等。

（3）湿热毒盛证

证候：患趾（指）肿胀剧痛，日轻夜重，皮肤紫暗，浸淫蔓延，溃破腐烂，肉色不鲜，伴身热口干、便秘尿赤，舌质红，苔黄腻，脉弦数。

治法：清热利湿，解毒活血。

方药：四妙勇安汤加连翘、黄柏、丹参、川芎、赤芍、川牛膝等。

（4）热毒伤阴证

证候：皮肤干燥，汗毛脱落，趾（指）甲增厚变形，肌肉萎缩，趾（指）呈干性坏疽，伴口干欲饮，便秘溲赤，舌质红，苔黄，脉弦细数。

治法：清热解毒，养阴活血。

方药：顾步汤加减。

（5）气阴两虚证

证候：病程日久，疮面久不愈合，肉芽暗红或淡而不鲜，伴倦怠乏力，口渴不欲饮，面色无华，形体消瘦，五心烦热，舌质淡，舌尖红，少苔，脉细无力。

治法：益气养阴。

方药：黄芪鳖甲汤加减。

2. 外治法

（1）初期：未溃者，可用冲和膏外敷；或用红花12g，川芎10g，威灵仙20g，透骨草30g，艾叶10g，桂枝15g，煎汤先熏后洗，注意水温不宜过高，以免加重组织坏死。

（2）已溃者：溃疡面积较小者，可用生肌散，外敷生肌玉红膏；溃疡面较大，坏死组织难以脱落者，可先用八二丹、冲和膏或黄连膏等祛腐，再用玉红生肌膏、紫草油等生肌。局部换药时要注意"蚕食"原则，不可大面积清创，否则局部会再坏死。如果出现浅静脉炎，可选用金黄膏外敷。

3. 其他治疗

（1）坏死组织清创术：可逐步清除坏死组织。如坏死组织与健康组织分界清楚，可完全清除坏死组织，骨断面宜略短于软组织断面，术后每日局部换药治疗。如果创面较大，可施行植皮术。

（2）针灸治疗：根据病情，上肢取合谷、内关、曲池，下肢取足三里、血海、委中、三阴交、阳陵泉、复溜、昆仑、太溪等穴。强刺激，留针20～30分钟。

（3）雷火灸：将雷火灸灸条点燃，置于距离皮肤2～4cm处，在溃疡表面反复行回旋灸，时间10～15分钟，以溃疡周围皮肤轻度潮红为度，后予无菌纱布包扎。

（四）护理

1. 生活护理　加强生活护理，重在预防。积极治疗高脂血症、高血压病和心血管病等。糖尿病患者须规范控制血糖，避免足部外伤或感染。

2. 情志护理　加强心理疏导，引导患者保持开朗的心情，促进早日康复等。

3. 辨证施膳

（1）寒湿阻络证：饮食予温阳散寒、活血通络之品，如生姜、羊肉等。

（2）血脉瘀阻证：饮食予活血化瘀、行气止痛之品，如田七煲田鸡汤、黑木耳炒瘦肉、金针菇排骨汤、新鲜水果蔬菜等。

（3）湿热毒盛证：饮食予清热利湿、解毒活血之品，如金银花解毒汤、黄芪当归炖瘦肉、排骨薏苡仁冬瓜汤等，忌食辛辣刺激之品。

（4）热毒伤阴证：饮食予清热解毒、养阴活血之品，如莲子百合粥、绿豆苦瓜汤等，忌食辛辣刺激之品。

（5）气阴两虚证：饮食予益气养阴之品，如四物汤、八珍汤、大枣枸杞煲鸡汤等。避免过于寒凉、生冷的食物，如冷饮、生鱼片等，以免损伤脾胃，影响气血的生成。

4. 加强患肢运动锻炼　促进侧支循环形成。坏疽感染者禁用。

（五）典型病例

1. 基本信息　姓名：张某。性别：女。年龄：75 岁。婚姻情况：已婚。籍贯：广东省深圳市。文化程度：小学。职业：无。

2. 病例介绍

（1）主诉：左足背皮肤破溃、渗液 2 月余，加重 3 天。

（2）简要病史：患者既往有糖尿病病史 20 年，血糖控制情况不详。2 月余前，患者左足背皮肤破溃、渗液，在外院予换药等处理，未见好转，3 天前破溃处伤口面积扩大，渗液增多，伴左足背红肿、疼痛。为寻求进一步治疗，患者于 2023 年 10 月 23 日来我院门诊就诊，以"糖尿病足"收入院。入院时患者神志清，精神尚可，左下肢疼痛，伴活动受限，无头晕头痛，无恶心呕吐，无胸闷气短，纳眠可，二便调。既往有高血压病史 9 年，血压控制尚可，无药物、食物过敏史。体温 36.5℃，脉搏 80 次／分，呼吸 20 次／分，血压 141/92mmHg，体重 47kg，身高 157cm，疼痛数字评分 4 分，跌倒评分 60 分，Braden 评分 15 分，BADL 评分 50 分，Caprini 评分 3 分，营养筛查评分 3 分。左足背可见皮肤破溃，疮面 11cm×9cm，基底 50% 黄色、50% 黑色，大量渗液，深及骨质，有恶臭味。

（3）入院诊断：①中医诊断：脱疽（气阴两虚）。②西医诊断：糖尿病足。

（4）中医四诊：①望：患者神志清，精神可，面色无华，形体消瘦。左足背破溃，渗液。舌红，少苔。②闻：患者说话音调低，肺部呼吸音清晰，伤口处有恶臭味。③问：患者二便正常，饮食、睡眠正常，听力、视力正常，无特殊嗜好。④切：脉细无力。触诊脘腹正常。足背、胫前、胫后动脉搏动能触及。

（5）中医辨证分析

病因：老年女性，气血不畅使血脉凝滞，肢体筋脉肌肉失于濡养而致肢端坏疽，经久不愈。

病机：久病气血虚弱，气虚血瘀，肌肤失养，皮肉坏死而成。

病位：左足背。

病性：虚证。

证型：气阴两虚。

（6）辅助检查：红细胞计数 $3.7×10^{12}$/L，C 反应蛋白 28.62mg/L，白蛋白 30g/L，糖化血红蛋白 11%。

3. 治疗护理

（1）治疗护理经过

1）西医治疗：2023 年 10 月 25 日疮面予保守锐器清创，内层敷料选用藻酸盐银敷料填充，外层敷料选用无菌纱布覆盖，每 2 日换药一次。

2）中医治疗：2023 年 11 月 3 日伤口基底 75% 红色、25% 黄色，在上述伤口换药的基础上增加雷火灸治疗，以灸条在溃疡表面反复行回旋灸，时间 10 ～ 15 分钟，以溃疡周围皮肤轻度潮红为度。

3）中医护理特色技术治疗：早期予复方黄柏液湿敷，每次换药前湿敷 15 ～ 20 分钟。

（2）主要护理问题及措施

1）疼痛：与左足伤口有关。

护理目标：患者主诉疼痛减轻，疼痛数字评分＜ 2 分。

辨证施护要点：①动态评估患者的疼痛情况，做好评分。②换药时动作轻柔，及时询问患者情况。③予心理护理。

2）潜在并发症：深静脉血栓发生。

护理目标：无静脉血栓发生。

辨证施护要点：①及时、准确做好 Caprini 评分。②指导患者多饮温开水，每天饮水量 ≥ 2500mL。③指导患者行踝泵运动、直腿抬高训练，每日各 3 ～ 5 次，每次各 15 ～ 20 分钟。④遵医嘱使用抗凝药物。

4. 患者转归 患者于 2023 年 12 月 18 日出院。出院时患者神志清，精神可，纳眠尚可，二便调，生命体征正常，左足背伤口基本愈合，疮面 4.5cm×3.0cm，基底呈 100% 红色，无明显渗液，周围皮肤呈暗红色。患者护理评分：疼痛数字评分 1 分，住院期间无跌倒、压疮、深静脉血栓发生，BADL 评分 60 分，Caprini 评分 2 分，Braden 评分 18 分。予出院相关知识宣教及用药指导。患者于 2024 年 1 月 14 日门诊复查，伤口基本愈合。

患者治疗前后对比如下（图 9-29 至图 9-34）：

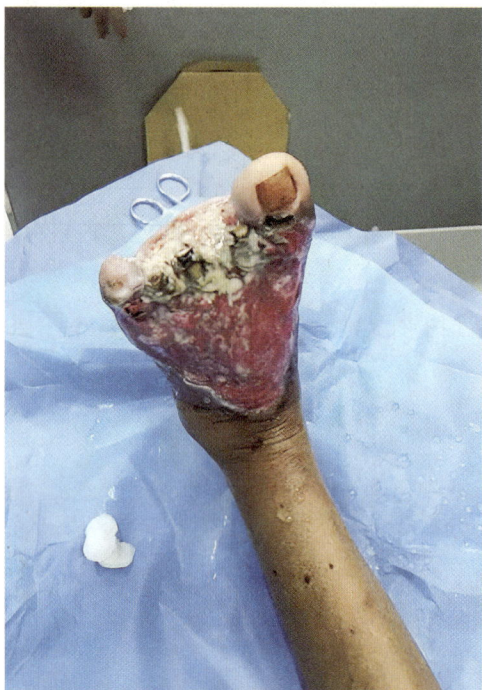

图 9-29　2023 年 10 月 25 日

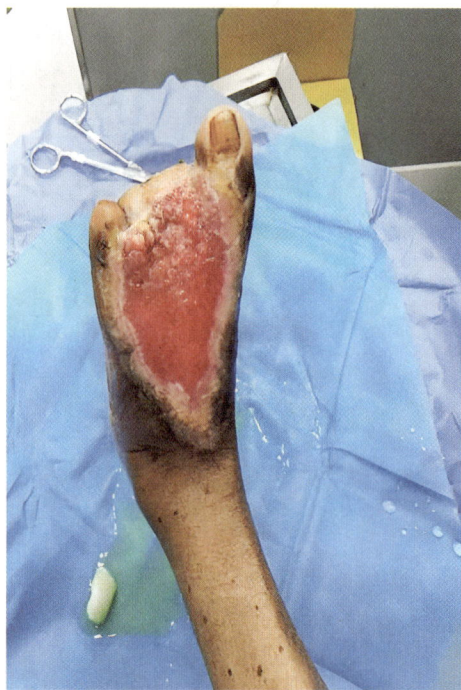

图 9-30　2023 年 11 月 10 日

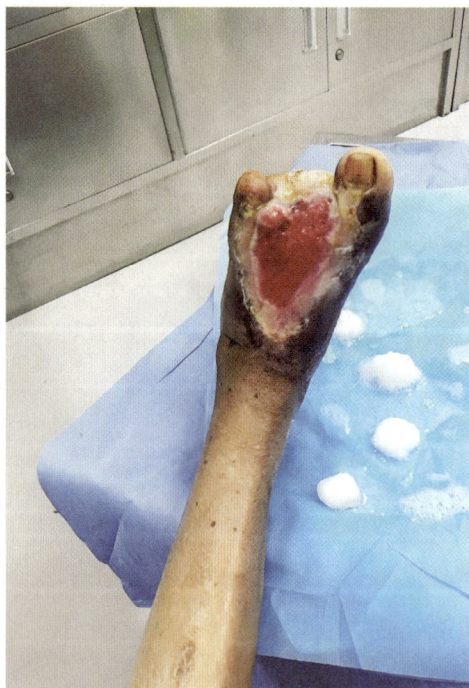

图 9-31　2023 年 11 月 20 日

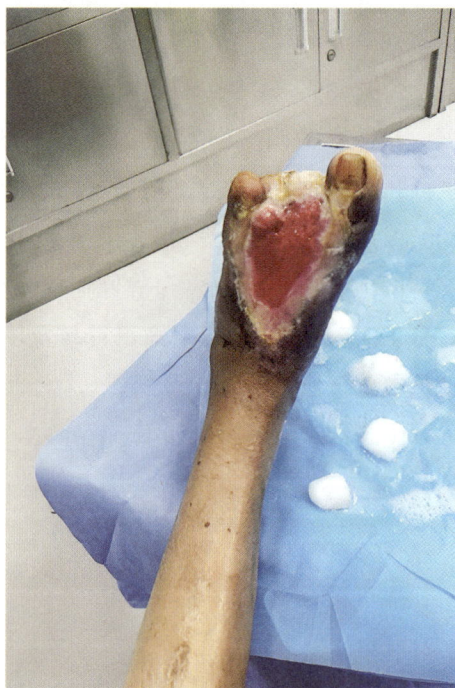

图 9-32　2023 年 12 月 8 日

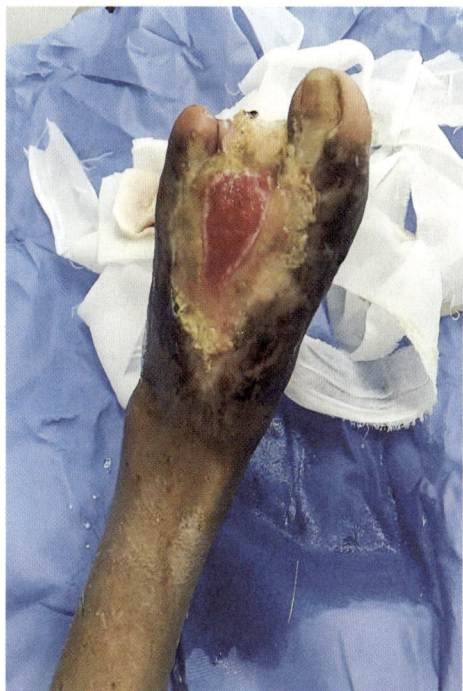

图 9-33　2023 年 12 月 18 日

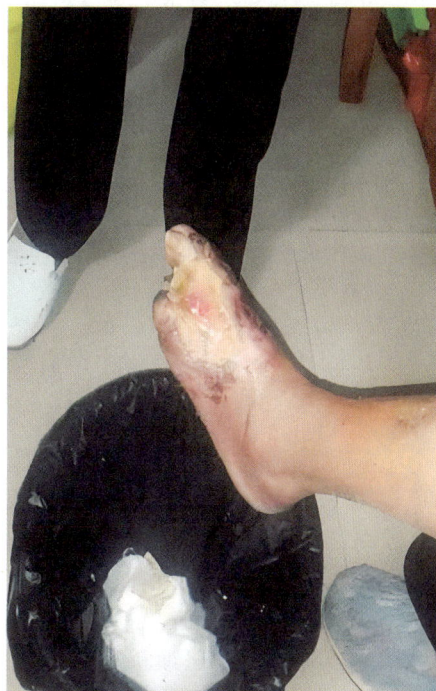

图 9-34　2024 年 1 月 14 日

主要参考书目

［1］黄桂成，王拥军.中医骨伤科学［M］.第5版.北京：中国中医药出版社，2021.

［2］中华中医药学会.中医骨伤科常见病诊疗指南［M］.北京：中国中医药出版社，2012.

［3］安德鲁·格林，罗曼·海达，安德鲁·C.赫特.AAOS骨科术后康复［M］.北京：北京科学技术出版社，2021.

［4］周春姣，林丽君，肖英超.加速康复外科中医适宜技术临症实践［M］.北京：中国中医药出版社，2024.

［5］邓铁涛.中医诊断学［M］.上海：上海科学技术出版社，2013.

［6］郑洪新.中医基础理论［M］.第4版.北京：中国中医药出版社，2016.

［7］孙秋华.中医护理学［M］.第4版.北京：人民卫生出版社，2017.

［8］林美珍，魏琳，林静霞.中医护理技术手册［M］.上海：上海科学技术出版社，2023.

［9］王泠，胡爱玲.伤口造口失禁专科护理［M］.北京：人民卫生出版社，2018.

［10］蒋琪霞.皮肤和伤口循证护理规范［M］.南京：东南大学出版社，2021.

［11］曹烨民.糖尿病下肢病变中医治疗思路［M］.北京：中国中医药出版社，2015.